AF551705

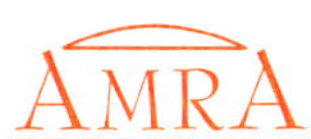
AMRA

MANTAK CHIA

mit AISHA SIEBURTH

LEBENSPULS *MASSAGE*

Zur Verbesserung und Entgiftung des Blutkreislaufs

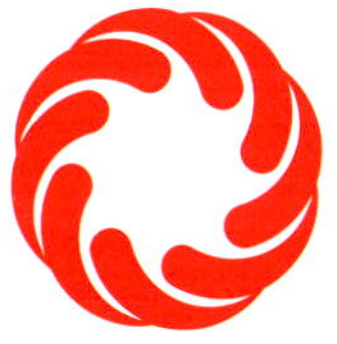

Aus dem Amerikanischen von
Josefine Reimig

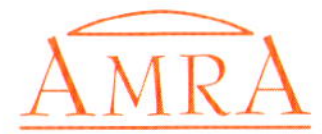

Brandheiße Infos finden Sie regelmäßig auf:
www.facebook.com/AMRAVerlag

Besuchen Sie uns im Internet:
www.AmraVerlag.de

Amerikanische Originalausgabe:
Life Puls Massage. Taoist Techniques
for Enhanced Circulation and Detoxification

2017 erstmals auf Deutsch im AMRA Verlag
Auf der Reitbahn 8, D-63452 Hanau
Telefon: + 49 (0) 61 81 – 18 93 92
Kontakt: Info@AmraVerlag.de

Herausgeber	Michael Nagula
Lektorat & Korrektorat	Simone Fischer
Redaktionelle Durchsicht	Wolfgang Heuhsen
Fachliche Beratung	Anne-Christine Heuhsen
Einbandgestaltung	Murat Karaçay
Satz & Layout	Birgit Letsch
Druck	Finidr, s.r.o.

ISBN Printausgabe 978-3-95447-232-1
ISBN eBook 978-3-95447-233-8

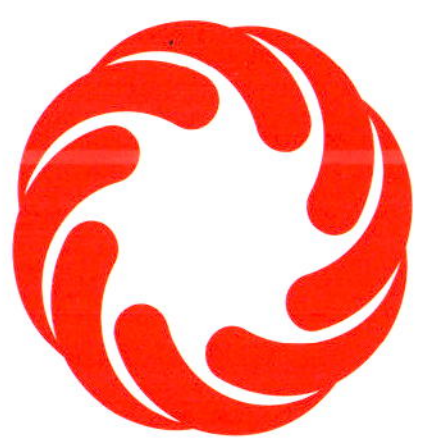

Inhalt

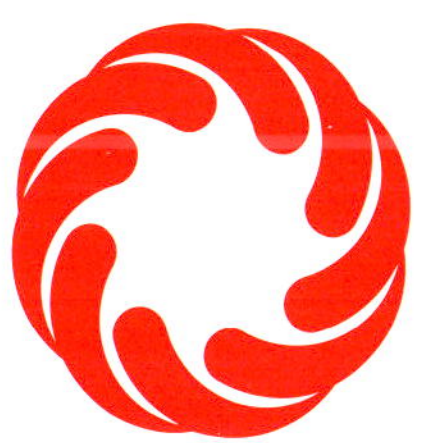

Lebenspuls-Massage in der Praxis

Hinweise an den Leser

Die im vorliegenden Buch beschriebenen Praktiken werden seit Jahrtausenden mit Erfolg von Taoisten angewandt, die hierzu eine persönliche Schulung und Unterweisung erhalten haben. Daher sollten sie auf keinen Fall ohne Schulung durch einen zertifizierten Lehrer des *Universal Healing Tao* eingesetzt werden. Wenn sie nicht korrekt durchgeführt werden, können bestimmte Teile der Praxis zu Verletzungen oder gesundheitlichen Problemen führen.

Es wird in diesem Buch auch nicht der Versuch unternommen oder dazu geraten, in Bezug auf irgendeine menschliche Krankheit, auf Beschwerden, ein Leiden oder eine körperliche Verfassung eine medizinische Diagnose oder Empfehlung abzugeben, eine bestimmte Behandlung durchzuführen oder ein Rezept auszustellen.

Keine der hier beschriebenen Techniken und Praktiken der Meditation ist als Alternative oder Ersatz für eine professionelle medizinische Behandlung oder Pflege gedacht. Wenn eine Leserin oder ein Leser an mentaler oder emotionaler Unausgewogenheit leiden sollte, sollte ein entsprechender professioneller Pfleger oder Therapeut zu Rate gezogen werden. Probleme dieser Art müssen gelöst sein, bevor mit dem Training begonnen wird.

Weder das *Universal Healing Tao* noch seine Vertreter oder Lehrer oder der deutsche Verlag können für Konsequenzen aus der Durchführung einer oder mehrerer dieser Techniken oder eines Missbrauchs der Informationen in diesem Buch verantwortlich gemacht werden. Führt eine Leserin oder ein Leser eine Übung durch, liegt die Verantwortung allein bei ihr oder ihm.

Das vorliegende Buch ist eine Ergänzung zum individuellen Training durch das *Universal Healing Tao* und dient als Materialsammlung und Übungsbuch, auf das von geschulten Anwendern Bezug genommen wird. Selbst diese geschulten Anwender werden sich stets genau an die Anweisungen, Bemerkungen oder Warnungen im Buch halten. Wer das nicht beachtet, tut dies auf eigene Gefahr und in eigener Verantwortung.

Außerdem ist es bei allen Lebenspuls-Techniken, besonders bei denen zur Leitung des Blutes, äußerst wichtig, dass man vorsichtig und sanft vorgeht. Gehen Sie auch als geschulter Anwender sehr langsam vor und sprechen Sie mit dem Probanden, bitten Sie um Rückmeldung, während Sie mit ihm arbeiten. Versichern Sie sich der medizinischen Vorgeschichte des Probanden, lassen Sie sich sorgfältig Fragen auf einem Fragebogen beantworten.

Bitte bedenken Sie: Wer in Deutschland die Heilkunde ausüben will, ohne Arzt oder Heilpraktiker zu sein, bedarf dazu einer Erlaubnis. In anderen Ländern kann es abweichende gesetzliche Regelungen geben.

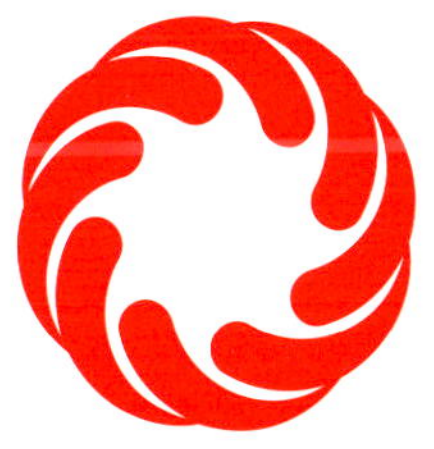

Einführung

Lebenspuls-Massage ist eine Heilmethode zur Aktivierung der vitalen Pulse des Körpers. Es ist eine alte taoistische Heilungspraxis, die eine fortgeschrittene Ebene der traditionellen Chi Nei Tsang-Bauchmassage darstellt und eine neue Dimension von Heilung eröffnet. Wir nutzen unsere vitale Essenz aus Blut und Chi, um die Gesundheit unserer Organe und ihre Funktionen zu verbessern, zu stärken und auszugleichen.

Zunächst werden die vitalen Pulse des Bauchzentrums lokalisiert und aktiviert, um die Energiezufuhr zu den Organen zu verstärken. Danach werden zum Ausgleich die zweiundfünfzig Pulse des Körpers mit dem Hauptpuls des Nabels und dem Zentrum der Aorta/Hauptschlagader synchronisiert, um eine Optimierung des Blutkreislaufs zu erreichen. Diese generelle Körperbehandlung löst arterielle Spannungen, um entweder zu hohen oder zu niedrigen Blutdruck auszugleichen. Sie spült Gifte heraus, öffnet verengte Blutgefäße und verstärkt den Blut- und Chi-Fluss im gesamten Blutkreislauf und in den Organen.

Indem die Lebenspuls-Massage mit der flüssigen Blutsubstanz als Medium unserer vitalen Energie arbeitet, stellt sie die optimale Herz-Kreislauf-Funktion wieder her und harmonisiert sie zugunsten eines allgemein besseren Gesundheitszustands. Diese Arbeit harmonisiert außerdem die subtile Balance zwischen Geist und Materie im Körper, beruhigt das Herz und die Gedanken und eröffnet eine tiefere Verbindung mit dem inneren Selbst.

BLUT UND CHI

Blut und Chi sind die grundlegenden im Körper zirkulierenden Energien. Ihre Beschaffenheit und ihre Bewegung bilden die theoretische und praktische Grundlage für alle chinesischen Heilkünste.

Blut und Chi fließen Seite an Seite durch den Körper, wo auch immer Energiekanäle und Blutgefäße parallel zueinander verlaufen. Eine bedeutsame Redensart hält ihre Beziehung zueinander so fest: »Wenn sich das Chi bewegt, fließt das Blut, wenn das Chi stagniert, gerinnt das Blut.«

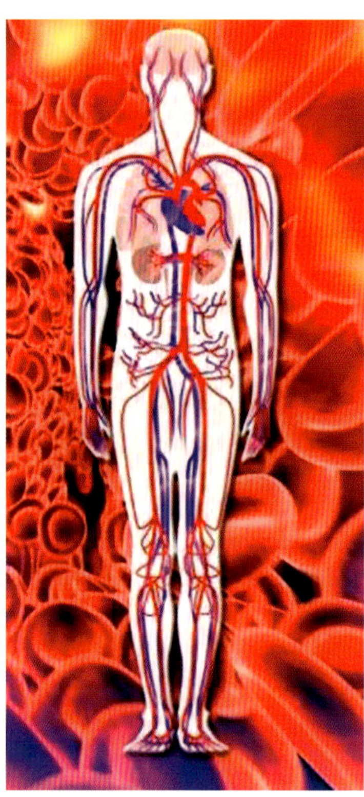

Abb. E.1. Blut nährt, klärt und schützt den Körper bis in die kleinsten Zellen.

Das Blut

Blut ist eine hochverdichtete Form von Chi oder Lebensenergie, das aus einer Verbindung von Chi-Energie mit dem entsteht, was wir essen, aber auch mit dem vorgeburtlichen Chi, also der Urkraft, und dem Chi aus der Luft, die wir einatmen. Der Fluss und die Funktion des Blutes sind von der modernen Medizin gut kartografisch erfasst. Arterielles Blut bringt Nährstoffe, Sauerstoff und nahrhaftes Chi zu allen Körperzellen, venöses Blut, das Nährstoffe und Sauerstoff bereits an das Gewebe abgegeben hat, kehrt zum Herz zurück und enthält Kohlendioxid, das von der Lunge abgebaut wird. (Abb. E.1.)

Blut hat auch eine stark symbolische Bedeutung, die tiefgehend mit Leben und Tod assoziiert wird. Grundlegend für jede Existenz, ist die symbolische Bedeutung von Blut im Laufe der Geschichte stets mit der familiären Abstammung, Blutsbanden, kulturellen Ritualen, philosophischen und natürlich medizinischen Aspekten verbunden. Von den Opfergaben in vielen Traditionen bis hin zur Blutübertragung in kulturellen Ritualen und dem Aderlass in der Medizin wird dem Blut eine reine und eine unreine Kraft zugeschrieben. In der Alltagssprache gibt es entsprechend viele Redewendungen, die auf die Bedeutung von Blut verweisen.

Blut wird von einer eigenen Intelligenz bewegt. Es bedeutet gleichzeitig Essenz und Existenz, es zeigt uns, wo Krankheit beginnt, und bringt auch die notwendigen Heilstoffe dorthin, wo sie benötigt werden. Indem man mit seinem lebendigen Fluss arbeitet, kann die körpereigene Apotheke ihre Aufgabe erfüllen.

Ein gesunder Puls erzeugt einen optimalen Blutfluss und ist ein fundamentales Element guter Gesundheit. Die Lebenspuls-Massage ist eine Heilmethode, die darauf gerichtet ist, das Blut frei fließen zu lassen, zu aktivieren und zu harmonisieren und das Gewebe und die Organe des Körpers zu reinigen, zu nähren und zu regenerieren.

Das Chi

Chi ist die Antriebskraft im Blut, macht es lebendig und energetisch und stellt die Kraft zur Verfügung, die den Blutfluss durch den Körper ermöglicht. (Abb. E.2.) Blut und Chi haben eine enorme Heilkraft. Sie sind voller Nährstoffe und Energie und können auf natürliche Weise und in Fülle durch den Körper fließen. Probleme mit beiden vitalen Energien entstehen, wenn ein Mangel herrscht, sie zu heiß sind, zu kalt, stagnieren oder sich nicht kraftvoll genug bewegen.

Die Lebenspuls-Massage ist eine wirkungsvolle Behandlung zur Regulierung und Zusammenarbeit dieser beiden Energien.

Warum das Blut langsamer wird

Viele Faktoren, einschließlich der folgenden, können den Blutfluss beeinträchtigen:

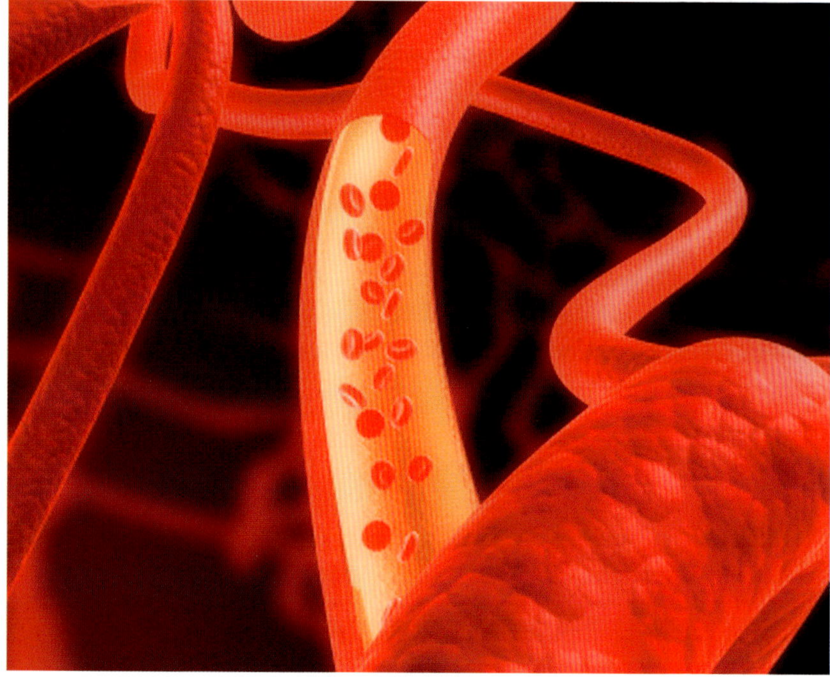

Abb. E.2. Blut braucht den freien Fluss in den Gefäßen.

- Physische Hindernisse in den Blutgefäßen: Dabei kann es sich um Ablagerungen, Gifte, Bakterien, Viren, Blutklumpen oder Verengungen handeln.
- Strukturelle Verengungen von Faszien, Gewebe, Nerven und/oder der Anordnung von Muskelfasern der Gefäße: Solche Verengungen entstehen meist durch Verspannung, ausgelöst beispielsweise durch Stress.
- Ungleichgewicht des autonomen Nervensystems, das zu hohen oder zu niedrigen Blutdruck hervorruft.

Die Lebenspuls-Massage löst mechanische Blockaden auf, befreit von Giften und emotionalen Belastungen. Sie spült das Blut und verstärkt den Blut- und Chi-Fluss zu den Organen zugunsten optimaler Gesundheit. Letztlich balanciert und synchronisiert die Lebenspuls-Massage die Pulse und den Blutdruck, indem sie auch die Gefühle ausgleicht.

ZIELE DER LEBENSPULS-MASSAGE

Das Hauptziel der Lebenspuls-Massage besteht darin, Blockaden im Blutkreislaufsystem ausfindig zu machen und herauszufinden, wo sie herkommen – gewöhnlich von Adern, die aufgrund von angesammeltem Fett und durch Gifte verengt sind. Dazu gehören auch Blockaden, die sich durch Stress und wegen negativer Gefühle, aus Mangel an Hygiene oder durch Umweltfaktoren aufgebaut haben. Angesammelte Gifte blockieren und verlangsamen alles.

Wenn arterielles Blut nicht gut fließt, dann betrifft das ebenso das zurückfließende, venöse Blut. Dies kann bis hin zur Stagnation führen. Das Herz erhält Blut direkt von der Leber, die das aus den anderen Organen zurückfließende Blut filtert. Ist dieses Blut voller Gifte, dann sammelt es sich im Herz und kann es blockieren. Je mehr Gifte sich sammeln, umso schwieriger ist es, sie wieder loszuwerden. Daher ist es das vorrangige Ziel, Ablagerungen, Verdrehungen, Knoten, Verspannungen, Blockaden und Gase zu klären und aufzulösen. All das hilft, Blockaden zu entfernen, und ermöglicht auf diese Weise, dass Blut und Chi, Nahrung, Sauerstoff und Abwehrstoffe frei fließen können.

Wenn der Fluss von Blut und Chi blockiert ist, können die roten Blutkörperchen keine Nährstoffe mehr transportieren oder die Zellen versorgen – und das ist dann eine Frage von Leben und Tod. Alles wird blockiert, und die Abwehrkräfte sind eingeschränkt, da die Blutgefäße keine Nährstoffe übertragen können, die Lymphe nicht entsorgen können. Die Stammzellen können die beschädigten Zellen weder ersetzen noch reparieren. Die Kapillare sind so klein, dass sie nur jeweils eine neue Zelle hineinlassen, und können somit leicht blockiert werden. Deshalb ist es wichtig, sich Zeit zu nehmen, um das ganze System zu klären und zu balancieren.

DER PULS IN UNS

Puls bedeutet Leben. Unser Puls wird entfacht vom vorgeburtlichen Puls des Kosmos im Moment der Empfängnis – Leben entzündet sich, wenn die Pulse von Ei, Spermium und aus dem Kosmos in einem Feld elektromagnetischer Energie zusammenkommen und mit einer einzigartigen, genetischen Information geladen sind. Der ursprüngliche Puls schlägt bereits in den ersten Zellen. Sie kommen zusammen, teilen sich und bilden den embryonalen Körper aus dem zentralen Puls des Nabelgewebes. Noch bevor das Herz und andere Organe gebildet sind, entwickelt sich ein schraubendes Pulsieren, das Energie und Blut aus dem zentralen Puls heraus verteilt. Der Puls ist die Bewegung unserer vitalen Essenz, und der Puls agiert als Pumpe, die die energetische Kombination aus flüssiger Materie (Blut) mit flüchtiger Energie (Chi) in jeden Teil des Körpers bringt. Der ursprüngliche Puls ergießt die vorgeburtliche Energie des Universums in alle Körperstrukturen und -funktionen.

Der Puls wandelt Materie zu Nichtmaterie

Mit jedem Pulsschlag durchläuft Blut fortschreitende Ebenen der Verfeinerung und ändert dabei seine Beschaffenheit von Flüssigkeit zu Dampf. Der flüssige Aspekt des Blutes ist demnach die Schnittstelle zwischen dem festen Zustand des physischen Körpers und dem unsichtbaren, gasartigen Zustand des Chi. Wie wir gesehen haben, bewegt das Chi das Bewusstsein des Blutes, was sich in der Bewegung des Pulses durch den ganzen Körper in Entsprechung zum inneren Rhythmus des Körpers zeigt. Diese Bewegung reagiert auf Druck auf einen Pulspunkt und breitet sich in der wellenartigen Bewegung eines schraubenden Wirbels aus.

Die Blaupause im Nabel

Von Beginn der embryonalen Entwicklung an pulsiert die Zellbewegung in einem grundlegenden Rhythmus von Leben, angetrieben vom ursprünglichen Chi-Puls. Die zusammenwirkenden Faszien im Nabel und in der Nabelschnur bilden ein wirbelndes Verbindungsnetz, das allen Systemen des Körpers ihren Platz zuweist. Dieses Netz kann die Blaupause des Lebens sein, Krankheit oder Tod, abhängig davon, wie ausgeglichen oder balanciert es ist. Als Behältnis aller Körperflüssigkeiten verbreitet dieses Netz die fließende Essenz unserer Existenz und ermöglicht so, dass Nahrung und Informationen der Ahnen in alle Zellen übertragen werden. Die Bedeutung des Nabels im Zentrum des Netzes liegt darin, dass er die Schnittstelle zur Kommunikation zwischen dem Vorgeburtlichen, dem Bauchhirn und unserem Bewusstsein ist. Die Praxis der Lebenspuls-Massage kombiniert Elemente unterschiedlicher Traditionen, einschließlich der traditionellen thailändischen Medizin, dem traditionellen Chi Nei Tsang, der traditionellen chinesischen Philosophie und dem klassischen Taoismus.

ELEMENTE DER LEBENSPULS-MASSAGE AUS DER TRADITIONELLEN THAILÄNDISCHEN MEDIZIN

In Thailand wird die Thai-Medizin *Nuad Thai* genannt, was so viel heißt wie »Die alte Art, mit den Händen zu heilen«. Die vielen Arten der Heilung entstammen diversen Lehren aus buddhistischen Tempeln und Palästen und aus ländlichen Dörfern. Eine Vielfalt von Techniken wurde mündlich von Generation zu Generation überliefert. Dabei haben die Praktizierenden ihre persönliche Erfahrung und ihr Wissen an ihre Familien und Schüler weitergegeben. Diese vielfältigen Traditionen entwickelten sich zu einem umfassenden Heilsystem und zu der einzigartigen thailändischen Art, Gesundheit innerhalb einer Gemeinschaft aufrechtzuerhalten. Traditionen aus benachbarten Zivilisationen trugen zum Reichtum der thailändischen Praktiken bei, wie das Wissen um die Energiebahnen. Das Strecken der Lymphbahnen und Gelenke mit passiven Yoga-Haltungen kam aus Indien. Akupressurpunkte und Techniken, blockierte Energie zu lösen, kamen aus China.

Ursprung als spirituelle Medizin

Der Ursprung thailändischer Medizin ist spirituell, basierend auf Buddhas Sutras (Lehrreden in kurzer Textform), und bezieht sich auf drei Hauptprinzipien, die das Leben bestimmen.

- **Seele:** der Geist, der den Verstand kontrolliert, einschließlich der Gedanken, Erinnerung, emotionaler Zustände und ob wir glücklich oder unglücklich sind
- **Energie:** Bewegung, das Empfinden und Fühlen von Verbindungen
- **Materie:** wie sie in den vier Elementen Erde, Wasser, Wind und Feuer manifestiert ist, die zusammen unsere physischen Körper ausmachen

Die vier Elemente existieren in der Materie der Organe, während die Energie ihre Funktion aktiviert.

- **Erde:** Herz, das zentrale Organ
- **Wasser:** Flüssigkeit, Blut bringt Leben
- **Wind:** Kreislauf, Bewegung
- **Feuer:** Wärme erhält Leben

Die Sen-Bahnen

Die zehn Sen-Bahnen (thailändisch *Sen Sip*) sind die Hauptwege der Lebensenergie, sie verlaufen alle durch das Nabelzentrum. Blutgefäße und Nerven haben den gleichen Verlauf wie diese Energiebahnen. Sie wachsen wie ein Baum zusammen. Wie ein Baby in der Gebärmutter, erhalten wir alles durch den Nabel. Die Nabelschnur ist wie eine Leitung oder ein Wasserhahn, der sich öffnet und schließt. Die Leitung braucht eine Pumpe, damit die nährenden Bestandteile fließen können. Diese benötigt Energie: Energie lässt Leben pulsieren und bewegt das Blut durch den Körper. Im Gegenzug leitet der Körper Empfindungen an die Seele weiter. Knoten oder Blockaden verringern die Menge an Energie und Nährstoffen, die kreisen könnten. In Ergänzung dazu kann das Blut selbst Unreinheiten oder Gifte enthalten, die in Verbindung mit dem Energiefluss stehen. Massage kann diesen Hahn öffnen, indem Knoten gelöst werden, die die energetischen Verbindungen verschließen. Die Lebenspuls-Massage öffnet Energiebahnen.

Das Kreislaufsystem

In der thailändischen Medizin wird das Blutkreislaufsystem *angka mangka nusari wata* genannt, was bedeutet: »der bewegte Atem des Körpers« (*anka* = Körper, *mangka nusari* = Kreislauf, *wata* = Wind). Das Herz beherbergt seinen Geist (*Hua-Jai*), der das Zentrum des Kreislaufs regiert. *Lom* ist die Energie, die bewegt, Leben und Funktion in die Blutmaterie gibt, bestimmt, wie stark es im Kreislauf fließt, ob beispielsweise warm oder kühl. Der Fluss der Lom-Energie gibt dem Herzen Kraft und lässt es schlagen. Wenn die Energie schwach ist, schlägt das Herz schwächer, wenn die Energie stark ist, schlägt das Herz schneller.

Die thailändische Tradition der Pulsmassage

Das Wissen um die Pulse kam ungefähr vor tausend Jahren aus China und entwickelte sich in den Klöstern und Palästen zu der thailändischen Kunst der Chepajorn-Pulsmassage, die weitgehend vom Volk benutzt wird. Am Puls zu arbeiten bedeutet, sich hauptsächlich mit der vierten Sen-Bahn (*Kala tari*) zu beschäftigen, die entlang der Hauptarterien vorne und hinten verläuft. Die Hauptpunkte auf dieser Bahn heißen *chepajorn*, was Lebensfluss oder Puls bedeutet.

Die Chepajorn-Massage verwendet spezielle Handtechniken, um den Blutfluss auf den Kreislauf einzustellen. Pulsmassage wird weitgehend in der traditionellen thailändischen Medizin verwendet bei Taubheit, Schwindel wegen zu niedrigem Blutdruck, bei Kälte, Asthma und Migräne als auch bei Verstauchungen, Prellungen und Angstzuständen. Sie wird auch eingesetzt, um von physischen und emotionalen Spannungen zu befreien, Schlaf zu verbessern, Flexibilität zu steigern, eine größere Aufmerksamkeit für Körper und Geist herbeizuführen, blockierte Energie sowie Kreislaufprobleme, Müdigkeit und Verdauungsstörungen zu beheben und während der Schwangerschaft zu unterstützen. Auch bei Entzündungen und Schmerz wird sie angewendet.

Thailändische Pulsdiagnose

Die thailändische Pulsdiagnose ist nicht schwierig. Um die Energie des Körpers zu erfassen, legen Sie den Daumen auf den Handgelenkpuls und erspüren seine Qualität. Beobachten Sie, ob er tief/flach, stark/schwach, schnell/langsam ist. Dann arbeiten Sie an den Hauptpulspunkten des Körpers entlang des Kanlataree-Kanals.

Die Massage stimuliert die Funktionen, beeinflusst den Druck und verbessert den Kreislauf. Dann überprüfen Sie wieder den Handgelenkpuls, um Veränderungen wahrzunehmen. Meist verbessern sich Krankheiten oder Symptome, wenn Sie an der Energie des Pulses arbeiten. Wenn die Person zu schwach oder krank ist, muss sichergestellt werden, dass der Körper für die Stimulation bereit ist, denn eine Massage kann den grundlegenden Zustand der Organe nicht verändern. In diesem Fall sollte man die Energiemassage mit frischen Lebensmitteln, Kräutern und Medizin kombinieren, um das beste Ergebnis zu erzielen.

Chepajorn-Techniken

Die vorrangige Technik zum Arbeiten mit dem Puls ist Druck gefolgt von Lösen. Den Puls zu drücken, ist bekannt als *pid pedpatoo lom*, das Öffnen und Schließen der Windtore (*pidped* = öffnen/schließen, *patoo* = Tor, *lom* = Wind). Einen Pulspunkt zu pressen, entspricht dem Verschließen einer wesentlichen Klappe.

Das Blut hört auf zu fließen, aber das Herz pumpt weiter. Der Druck wird erhöht, sodass, wenn er gelockert wird, mehr Blut und Energie frei wird, die dann weiter in die Gewebe dringt und mehr Nährstoffe und Heilung in tiefere Schichten bringt.

CHI NEI TSANG-ELEMENTE IN DER LEBENSPULS-MASSAGE

Die Lebenspuls-Massage ist eine Behandlung, die darauf gerichtet ist, sich der Balance der verschiedenen arteriellen Pulse im Körper zu widmen. Am Nabel beginnend, werden die grundlegenden Techniken des Chi Nei Tsang dazu benutzt, den gesamten Nabelbereich zu klären. Diese vorbereitende Arbeit verhilft dem Körper dazu, sich selbst in einen natürlichen Prozess der Regeneration zu versetzen.

Dies geschieht durch das Wiederherstellen der richtigen Position von Gewebe und Arterien. Energie wird wieder zentriert, das Zeitmanagement des Körpers wird ausgeglichen und der vermehrte Blutfluss genutzt, um Verunreinigungen und Gifte auszuschwemmen.

Das Nabelzentrum zentrieren, ausgleichen und durchspülen

Das Nabelzentrum vereint Körper, Geist und Seele, es sammelt und transformiert Lebensenergie. Es muss von emotionalen und umweltbedingten Giften gereinigt werden, sodass Energie hinein- und herausfließen kann. Wenn es irgendein energetisches Problem im Nabel gibt – so wie verdrehte Gefäße, Blockaden oder stagnierendes Blut –, dann kann das daran liegen, dass nicht genug Energie vorhanden ist, um die Organe und ihre Energiesysteme vollständig zu versorgen. Die Chi Nei Tsang-Techniken des Zentrierens, Ausgleichens und Ausspülens können angewendet werden, um Knoten und Blockaden zu lösen.

Den Nabelpuls ausrichten

Der Nabelpuls spiegelt alle Unausgeglichenheiten des Körpers wider, aber er zeigt auch, aus welcher Richtung diese kommen. Oft gibt es Verknotungen oder Spannungen, die den Puls aus dem Gleichgewicht bringen. Die Faszien werden immer dann aus ihrer korrekten Position geschoben, wenn

Organe oder andere Körpersysteme falsch ausgerichtet sind. Wenn die Faszien einmal falsch positioniert sind, können sie austrocknen und in der Folge die Organe und alle Innereien eingeengt wachsen und zusammenkleben lassen. Das hält den Fluss der Energie an, führt zu Verklumpungen und Knoten, verstärkt Vergiftung und Hitze und drückt die Aorta aus dem Zentrum. Die Lebenspuls-Massage hilft mit der Ausrichtung des Nabelpulses den Faszien, wieder feucht zu werden und sich leicht zu bewegen. Dies befreit wiederum andere Systeme des Körpers, befeuchtet die Organe und die Gewebe und stellt den freien Fluss von Blut und Chi wieder her.

Harmonisieren des Aortenpulses

Der Aortenpuls spiegelt den Puls des Herzens und des Körperzentrums wider und wird deshalb als Maß zum Herausfinden der anderen Körperpulse genannt. Man findet beim Menschen viele Pulse, die in Verbindung mit der Aorta stehen. Der Puls kann stark und an der Oberfläche sein oder er kann tief und schwer zu finden sein. Er kann langsam oder schnell sein. Gesunde Menschen haben verschiedene Pulse, denn es gibt bei Menschen keinen einheitlichen gesunden Aortenpuls. Man mag rhythmische Unregelmäßigkeiten finden, wenn man den Aortenpuls mit anderen im Körper vergleicht. Diese Unregelmäßigkeiten können gelöst und häufig korrigiert werden. Mit dem Aortenpuls zu arbeiten, unterscheidet sich davon, die Pulse am Handgelenk zu messen, die etwas über die Gesundheit der Organe aussagen. Wenn man den Aortenpuls presst und wieder loslässt, kann dieser sich stärker anfühlen, langsamer werden oder seinen Schlag ausgleichen. Das verbessert seine Leistung. Falls man einen Knoten findet, der den Aortenpuls blockiert, kann man davon ausgehen, dass die anderen Pulse nicht synchron schlagen.

Die Pulse ausgleichen

Wenn man die Geschwindigkeit und die Intensität der Pulse miteinander und mit dem Aortenpuls vergleicht, so sollten sie nahezu gleich sein, können sich allerdings trotzdem leicht unterscheiden. Wenn sie verschieden sind, sollte zuerst der Bauch nach Blockaden untersucht werden. Diese sollten dann mit den Techniken aufgelöst werden, die in diesem Buch beschrieben sind. Man kann die Pulse ausrichten, indem man die Aorta mit einer Hand drückt und mit der anderen Hand den Kontakt mit dem nicht synchronen Puls hält.

Das Ausgleichen und Klären der Blockaden im Bauch, nachdem die Knoten und Verschlingungen im Bauchraum aufgelöst sind, hat eine generelle Auswirkung auf den Körper. Es beeinflusst viele Systeme und Organe, sowohl direkt als auch indirekt. Wenn man zum Beispiel an einem Organ mit sanftem bis in tiefe Schichten gehendem Druck arbeitet, beeinflusst man auch die Aorta oder Organe und Muskeln, die vom Rücken her zueinander ausgerichtet sind. Diese spezielle Technik hilft, den Blutdruck zu korrigieren und kühlt auch die Organe herunter.

Das Blut leiten

Das Blut in bestimmte Teile des Körpers, wie ins Becken und den Bereich des Kreuzbeins zu leiten, verstärkt den Blut- und Chi-Fluss. Das führt dazu, dass Gifte und Blockaden aufgelöst werden, verschlossene Blutgefäße sich wieder öffnen und der Blut- und Chi-Fluss durch das gesamte vaskuläre System und durch die Organe verbessert wird.

DIE TAOSTISCHEN ELEMENTE DER LEBENSPULS-MASSAGE

Die alten taoistischen Prinzipien von Energie und ihrer Bewegung im Körper liegen der Lebenspuls-Massage zu Grunde.

Die Bedeutung des Nabelzentrums

Das Nabelzentrum (*Tan Tien*) umfasst drei Tiegel (Energiezentren) des Körpers, die Energiefrequenzen transformieren beziehungsweise umwandeln. In der spirituellen taoistischen Praxis kann das Tan Tien als Hauptlabor und Zentrale der inneren Alchemie bezeichnet werden. In ihr befindet sich das Urfeuer, das unsere vitalen Energien erwärmt und umwandelt. Dabei werden unsere Emotionen und unsere Nahrung in spirituelle Energie umgewandelt. Das untere Tan Tien befindet sich hinter dem Nabel zwischen dem zweiten und dritten Lendenwirbel, ungefähr drei Finger breit unter dem Nabel. Das mittlere Tan Tien befindet sich im Herz-/Solarplexusbereich, zwischen dem fünften und sechsten Brustwirbel, und das obere Tan Tien sitzt im Zentrum des Gehirns.

Die Bedeutung des Nabelzentrums kann nicht genug betont werden. Es ist das Zentrum physischer Kraft und spiritueller Energie. Der Körper bewegt sich um dieses Zentrum herum, wenn wir sitzen, stehen oder Tai Chi praktizieren. Das Nabelzentrum transformiert auch die universelle menschliche Ebene sowie kosmische Partikel und Erdenergien in Lebenskraft, die dem Körper zugutekommt und ähnlich abläuft wie unsere Verdauung von physischer Nahrung. Die Taoisten betrachten den Nabel als den Ort, wo externe Energien empfangen, transformiert und gespeichert werden. Das untere Tan Tien gilt auch als Speicher des ursprünglichen Chi, der Mutter aller Körperenergien, die den menschlichen Körper heilen und seine ursprüngliche Ganzheit wiederherstellen kann.

Das Nabelzentrum agiert als Energieversorger, wie eine Batterie oder ein Akku. Daher muss es frei von Verstopfung und Spannung sein, sodass Energien leicht hinein- und herausfließen können. Es ist der erste Bereich, um den man sich bei der Lebenspuls-Massage kümmert.

Der Nabel ist unser erstes Gehirn

Die Bedeutung des Nabelzentrums rührt von der Entwicklung des Urpulses zum Zeitpunkt der Empfängnis und während der Entwicklung des Embryos her. Der Fötus wird nicht nur durch den Nabel mit Energie versorgt, sondern umgekehrt werden auch durch den Nabel Abfallstoffe entsorgt. Nach der Geburt, wenn der Körper wächst, entsorgt der Körper weiter Giftstoffe in den Nabelbereich. (Abb. E.3.) Die Lebenspuls-Massage verfügt über Techniken, die dazu verhelfen, Gifte aus dem Nabelzentrum und aus dem ganzen Körper zu ziehen.

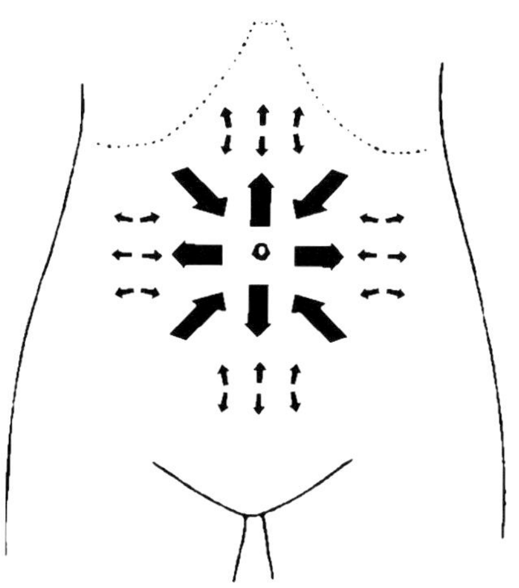

Abb. E.3. Das Nabelzentrum sammelt Energien aus dem Universum und entsorgt Abfallstoffe.

Der Nabel ist das Tor zwischen dem physischen Körper und dem Energiekörper. Alle Energiebahnen, die in Verbindung mit dem physischen Körper stehen und diesen unterstützen, kommen von dort und kehren dorthin zurück. Man kann das Nabelzentrum als den Ort wahrnehmen, wo Körper, Geist und Seele vereint sind. (Abb. E.4.) Wenn es in diesem Zentrum irgendein Problem gibt, wie Verdrehungen, Knoten, Blockaden oder Stagnation, kann das zur Folge haben, dass nicht ausreichend Energie vorhanden ist, um die Organe und ihre Energiesysteme vollständig zu versorgen. Die Lebenspuls-Massage kann den Weg zu den hervorragenden Energien öffnen, die im unteren Tan Tien gespeichert sind, sodass diese die körperliche Kraft wiederherstellen können.

Alle taoistischen Praktiken, einschließlich des Kleinen Energiekreislaufs, Tai Chi Chi Kung, Eisenhemd Chi Kung und die höheren Praktiken, zielen immer darauf ab, Energie zum Nabelzentrum zurückzubringen. Die Energien, die durch diese Praktiken aufgebaut werden, sammeln sich in diesem Speicher. Indem man dieses Zentrum energetisch mit Chi geladen und frei von Blockaden hält, kann man die Energie leicht und kraftvoll fließen lassen und somit Gesundheit, Verjüngung und Langlebigkeit gewährleisten.

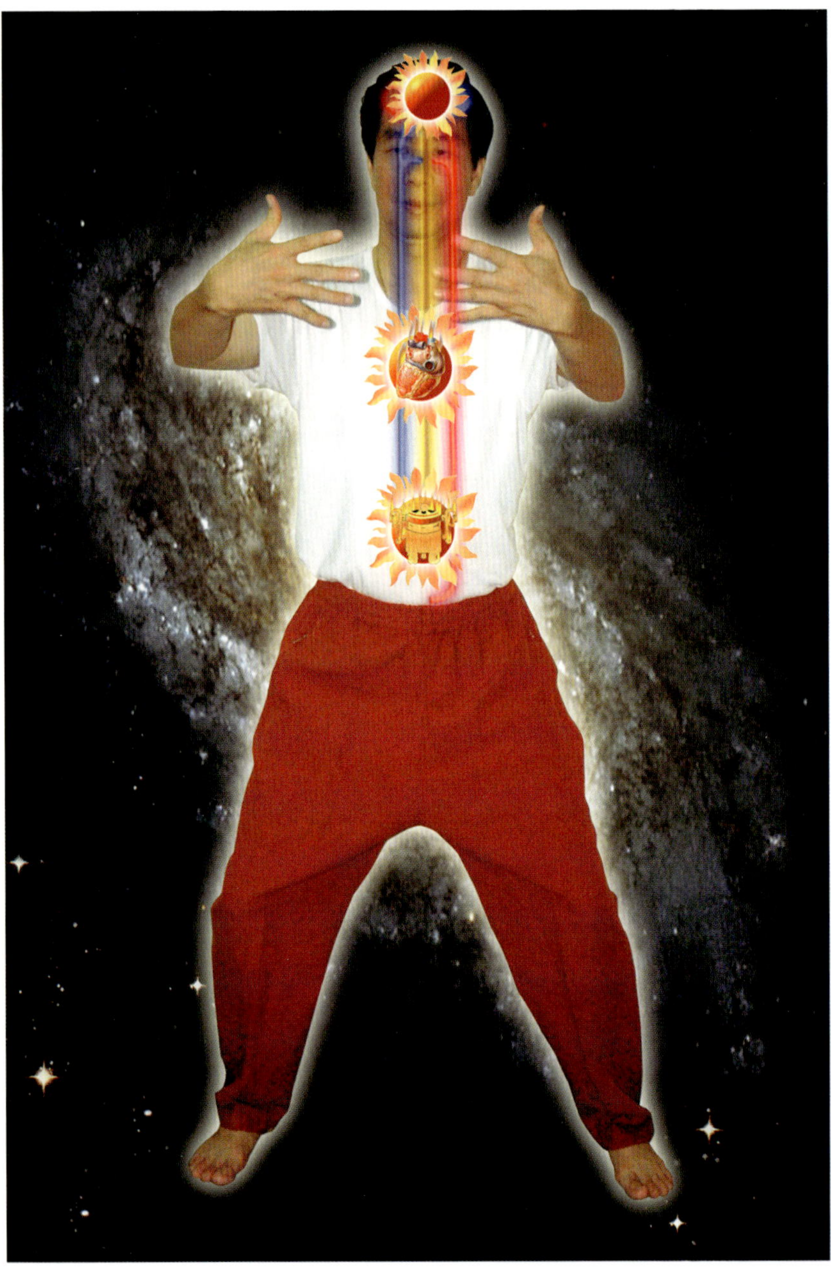

Abb. E.4. Im Nabelzentrum werden Körper, Geist und Seele vereint.

Die taoistische Sicht auf die Natur und das Universum

Die Taoisten versuchten immer schon, ihren Körper zu verstehen, indem sie verglichen und gegenüberstellten, was im Körper und was draußen in der Natur geschieht. Sie fanden immer das exakte Gegenstück, weil die Naturgesetze auf allen Ebenen und in jeder Situation identisch sind. Als die Taoisten die exakte Übereinstimmung zwischen den inneren Körpersystemen und dem System des Universums herausfanden, verstanden sie, dass sie eine energetische Verbindung entdeckt hatten, auf die sie sich verlassen konnten.

Die Taoisten glaubten, dass der Beginn des menschlichen Lebens ähnlich sein muss wie der Beginn des Universums. Die Geburt eines neuen menschlichen Wesens ist ein evolutionärer Prozess, der, genau wie die Evolution des Universums, bestimmten universellen Gesetzen folgt. Dabei wird das Universum so verstanden, dass sich alles gegenseitig reflektiert und in Wechselbeziehung zueinander steht.

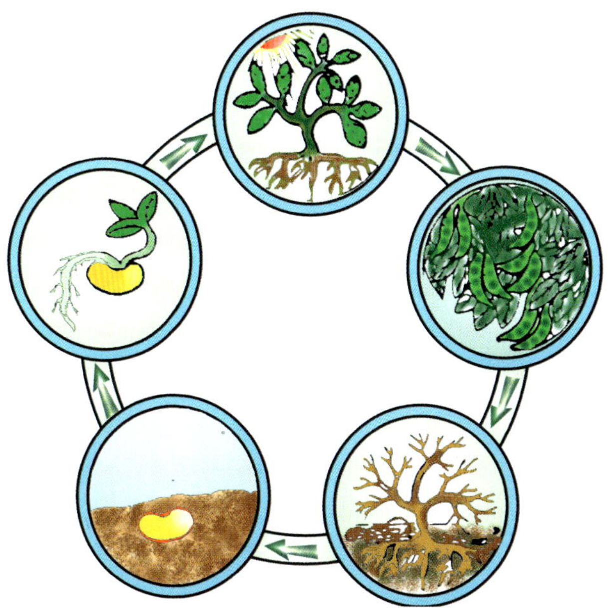

Abb. E.5. Der Fünf-Elemente-Kreislauf der Jahreszeiten ist der Puls der Natur.

Deswegen spiegeln die Fünf Elemente beides, einerseits den Wechsel der Jahreszeiten im Makrokosmos und andererseits den inneren Kreislauf der Energie durch die Organsysteme. (Abb. E.5.)

Auch bei Ernährungsmangel innerhalb des Fünf-Elemente-Systems und zur Ableitung überschüssiger Ernährung kann die Lebenspuls-Massage eingesetzt werden, um das Blut besser zu leiten oder strömen zu lassen und um den Blutfluss zu stärken oder zu beruhigen.

Der Einfluss negativer Emotionen auf unsere Gesundheit

Emotionen sind eine Art von Energie, die entweder frei fließen oder in unseren Organen gestaut sein kann. Wenn unsere Energie blockiert ist, stagniert das Blut und wird dick, staut sich in den Adern und schafft damit viele gesundheitliche Probleme. Wenn Blut behindert wird, lädt es sich mit negativen Energien auf und bringt diese in alle Bereiche des Körpers, wo sie sich dann als Krankheiten zeigen können.

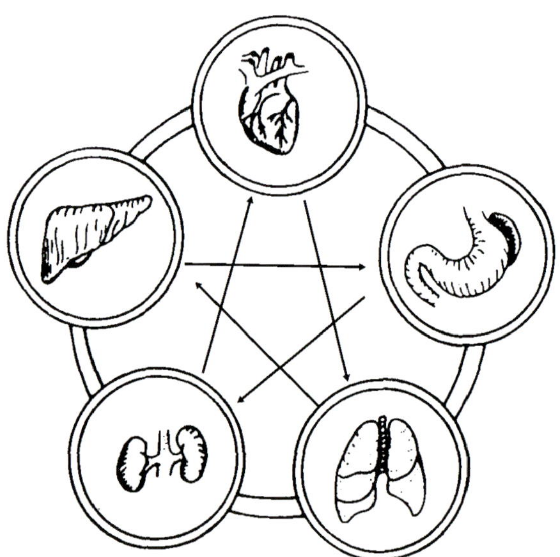

Abb. E.6. Negative Energie (Zerstörungszyklus) beeinflusst unsere körperlichen Emotionen.

Emotionale Probleme können durch Lebensumstände wie Überarbeitung, Stress, Unfälle, Operationen, Drogen, Gifte, Fehl-Ernährung oder schlechte Haltung entstehen. Was auch immer ihr Ursprung ist, disharmonische Gefühle von Angst, Wut, Ungeduld, Sorgen und Depression verursachen den größten Schaden im Körper. Wenn diese negativen Gefühle und giftigen Energien keinen Abbau in den Organen finden, bleiben sie in diesen stecken oder lagern sich im Bauch ab. Sie erzeugen noch mehr schlechtes Blut, das sich im energetischen Zentrum des Körpers ansammelt und Blockaden verursacht. (Abb. E.6.)

- Angst stresst die Nieren und verursacht genitale und Blasenbeeinträchtigungen.
- Wut stresst die Leber, führt zu Migräne und eingeschränkter Sehkraft.
- Ungeduld, Hass und Grausamkeit stressen das Herz und führen zu unregelmäßigem Herzschlag und höherem Blutdruck.
- Sorgen stressen die Milz und verursachen Verdauungsstörungen.
- Depression stresst die Lunge und führt zu unregelmäßiger Atmung und Verstopfung.

Das Herz von negativen Energien befreien

Da Spannung dazu führt, dass sich eine Menge kranker, disharmonischer, emotionaler Energie in der Brust staut, wird das Herz auch leicht eingeklemmt. Manche Menschen glauben, dass negative Gefühle wie Hass, Ungeduld und Arroganz die Verfassung des Herzens direkt beeinflussen oder gar die Hauptursache für Herzinfarkte sind.

Um sich selbst zu schützen, kann das Herz derart aktiviert werden, dass disharmonische Gefühle und kranke Energien zuerst zum Herzen gezogen und dann über den Körper abgeleitet werden.

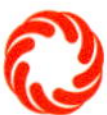

Fächeln, um kranke Energie zu entladen

Das Fächeln ist eine Aktivität, die vom Zwerchfell und von den Gedanken geführt wird. Heben Sie Ihre linke Hand mit nach unten gerichteter Handfläche zur Brust auf Höhe des Herzzentrums, ungefähr 5 Zentimeter über der Brustbeinspitze. Dann platzieren Sie die rechte Hand parallel darüber und richten die Handfläche auf Höhe des Herzbeutel-8-Punktes. (Abb. E.7.)

1. Üben Sie den Herzlaut (»ha-a-a-a-a-a«) und fühlen Sie, wie die Hitze die angezogenen disharmonischen Gefühle zu verbrennen beginnt.
2. Atmen Sie diese Energie aus, indem Sie erneut den Herzlaut machen und synchron beide Handflächen nach unten schieben. Spüren Sie, wie die

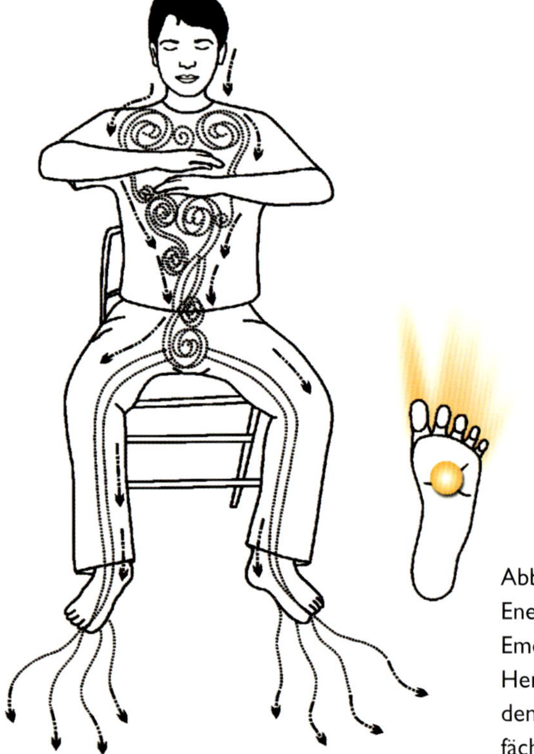

Abb. E.7. Kranke Energie und negative Emotionen vom Herz hinunter zu den Fußsohlen fächeln

disharmonischen Energien verbrennen. Beginnen Sie dann, die Energie hinunter ins Perineum (Dammpunkt) zu atmen, zu den Fersen und den Fußsohlen. Spüren Sie, wie Mutter Erde die Energie aufnimmt. Lassen Sie die Hände auf den Knien ruhen. Schauen Sie hinunter zu den Fußsohlen und spüren Sie, wie eine wolkige, graue, kalte oder feuchte Energie aus dem Körper entschwindet. Ruhen Sie sich wieder aus. Ausruhen ist wichtig, also lassen Sie sich dafür ausreichend Zeit.

3. Wiederholen Sie diese Übung 18 bis 36 Mal insgesamt für 5 bis 10 Minuten. Indem Sie sich von der verunreinigten, kranken Energie befreien, werden Sie sich leer, aber auch gut gelaunt fühlen. Spüren Sie die himmlische Energie als ein goldenes Licht, das durch das Dritte Auge (zwischen den Augenbrauen) kommend den ganzen Körper anfüllt. Spüren Sie dabei auch die Energie von Mutter Erde als einen blauen Strom, der durch die Fußsohlen in den Körper aufsteigt.

Eine starke Verbindung zu den eigenen Energiequellen herstellen

Die Taoisten entdeckten, dass die meisten Krankheiten geheilt werden können, wenn die zugrunde liegenden Ursachen, Gifte und negativen Kräfte dem Körper entzogen werden. Sie entwickelten die Kunst, negative Energien durch Meditation, Übungen und verschiedene Heilpraktiken zu regenerieren und zu transformieren. Die Kunst der Lebenspuls-Massage hilft dabei, das Blut frei von emotionalen und umweltbedingten Spannungen und Giften zu halten. Der sanfte und reichhaltige Fluss von ausgeglichenen Energien wird dabei aufrechterhalten. Dies ist das Geheimnis guter Gesundheit und eines langen Lebens.

Da es wichtig ist, die eigenen Energien im Fluss zu halten, ist es zunächst einmal notwendig, eine Verbindung mit den eigenen Energiequellen sowie mit den Energien aus dem Universum, aus der menschlichen Sphäre und der irdischen Sphäre, herzustellen und diese dann alle zu vereinen und in eine Energie zu vermischen. Verbindet man sich mit diesen Energien, ist man stark, und die Energie, die durch einen fließt, wird von der richtigen Qualität und Quantität sein.

Täglich meditieren

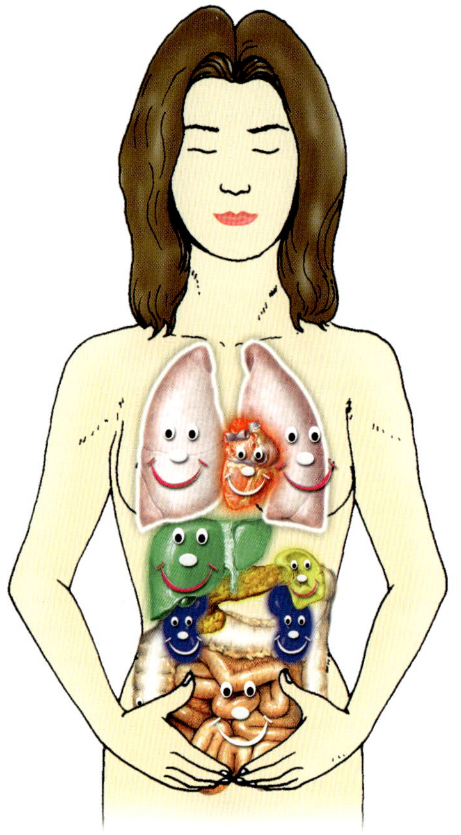

Abb. E.8. Lächeln Sie täglich in Ihre Organe.

Es ist wichtig, Ihre Energie durch tägliche Meditationen immer wieder mit den universellen Kräften zu verbinden und kranke, unerwünschte Energien zu verbrennen. Das verhilft dazu, stärkere und zusehends mehr positive Energien zu entwickeln. Beginnen Sie jeden Tag damit, nach innen zu lächeln, zu Ihren vitalen Organen, und ihnen dafür zu danken, dass sie Ihr Leben aufrechterhalten. (Abb. E.8.) Indem Sie Ihre täglichen Meditationen und Praktiken zu immer komplexeren, alchemistischen Prozessen ausweiten, entwickeln Sie mehr und mehr Stärke und Selbstsicherheit. Durch diese Kommunikation mit Ihrem Inneren schenken Sie Ihrem gesamten Körper und den geistigen Systemen die notwendige Aufmerksamkeit.

Pulsdiagnose

Das Verständnis für den Puls und seine Qualitäten kann Ihnen dazu verhelfen, besser zu erkennen, wo möglicherweise Blockaden herkommen und wo Behandlung notwendig ist.

Die Pulsdiagnose zeigt beispielsweise, wohin das Blut geleitet werden muss, und auch, wo bereits Veränderungen als Ergebnis der Behandlung eingetreten sind. Das zeigt Ihnen dann, wo noch weitere notwendige Korrekturen vorgenommen werden müssen. Die Grundlagen der taoistischen Pulsdiagnose sind im Anhang 1 beschrieben.

LEBENSPULS-MASSAGE ALS GANZHEITLICHE BEHANDLUNG

Die Techniken der Lebenspuls-Massage können direkt oder indirekt viele Probleme behandeln, die von einem schwachen oder eingeschränkten Herz-Kreislauf-System herrühren. So können Symptome aus vielen Gründen als Signal dafür auftauchen, dass etwas nicht im Gleichgewicht ist. Es ist wichtig, sich diesen Ursachen mit einem ganzheitlichen Ansatz zu nähern, Verstopfungen aufzulösen, den Blutfluss auf der physischen Ebene zu verbessern und den emotionalen und mentalen Zustand auszugleichen. Das Wichtigste dabei ist die Kunst, durch das Aktivieren der Pulse Chi zu erzeugen – intelligente Energie, die die Selbstregulierungsfähigkeiten des Körpers anregt.

Chi-Puls

Der Chi-Puls animiert und reguliert jeden Puls des Körpers, er regt die physischen Funktionen mit dem subtilen Fluss von Lebenskraft-Energie an. Er ist direkt mit dem kosmischen Puls verbunden, der vom Puls des Nordsterns gebündelt in unseren Körper übertragen wird. Der Chi-Puls schlägt etwas stärker als der physische Puls, da er alle Flüssigkeiten des Körpers in Gang setzt. Mit etwas Übung kann er als warmer, elektrischer Strom gefühlt werden. Da der Chi-Puls mit dem ursprünglichen Puls zum Zeitpunkt der Empfängnis geladen wird, kann er mit der Kraft der Absicht programmiert werden, um bestimmte Aufgaben, wie zum Beispiel Heilungs-Aufgaben, zu erfüllen.

Heilung mit dem Chi-Puls und dem violetten Licht

Jede unserer Zellen pulsiert auf der atomaren Ebene individuell und kollektiv. Dieses Pulsieren geschieht mit der Frequenz von tief violettem Licht in unseren Zellen und schwingt mit den Sternen und Planeten im ganzen Kosmos. Versehen mit universellen Kräften, kann Chi mit violettem Licht aufgeladen werden und bringt somit vitale Informationen zur Heilung in jede Zelle bis hin zur Teilung der DNS (Träger der Erbinformationen). Die DNS selbst kommuniziert mit Signalen aus tiefviolettem Licht und löst damit jede Teilung zur Regeneration genetischer Information aus. (Abb. E.9.) Wenn diese pulsierenden, violetten Lichtsignale unterbrochen werden, erhält die DNS nicht das klare Signal entsprechend des ursprünglichen Programms. Die genetische Regeneration hat dann Schwierigkeiten, korrekt abzulaufen. Wenn die Verbindung mit der Frequenz des violetten

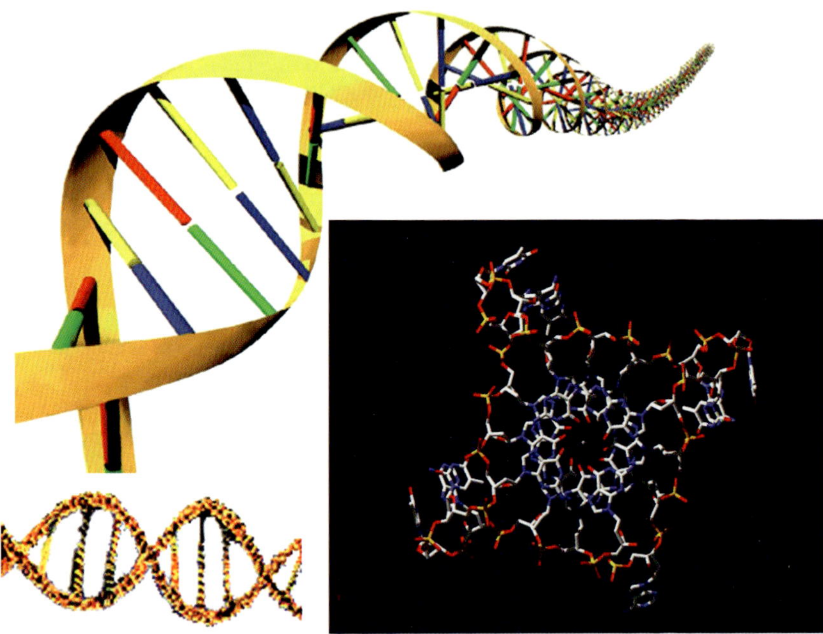

Abb. E.9. Die DNS kommuniziert mit pulsierenden Signalen aus tiefviolettem Licht, das mit dem universellen violetten Licht der Sterne in Verbindung steht.

Lichtes aufgenommen wird, kann der Puls die Regenerationssignale der DNS wiederherstellen und somit die Heilungskräfte aller Zellen des Körpers stimulieren. Den Puls im Blut und in den Adern anzustoßen heißt, das Energiefeld, die Resonanz und die Vitalität des ursprünglichen Pulses im Nabelzentrum zu stärken, von wo aus wir alle zweiundfünfzig Pulse des Körpers harmonisieren und revitalisieren können.

Mit der Praxis des Inneren Lächelns aktivieren wir die Frequenz bedingungsloser Liebe in unserem Herzen. Wir können damit unsere natürliche Verbindung mit der universellen Quelle herstellen und mit dieser Frequenz dann unsere Pulse bis in die Zellebene hinein harmonisieren. Wenn wir koordiniert mit den Pulsen der Erde und des Nordsterns arbeiten, können wir einen Wandel der Resonanz in den Zellen anstoßen und die Auswirkungen von Stress, negativen Gefühlen oder Krankheit harmonisieren. Mit ein wenig Übung kann man entsprechend der Reaktion des Pulses bewusst Symptome isolieren und genau bestimmen, woher Unausgeglichenheit und Krankheit kommen.

Indem wir die Kraft der positiven Absicht mit der vitalen Lebensenergie verbinden, können wir neue Signale in die schwachen oder kranken Pulse übertragen und Unausgeglichenheiten mit heilender Information umwandeln. Wenn wir unsere vitalen Energien in Harmonie mit den verjüngenden Kräften unseres ursprünglichen Pulses bringen, führt uns die Lebenspuls-Massage in Kombination mit der taoistischen Energiepraxis in einer selbstheilenden Annäherung zu unserem Zentrum.

Heilung vom Herzen her

Die Taoisten haben besonderen Wert darauf gelegt, die Körpersysteme aufrechtzuerhalten, um ein erfülltes, gesundes und langes Leben führen zu können. Ergänzt um das Wissen, wie man gesund bleibt, haben sie einen Schatz vieler wunderbarer lebensverlängernder Techniken übermittelt und uns ein hervorragendes Verständnis der Körpersysteme zur Verfügung gestellt, einschließlich natürlicher und einfacher Methoden zur Korrektur von Unausgeglichenheiten. Die Techniken sind sehr effektiv und können chronische wie akute Erkrankungen erleichtern. Sie entwickeln ihre volle Heilwirkung nur, wenn sie mit Liebe und Mitgefühl aktiviert und in Gang gesetzt werden, die ehrlich und in Fülle vom Herzen kommen. Ihre Hände können nur heilende Hände werden, wenn Sie voller guter Absicht sind und mit der Liebe und Fürsorge agieren, die man nur in sich selbst finden kann. Die Kunst des Lebenspulses entfaltet sich wie die Blüte einer Blume in der Morgensonne, wenn Sie das Potenzial der Heilkraft Ihres eigenen Körpers entwickeln. Jede Lebensform enthält ihre eigene Selbstheilungskraft, die nur darauf wartet, erweckt zu werden. Der Prozess der Heilung setzt sich im Körper durch konstante Disziplin und Übung fort.

Letztlich werden Sie lernen, sich gegenseitig zu erfühlen und ineinander hineinzusehen. Ihre Absicht sollte es sein, dass Sie Menschen, die zu Ihnen kommen, helfen möchten, ausgeglichen und ruhig zu werden. Die alten Taoisten entdeckten, dass der Körper ein sich fortwährend verändernder Wandel von Energien ist, die sich materialisieren und wieder in Energie zurückverwandeln, und dass dies mit dem Puls aus der Quelle des Herzens in ständiger Bewegung gehalten wird. Die Ebbe und Flut von Liebe und Lebenskraft zu erleben, ist die geheime Quelle Ihrer wahren Lebenskraft. Es ist die Berührung des Herzens, gibt man einem anderen freiwillig etwas von sich selbst. Sie werden herausfinden, dass diese liebevolle Berührung eine enorme Kraft hat, sowohl zu heilen als auch Leben und Geist zu erneuern.

Das alte Wissen und seine Techniken aufzugreifen, kann Ihnen helfen, die Abläufe des Körpers besser zu verstehen, den richtigen Einsatz Ihrer Hände zu erlernen, gute Energien aufzubauen und in diesen Bereichen immer besser zu werden.

Der kosmische Puls des Universums, Ursprung der pulsierenden Sterne

Im Universum ist ursprüngliche Information gespeichert, überall präsent und für den Zugriff bereit. Diese universelle Quelle ist der Ursprung von allem. Als Schwingung von violettem Licht durchdringt sie den Raum und interagiert mit sämtlichen Sternen und Planeten im Universum. (Abb. 1.1.) Verbindet sich die Ur-Information mit Licht und Materie,

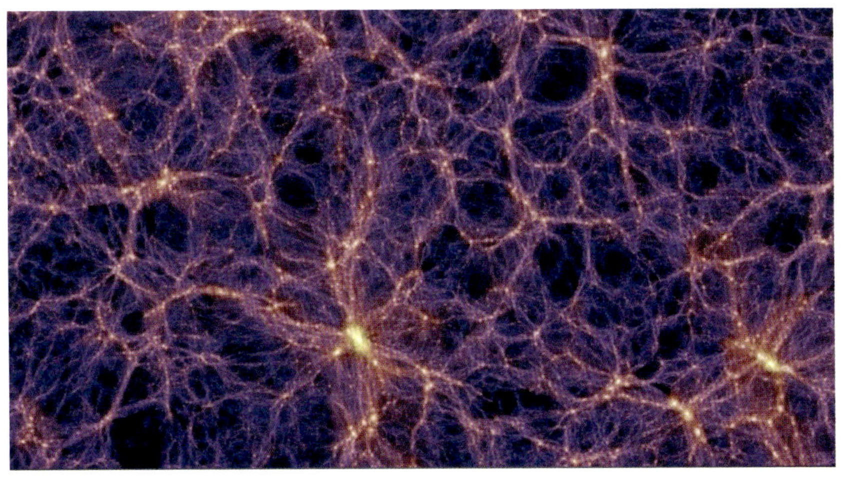

Abb. 1.1. Violettes Licht besitzt Intelligenz und die stärkste Heilkraft.

entwickeln diese Kräfte ein hoch aufgeladenes Feld von intelligent geladener Energie. Dieses polarisierte Feld hat die Kraft, die reine Information zu einem erschaffenden Potenzial werden zu lassen.

URSPRÜNGLICHER PULS

Nehmen Sie sich einen Moment Zeit, um mit der Frage in sich hineinzuspüren, woher Ihre Energie eigentlich kommt. Erspüren Sie das Pulsieren, das vom ursprünglichen Puls des Universums herrührt, vom violetten Licht, das den Puls des Nordsterns, der Erde und unseres Körpers beeinflusst. (Abb. 1.2.) Alte Taoisten spürten diese Verbindung in ihren Meditationen und in ihrer Heilarbeit und bei der Beobachtung der Sterne und Planeten des Sonnensystems, während sie den Nachthimmel betrachteten. Sie erfühlten die Neigung der Erdachse zum Puls des Nordsterns, der sich weit hinter dem Sternbild Großer Wagen befindet.

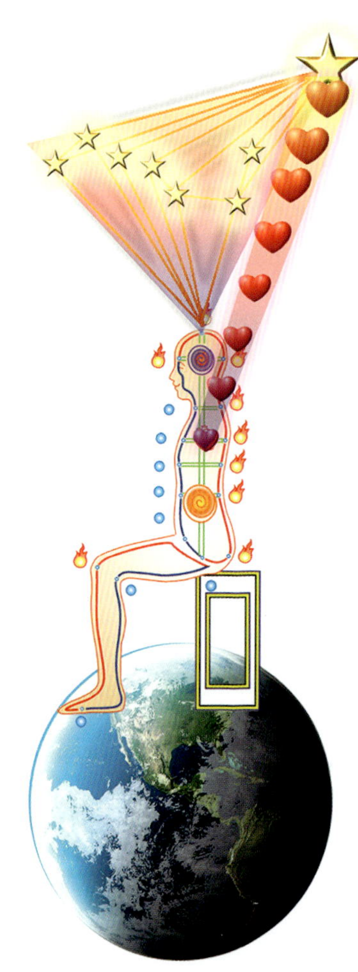

Abb. 1.2. Puls der Polarsterne (Polaris, Vega, Thuban) und des Südpols

In der gesamten Geschichte der Menschheit wurden die Geschehnisse auf der Welt von drei großen Sternen, den Polarsternen, beeinflusst: Polaris, Vega und Thuban. Sie pulsieren in unterschiedlichen Frequenzen, beeinflussen aber das polarisierte elektromagnetische Feld der Erde und jegliches Leben auf unserem Planeten. Vor langer Zeit brachten diese Frequenzen die allerersten Partikel eines einfachen Eiweißes dazu, zu pulsieren. Dieses erste Pulsieren vor Milliarden von Jahren löste die erste Zellteilung aus, erzeugte dadurch mehr Eiweißzellen, die ersten Lebenszeichen.

Mit der Entwicklung über weitere Milliarden von Jahren erweiterte sich die Information, und die pulsierende Zellteilung erweiterte den Austausch an Information. Sie ist möglicherweise die erste Zellart mit sexuellem Wechselspiel, das dann sogar die genetische Information vervielfältigte und erzeugte. Dieses Pulsieren entwickelte schließlich die Hauptorganzellen bis hin zu einer komplexen Lebensform.

WU CHI – UNSERE URSPRÜNGLICHE QUELLE

Die Taoisten beobachteten, was sich innerhalb ihres Körpers in Relation zum Außen in der Natur und im Universum abspielte. Sie fanden heraus, dass die Gesetzmäßigkeiten in der Natur und im Universum gleichermaßen im inneren Körpersystem wie im Universum existieren. In ihren Meditationen gelangten sie an ihren Ursprung zurück und entdeckten dabei eine Urleere, einen Zustand von Nichts, und sie erkannten dies als den Zustand des Beginns aller Schöpfung. Man nannte es *Wu Chi*. Wu Chi wird in der taoistischen Kunst als leerer Kreis dargestellt.

Wu Chi, die Große Leere, der Anfang, das Nichts, das Tao. Man kann dies vergleichen mit der Leere vor unserer eigenen Erschaffung.

Wer weiß oder kann sagen, wie wir entstanden sind? Verfolgen Sie sich so weit zurück, wie es geht, und Sie werden auf das gleiche Mysterium stoßen, das schon alle unsere Vorfahren beeindruckt hat. Früher einmal befanden wir uns im Zustand des Nichts und wurden geboren mit unserer gesamten Pracht und Stärke.

Wu Chi, Große Leere (reine ursprüngliche Kraft)
Hun Yuan, der Bereich des Möglichen (Ursuppe)
Tai Chi (Kraft des Yin und Yang)
Die Drei Reinen
Frühe himmlische Kraft (kosmischer Staub)

Spätere himmlische Kraft (Spiralnebel)
Bildung der fünf Kräfte
Große Kraft der fünf Wandlungsphasen (Fünf Elemente)
Die Planeten und die Sonne

URENERGIE

Da das Tao schwer zu benennen und zu erfassen ist, beschrieben die Ahnen die ursprünglichen Kräfte, die durch es hervorgerufen werden.

Das Tao Te King besagt:

Das Tao erzeugt das Eine,
das Eine erzeugt die Zwei,
die Zwei erzeugen die Drei,
die Drei erzeugen die zahllosen Wesen.

Die Eins ist die höchste Einheit, die Urenergie im Kosmos.

Das bekannte Tai Chi-Symbol stellt diese Kraft dar. Yin und Yang sind darin noch perfekt ausgeglichen und vereint.

Man kann sich vorstellen, wie es kurz vor dem Ausbruch ist und die ganze Welt erschafft.

Yin und Yang getrennt ergaben die Zwei. Die Zwei erweitern sich in drei elementare Kräfte, die man die Drei Reinen nennt. Sie erzeugten die fünf Aggregatzustände von Energie im Universum. Die Fünf Kräfte, später auch oft Fünf Elemente genannt, waren kraftvoll genug, um all die zahllosen Wesen zu erzeugen, die es gibt, alle vertrauten Formen in der Natur und im Universum, einschließlich uns.

Yin und Yang

Yin und Yang sind die zwei großen Polaritäten, die aus dem ursprünglichen Chi erwachsen, um alle Materie zu bilden, einschließlich des menschlichen Körpers. Um das Chi im menschlichen Körper beurteilen

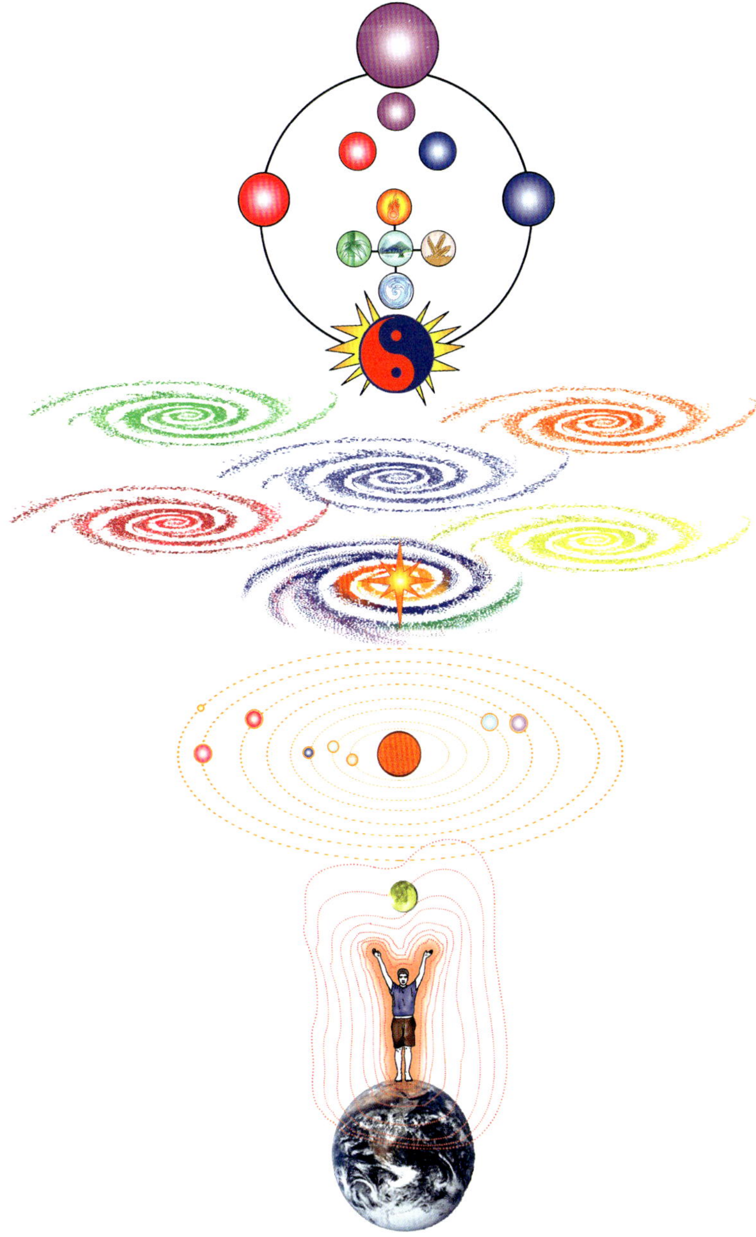

Abb. 1.3. Die Energie aus dem Wu Chi (Urleere) erschuf die vielfältigen Energien der Existenz.

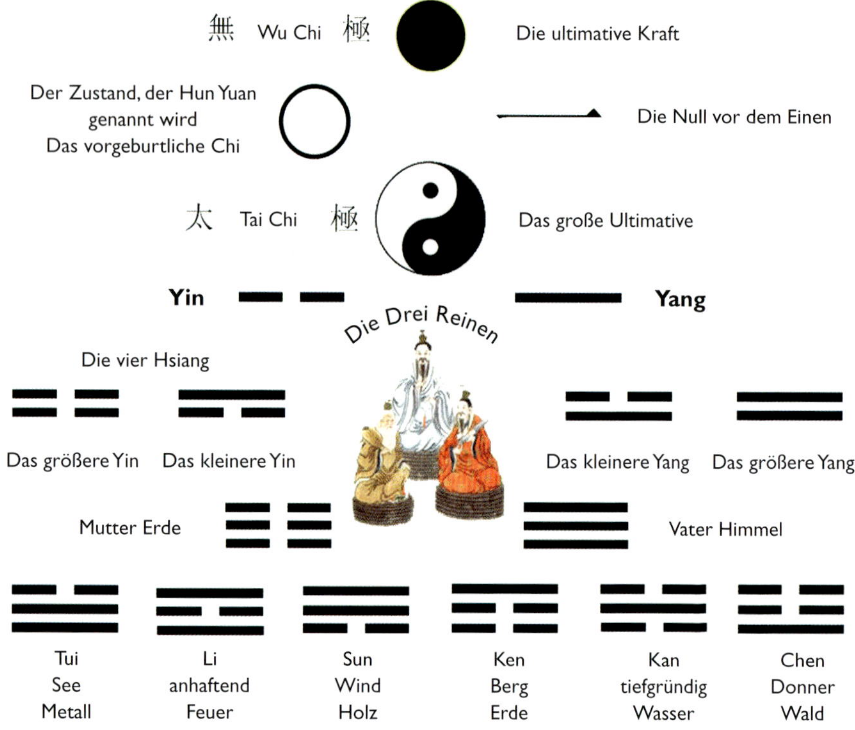

Abb. 1.4. Energie, die aus dem reinen Potenzial des Wu Chi (Urleere) entstanden ist, erzeugt alle Phasen von Existenz und transformierender Evolution.

und einschätzen zu können, ist es zuerst einmal nötig, zu unterscheiden, ob es Yin oder Yang ist.

Yin zeigt sich als emotional passiv, empfangend, leer, geistig, als Nacht, Erde, innen, beharrlich, kalt, Wasser, dunkel, ruhend und als Mond. Yin zieht sich gewöhnlich zusammen, fließt abwärts und nach innen. Das Yin ist tief im Inneren des Körpers verborgen. Intelligenz ist in der Zusammensetzung Yin.

Yang ist als schaffend definiert, als voll, aktiv, Tag, Bewegung, heiß, äußerlich, Feuer, bezeichnet Himmel und Sonne. Yang dehnt sich aus, fließt aufwärts und nach außen. Yang ist an der Oberfläche, es ist das, was man sieht. Es ist der Ausdruck von Intelligenz.

Obschon gegensätzlich in ihrer Charakteristik, sind Yin und Yang nicht getrennte Kräfte. Sie existieren in Relation zueinander, haben einen konstanten und fortwährenden Einfluss aufeinander. Jedes enthält den Samen des anderen, der sich entwickelt und schließlich zum anderen wird. Sie sind wie die zwei Seiten einer Medaille, wie zwei Pole auf einem Stabmagneten, die in einem einzelnen Energiefeld funktionieren. Taoisten beschreiben alles nach dem Grad der Verteilung von Yin und Yang. Menschen wurden in einer harmonischen Balance dieser Kräfte gezeugt und bleiben gesund, wenn Yin und Yang in Harmonie gehalten

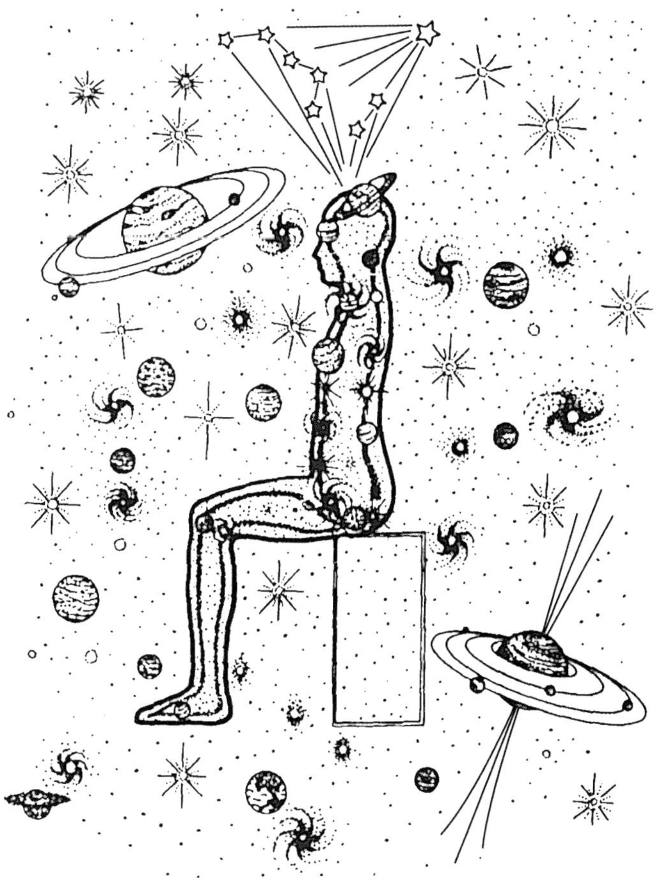

Abb. 1.5. Mikrokosmos und Makrokosmos, das Universum innen wie außen

werden. Perfekte Harmonie bedeutet perfekte Gesundheit. Das Ziel aller taoistischen Übungen ist das Erreichen der perfekten Harmonie und somit der perfekten Gesundheit.

VORGEBURTLICHES CHI – URSPRÜNGLICHE ENERGIE WÄHREND DER EMPFÄNGNIS

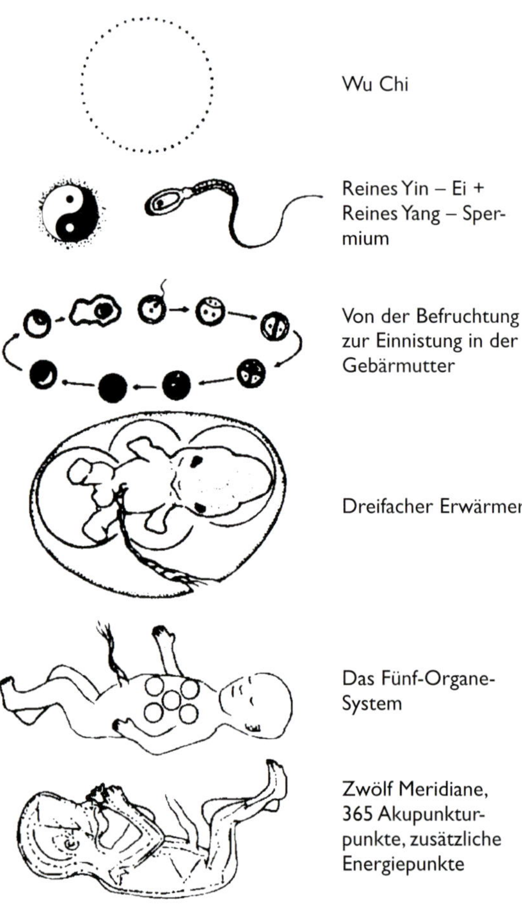

Abb. 1.6. Die Entstehung eines Kindes

Die Taoisten beobachteten, was sich innerhalb ihres Körpers in Relation zum Außen, also in der Natur und im Universum, abspielte. (Abb. 1.5.) Sie fanden heraus, dass die Gesetzmäßigkeiten in der Natur und im Universum gleichermaßen im inneren Körpersystem wie im Universum existieren. Der Vergleich der beiden Systeme, nämlich des Makrokosmos des Universums und des Mikrokosmos menschlicher Wesen, ergab ein Verständnis vom Anbeginn des Universums und der eigenen Existenz und spiegelte den Prozess von Empfängnis und Geburt im Nabelzentrum wider.

Die Taoisten glauben, wenn sich Mann und Frau zusammentun, um ein Kind zu zeugen, wird alle Essenz ihrer Körper im Ei (Yin) und Samen (Yang) kondensiert. (Abb. 1.6.) Die Kraft des Orgasmus generiert während der sexuellen Vereinigung von Ei und Samen das Vermögen, universelle, kosmische Partikel und Erdenergie anzuziehen und zu vereinen. Taoisten verweisen auf diesen Vorgang als Vereinigung von Himmel und Erde. Wenn diese Kräfte vereint sind, können sie höhere Kräfte anziehen. Diese Kräfte machen die vorgeburtliche Kraft aus, die keine Form hat und wie das Tao ist. Jedes Leben beginnt mit der vorgeburtlichen Energie aus dem Tao. Diese sich drehende Spirale, kosmische Kräfte vereinend, wird die Urenergie genannt.

Ursprünglicher Puls während der Empfängnis

Im Moment der Empfängnis absorbiert der langsame Yin-Puls des Eis den Yang-Puls des Samens, verbindet sich mit dem kosmischen Puls, und

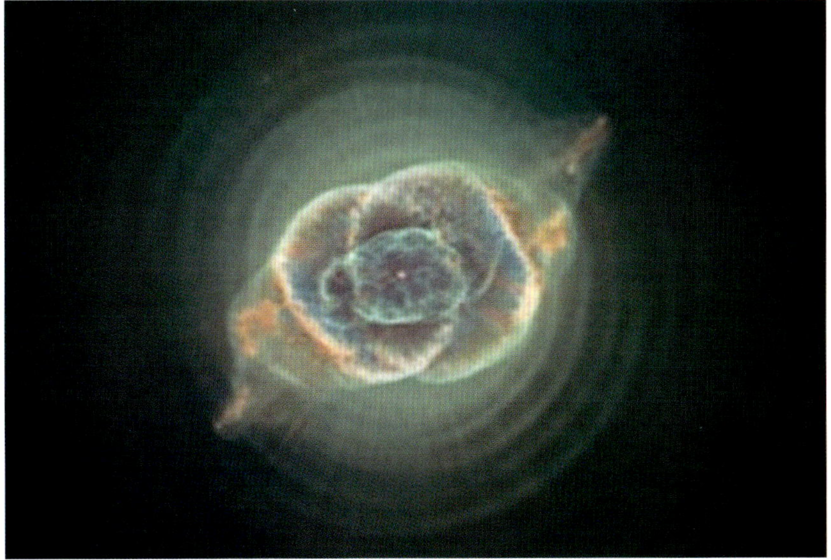

Abb. 1.7. Der Urpuls: die erste Zellkernteilung (Mitose) in Verbindung mit dem kosmischen Puls

diese teilen sich dann in einen organisierten Pulsrhythmus. (Abb. 1.7.) In diesem Moment erregt das polarisierte elektromagnetische Feld des Universums den Puls der ersten Zellen, verbindet sich, teilt sich, expandiert und wird zu unseren Stammzellen. Je mehr unsere Stammzellen sich teilen, desto mehr pulsieren alle Zellen und entwickeln weitere Pulse. Daraus entsteht der ursprüngliche Puls. Er unterstützt aktiv die Funktionen des Fötus, noch bevor das Herz beginnt zu schlagen (21 Tage später) und über fünfzig weitere Pulse im Körper entstehen.

Woher kommt der ursprüngliche Puls? Die Taoisten glauben, dass der Nordstern das violette Licht aus dem Universum sammelt und damit den Erdpuls direkt aus dem Kosmos beeinflusst. (Abb. 1.8.) Im Moment der Empfängnis sendet der Nordstern das violette Licht des Universums in die aktuelle Vereinigung der elterlichen sexuellen Zellen, die sich verbinden und zu einer einzigartigen kompletten Zelle werden. Die Verbindung aus dem kosmischen Puls und dem Pulsieren unserer ursprünglichen Zellen erzeugt den Urpuls. So verstehen die Taoisten den Einfluss des Nordsterns auf das Herz und auf alle Zellen im Körper.

Die Entwicklung des Embryos

Der Aufbau des menschlichen Körpers spiegelt den Aufbau des Universums. Am Anfang ist das Nichts. Dann fängt das menschliche Wesen an, aus der Verbindung einer Zelle der Mutter und einer Zelle des Vaters zu wachsen. Das entspricht dem Tai Chi-Symbol – dem Urbeginn. Diese Zelle entwickelt die zwei grundlegenden Kräfte von Yin und Yang, die im Wechsel drei Energiezentren heranbilden. Die drei Energiezentren bilden wiederum die fünf Phasen von Chi und die fünf zueinander gehörenden Organpaare, deren Energie sich über den Körper ausdehnt und dessen unzählige Bestandteile erschafft.

Die Entwicklung der außerordentlichen Kanäle

Der Urpuls aktiviert die embryonalen Energiekanäle, wenn sich die Essenz der Frau (Ei) und des Mannes (Spermium) im See der Gebärmutter

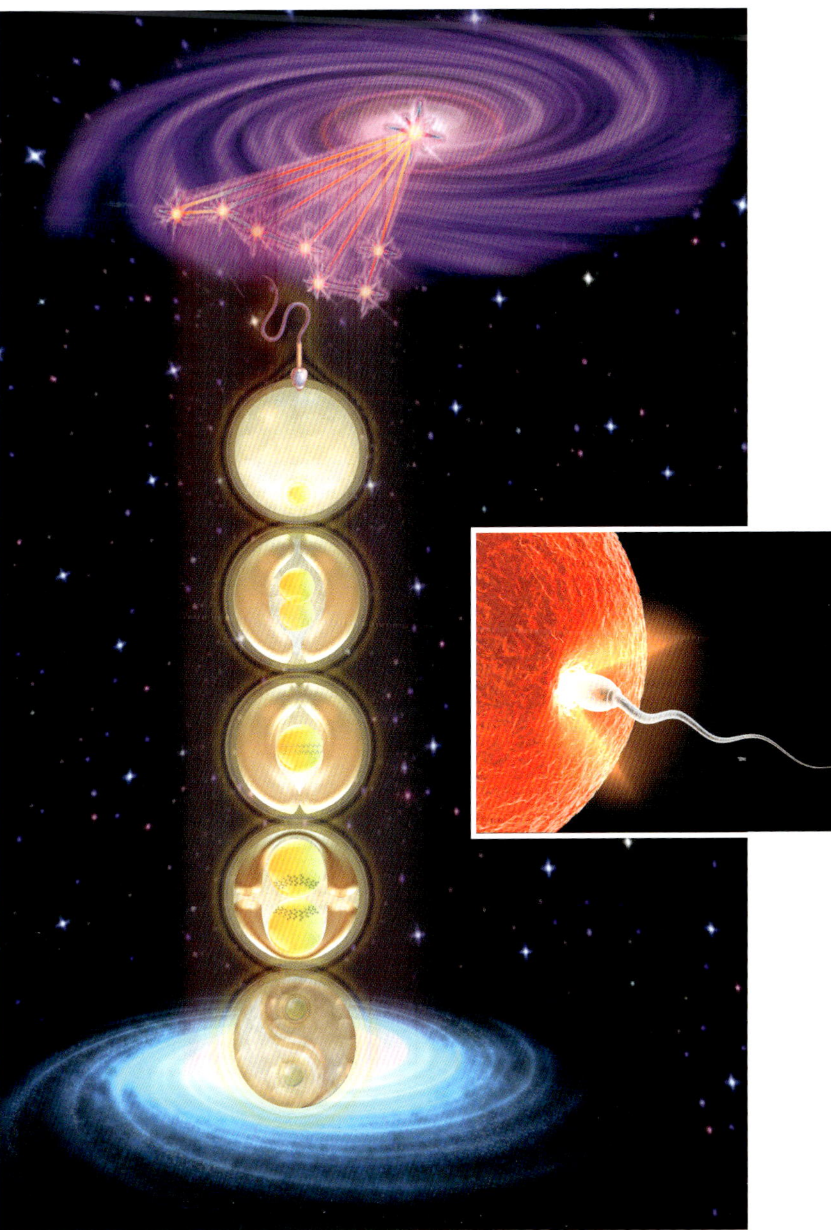

Abb. 1.8. Der Urpuls entsteht bei der Empfängnis in Verbindung mit dem Puls des Nordsterns aus dem violetten Licht.

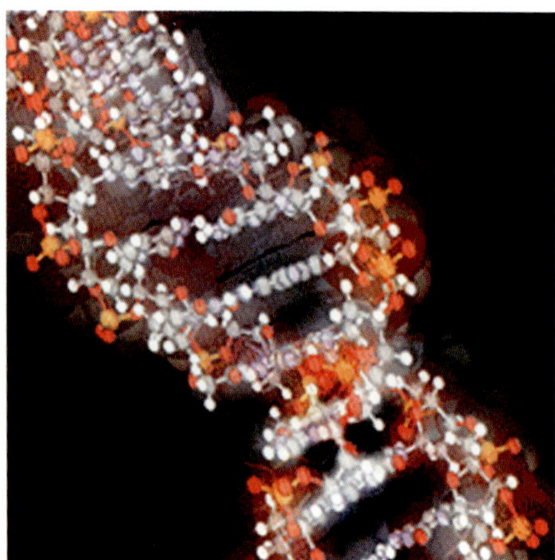

Abb. 1.9. Der Kern, verbunden mit der genetischen Information aus violettem Licht, der die ursprüngliche DNS neuen Lebens generiert

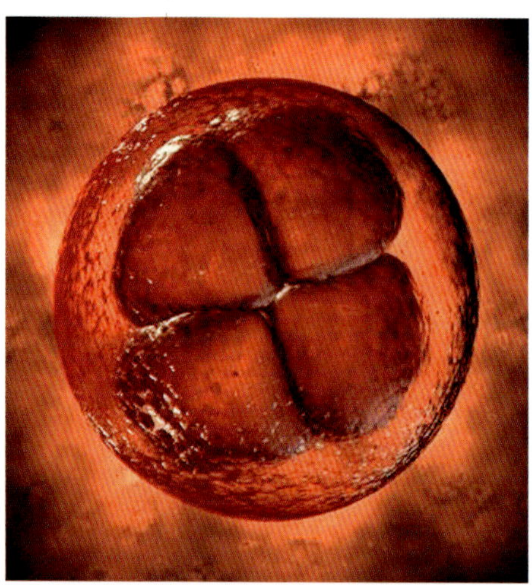

Abb. 1.10. Die ersten vier Zellen teilen sich in die vertikale Tai Chi-Achse der Wirbelsäule und in die horizontale Ming Men-Achse des Bauches.

vereinen. Das Ei wird am Eintrittspunkt des Samens polarisiert und entwickelt dort die ursprüngliche Pol-Achse. Der Tai Chi-Pol bestimmt das komplexe Muster der Zellteilung und die Entwicklung der embryonalen Wirbelsäule. (Abb. 1.9.) Das bei der Zeugung entstandene magnetische Feld teilt die eine Zelle in zwei und bildet den zentralen aufsteigenden Kanal (*Chong Mai*), was im chinesischen Ideogramm »Puls« oder »vorgeburtlicher Kanal« bedeutet. Dieser wird dann zu Aorta und Venen, um die Organe zu versorgen, und gleichzeitig werden von dort aus alle anderen Pulse gebildet. Während der ersten Zellteilung erzeugt die Polarität von Samen und Ei das Feld der Yin- und Yang-Energie, die die Pol-Achse der inneren zentralen Leitbahnen mitsamt Lenker- (*Du Mai*) und Konzeptionsgefäß (*Ren Mai*) bilden. Die zweite Zellteilung entwickelt entlang der Ming Men-Achse (Tor des Lebens) die horizontalen Bahnen, die später zu den Gürtelkanälen werden. (Abb. 1.10. und 1.11.)

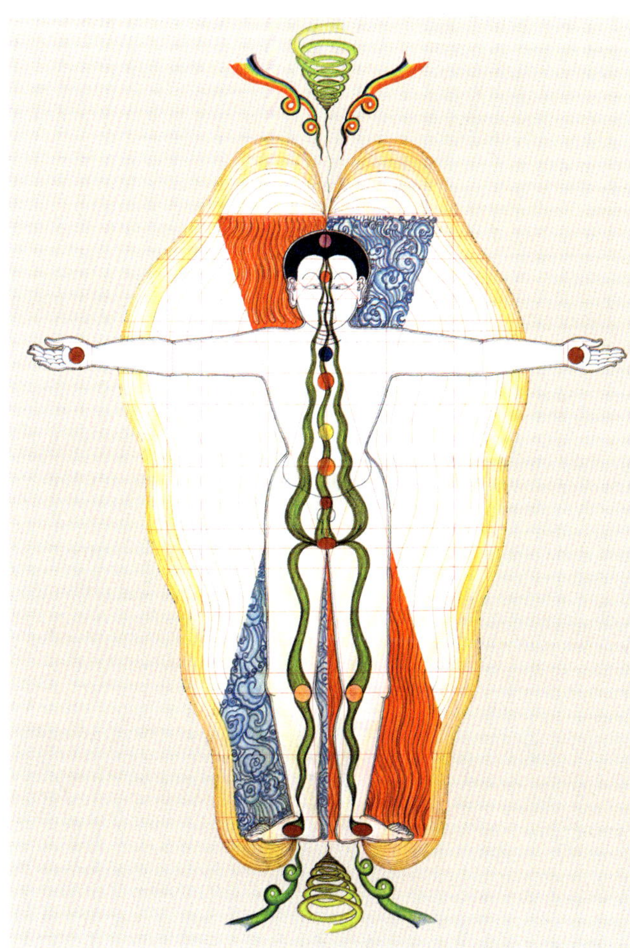

Abb. 1.11. Das polarisIerte Energiefeld der Tai Chi-Achse entwickelt sich zu den aufsteigenden Kanälen, während sich die Ming Men-Polarität zu den Gürtelkanälen entwickelt.

Entwicklung des Ming Men-Pulses und des Kleinen Energiekreislaufs

Der Urpuls ist im Nabelzentrum (*Ming Men*) gespeichert, was bedeutet, dass sich das »Tor des entfachten Lebens« in den Nieren und den Keimdrüsen befindet. In den frühen Phasen embryonaler Entwicklung lehnen sich die geteilten Zellen an die Gebärmutterwand, polarisiert vom Puls des Ming Men als Ausgangspunkt der Nabelschnur, die sich am Nabel-

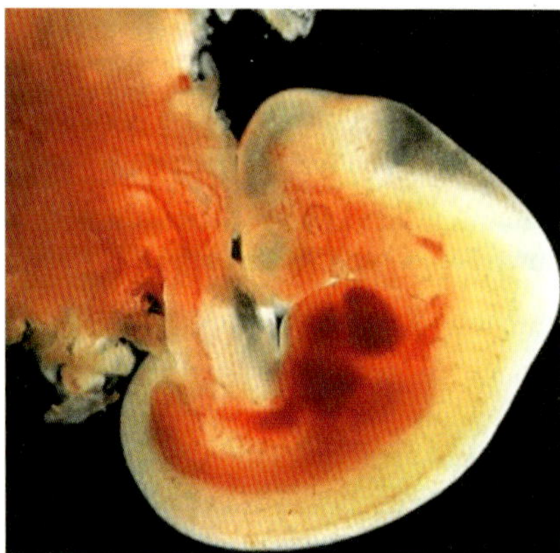

Abb. 1.12. Ursprünglicher Ming Men-Puls des Embryos und der Nabelschnur

zentrum des Fötus entwickelt. (Abb. 1.12.) Zusammen mit dem Puls der Mutter durch die Nabelschnur ist der Urpuls der erste Transformator.

Nach der Entwicklung des Urpulses werden das Herz und die Leber gebildet, die die Versorgung mit Energie und den Blutfluss in Gang bringen.

Während der Fötus noch in der Gebärmutter wächst, gelangt Energie durch den Nabel und die Nabelschnur. Sie fließt zuerst durch die linke und dann durch die rechte Niere, hinunter zum Sexualzentrum, durch das Perineum (Dammpunkt), und dann durch die Wirbelsäule hinauf in den Kopf. Anschließend fließt sie über die Zunge wieder hinunter zum Nabel. Dieser

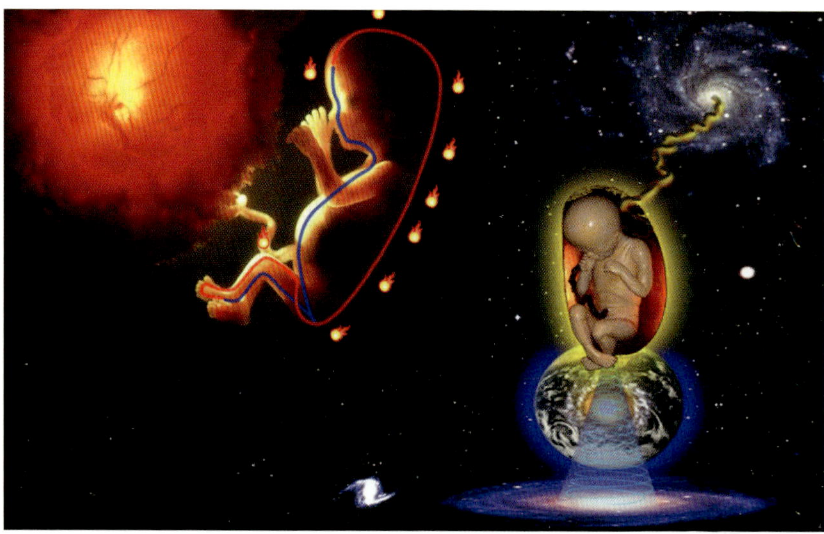

Abb. 1.13. Energie tritt am Nabel in den menschlichen Fötus ein. Sie zirkuliert im Kleinen Energiekreislauf und harmonisiert dabei die Yin- und Yang-Energien.

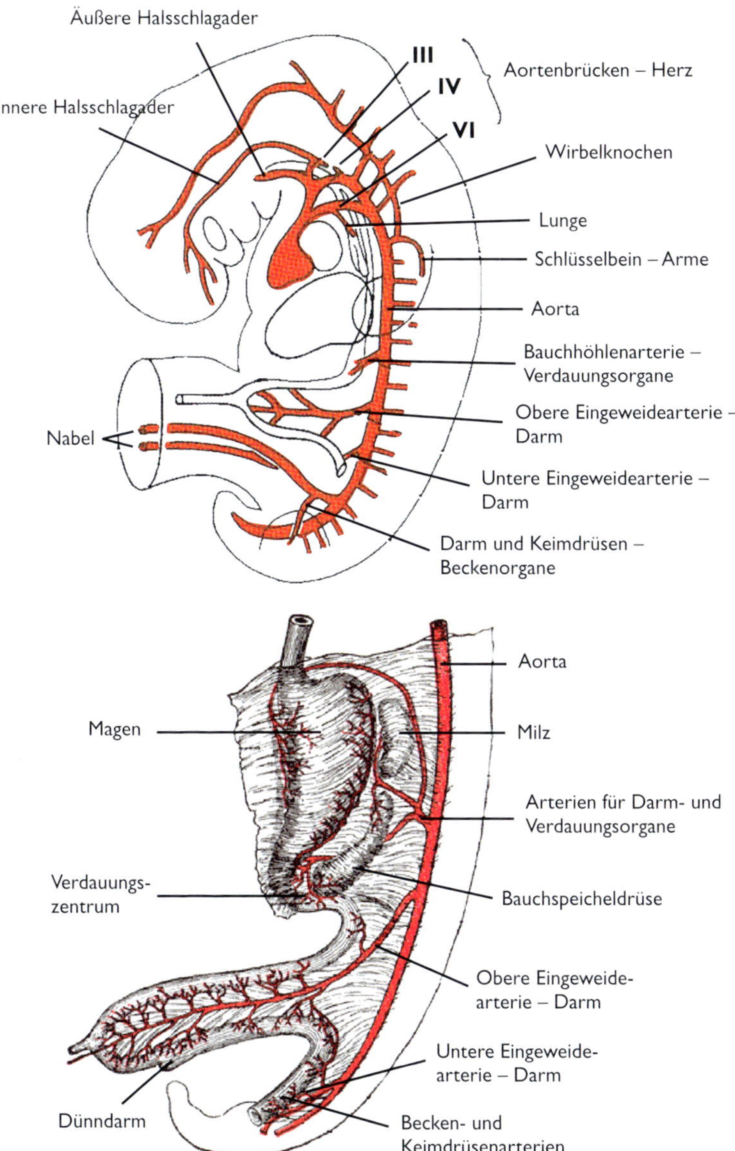

Abb. 1.14. Der embryonische Ursprung der Grundpulse: Nach sechs Wochen teilt sich der zentrale Aortenpuls in Arterien, aus denen die Grundpulse der vitalen Organe entstehen.

Ablauf ist Bestandteil des Kleinen Energiekreislaufs, der den Ausgleich der Yin- und Yang-Energien im Fötus ausmacht. (Abb. 1.13.)

Die ersten Pulse

Der Puls der Sterne beeinflusst die Energie des Nabelpulses, der Nieren, der Sexualorgane und des craniosacralen (Schädel-Kreuzbein) Pulses. All diese Pulse und die Lebenskraft sind bereits vorhanden, bevor das Herz 21 Tage nach der Empfängnis beginnt zu schlagen. Das Herz, ungefähr so groß wie ein Mohnsamen, ist das erste funktionierende Organ und schlägt 80 bis 100 Mal in der Minute.

Der nächste Schritt ist die Entwicklung der Leber, des Verdauungssystems und des Gehirns. Nach vier Wochen hat sich das vollständige zentrale Nervensystem mit Gehirn und Wirbelsäule gebildet. Nach sechs Wochen verzweigen sich die zentralen Aortenpulse in die Arterien und werden zu den Grundpulsen der vitalen Organe. (Abb. 1.14.)

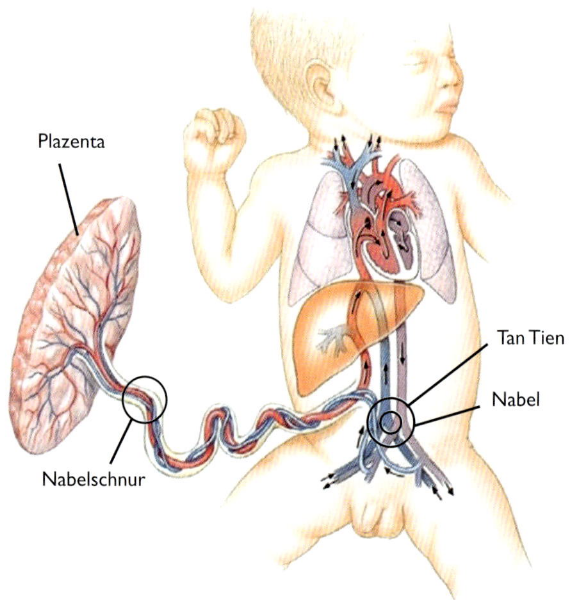

Abb. 1.15. Blutfluss in der Nabelschnur

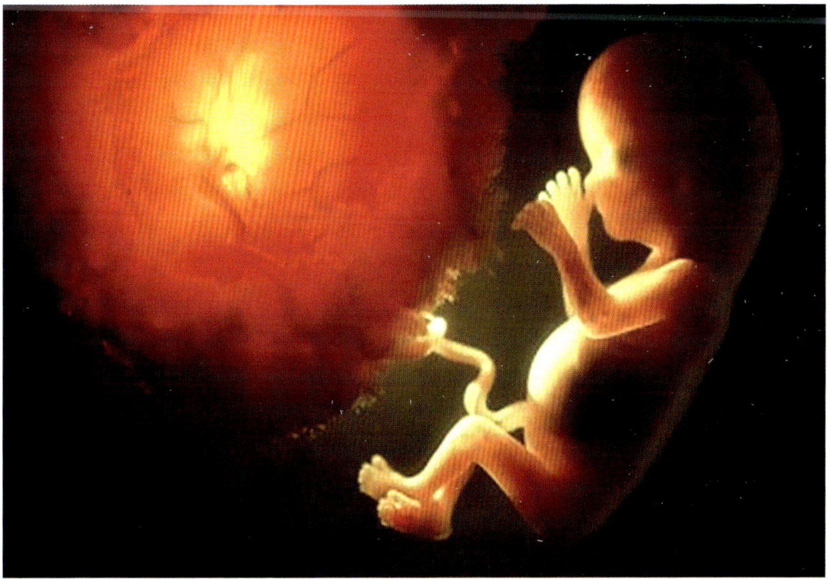

Abb. 1.16 Das violette Licht und der Nordstern beeinflussen den Puls all unserer Organe und Gefäße.

Blutkreislauf im Embryo

In der Plazenta filtert die Blutzirkulation Plasmanahrung und transportiert Abfallstoffe aus dem Körper. Das Blut in der Plazenta ist zu 80 % mit Sauerstoff gesättigt und geht direkt von der Nabelschnur aus in die Leber. In der Leber wird das von Sauerstoff entleerte Blut mit dem Blut der unteren Lymphe vermischt, fließt anschließend zum Herzen, wo es wiederum mit dem Blut aus dem Kopf und aus den oberen Lymphen vermischt wird. Da die Lunge noch nicht entwickelt ist, fließt das Blut dann in die Aorta, welche die sich entwickelnden Verdauungsorgane und das Gehirn versorgt. Das Blut kehrt durch die Arterien der Nabelschnur zur Plazenta zurück, wo es wieder mit Sauerstoff aufgeladen wird. (Abb. 1.15.)

Bei der Geburt ändert der erste Atemzug den inneren Druck auf eine Weise, dass das Blut spontan in das gesamte Herz-Kreislauf-System gepumpt wird.

HEILENDE ENERGIE FLIESST DURCH DIE EMBRYONISCHEN KANÄLE

Die embryonischen Gefäße entwickeln sich zu einem inneren Netzwerk von Energie transportierenden Kanälen und Meridianen, das alle Teile des Körpers integriert und verbindet. Mit den Organen verbunden, verlaufen diese Kanäle zur Oberfläche des Körpers und stellen die Verbindung zu Lymphen und Sinnesorganen her. Es ist wichtig, dass der Bauchraum geklärt ist, sodass die reine Energie, die vom energetischen Kern her kommt, immer frei fließen kann.

Die Lebenspuls-Massage verhilft dabei, Blockaden zu lösen und die Gefäße, Organe und ihre Systeme mit der richtigen Energie zu versorgen.

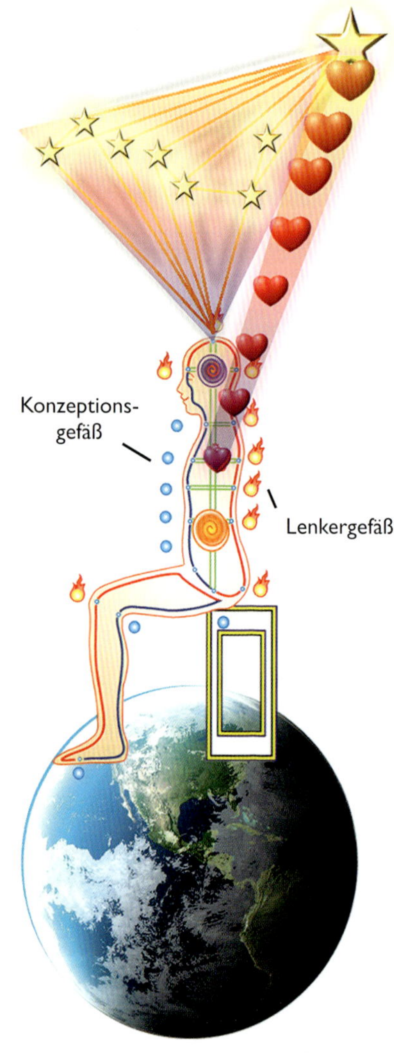

Abb. 1.17. Das Konzeptions- und das Lenkergefäß lassen die ursprüngliche Energie kreisen.

Der Kleine Energiekreislauf

Der Kleine Energiekreislauf ist der Weg des Kreislaufs, den das Chi im sich entwickelnden Fötus nimmt, und zwar von dem Zeitpunkt an, wenn Energie durch die Nabelschnur in den Nabel eintritt, von dort zum Sexualzentrum hinunter fließt, die Wirbelsäule hinauf bis zum Scheitel und dann wieder an der Vorderseite des Körpers herunter zurück zum Nabel. Er gleicht die Yin- und Yang-Energie im Körper aus und nutzt dabei die zwei zentralen Energiekanäle Konzeptions- und Lenkergefäß. (Abb.1.17.)

Lenkergefäß

Das Lenkergefäß (*Du Mai*) bewegt das Yang-Chi (universelle Energie) und kombiniert es mit der Yin-Kraft, die es von der Erde hinauf zieht. Diese Energie bewegt sich vom Perineum aus hinauf und über die Wirbelsäule zum Kopf. Am Kopf dringt sie ins Gehirn ein, weiter über den Scheitel, hinunter zum Punkt zwischen den Augenbrauen und endet an der Oberlippe. Dieser Kanal ist eng mit dem Gehirn, der Spinalflüssigkeit und dem reproduzierenden System (Sexualsystem) verbunden. Üppiger Energiefluss durch diesen Kanal kann zu einer starken und längeren Wirbelsäule verhelfen, wodurch man sich größer und stärker fühlt.

Konzeptionsgefäß

Das Konzeptionsgefäß (*Ren Mai*) bewegt das Yin-Chi (Erdkraft) und hilft dabei, die Yang-Energie vom Himmel aufzunehmen und sie mit der Yin-Energie zu kombinieren. Normalerweise fließt sie an der Vorderseite des Körpers vom Perineum her hinauf zur Spitze der Zunge. Wenn dieser Kanal während der Praxis des Kleinen Kreislaufs offen ist, fließt die Energie an der Vorderseite des Körpers herunter wie in der Gebärmutter. Das Konzeptionsgefäß wird auch oft »Ozean der Yin-Kanäle« genannt und kann mit seiner gesammelten Energie alle sechs mit ihm verbundenen Kanäle versorgen. Dieser Kanal reguliert die Drüsen, die hormonellen Funktionen, den Fötus und den Menstruationszyklus.

Die durchdringenden Kanäle

Die drei durchdringenden Kanäle sind sehr wichtige und kraftvolle Energiekanäle im Körper. Sie verlaufen in vertikaler Ausrichtung mit der

Wirbelsäule und bilden innere Energiebahnen von den Füßen bis hin zum Kopf. (Abb.1.18.) Die Energien aus dem Universum und der Erde fließen entweder auf- oder abwärts durch den Bereich des Nabels und verbinden dort die universelle und die irdische Achse miteinander, sowohl bei Männern als auch bei Frauen. Wenn die Energie kraftvoll durch diese Bahnen fließen kann, können Organe und Drüsen gut entgiftet und mit Energie versorgt werden. Als Anwender der Lebenspuls-Massage werden Sie die durchdringenden Kanäle dazu nutzen, universelle Energien und Erdenergien anzuziehen und dann direkt auf ihre Klienten zu übertragen.

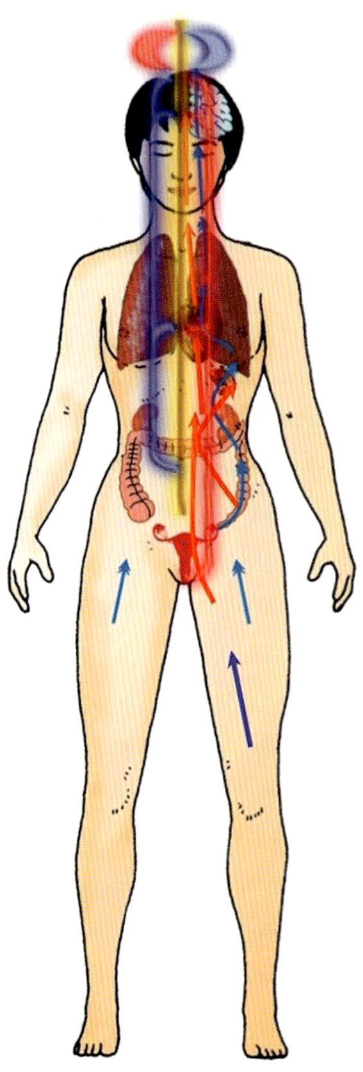

Abb. 1.18. Die drei durchdringenden Kanäle

Jeder Kanal ist ungefähr 1 bis 3 mm breit, wobei die Kanäle durch kosmische Fusion erheblich geweitet werden können. Weil die durchdringenden Kanäle mit allen Kanälen verbunden sind, werden sie als »Ozean der zwölf Kanäle« (Meridiane) bezeichnet. Folglich können sie den Fluss der Energie durch den gesamten Körper unterstützen.

Linker durchdringender Kanal

Der linke durchdringende Kanal beginnt bei Männern im linken Hoden und bei Frauen im linken Eierstock, läuft durch die linke Seite des Perineums (Dammpunkt), dann durch die linke Seite des Anus, durch die Milz, das Herz, den linken Lungenflügel, durch die linke Seite der Nebenschilddrüse und der Schilddrüse, schließlich durch das linke Ohr und Auge und die linke Gehirnhälfte.

Mittlerer durchdringender Kanal

Der mittlere durchdringende Kanal beginnt bei Männern im Hodensack und bei Frauen in der Gebärmutter, läuft durch das Perineum, die Mitte des Anus, durch Aorta, Hohlvene, Bauchspeicheldrüse, durch den Magen, einen Teil der Leber, durch Herz, Thymusdrüse, Kehle, Zunge, Hypophyse, Hypothalamus, Zirbeldrüse und zum Scheitel.

Rechter durchdringender Kanal

Der rechte durchdringende Kanal beginnt bei Männern am rechten Hoden und bei Frauen am rechten Eierstock, läuft durch die rechte Seite des Perineums, durch die rechte Seite des Anus, durch die rechte Niere, die Leber, durch den rechten Lungenflügel, durch die rechte Nebenschilddrüse und Schilddrüse, dann durch das rechte Ohr und Auge und schließlich durch die rechte Gehirnhälfte.

Gürtelkanal

Der Gürtelkanal umrundet den Körper mit Energie. Seine Umkreisungen schützen und nähren das Chi bis zur Oberfläche des Körpers und wenden an der Oberfläche negative Energien ab. Beginnend am Nabel kreuzt und umkreist der Gürtelkanal alle wichtigen Energiezentren des Rumpfes, des Kopfes und der Beine. Er verbindet und hält alle Kanäle zusammen, die am Körper hinauf- und herunterlaufen, einschließlich aller Bahnen, die durch den Bauch laufen. (Abb. 1.19.)

Der Gürtelkanal und die durchdringenden Kanäle laufen durch den gesamten Körper, sind verbindende Energiebrücken und erlauben, dass Energie in viele Richtungen fließen kann. Die um den Gürtelkanal fließende Energie kann sich im Uhrzeigersinn sowie gegen den Uhrzeigersinn bewegen und zusätzlich vertikal durch die durchdringenden Kanäle und den Kleinen Energiekreislauf strömen. Der Gürtelkanal funktioniert als Verbindung oder Brücke, sodass Energie hinauf, herunter, kreisend, zur rechten und linken Seite und von vorne nach hinten fließen kann.

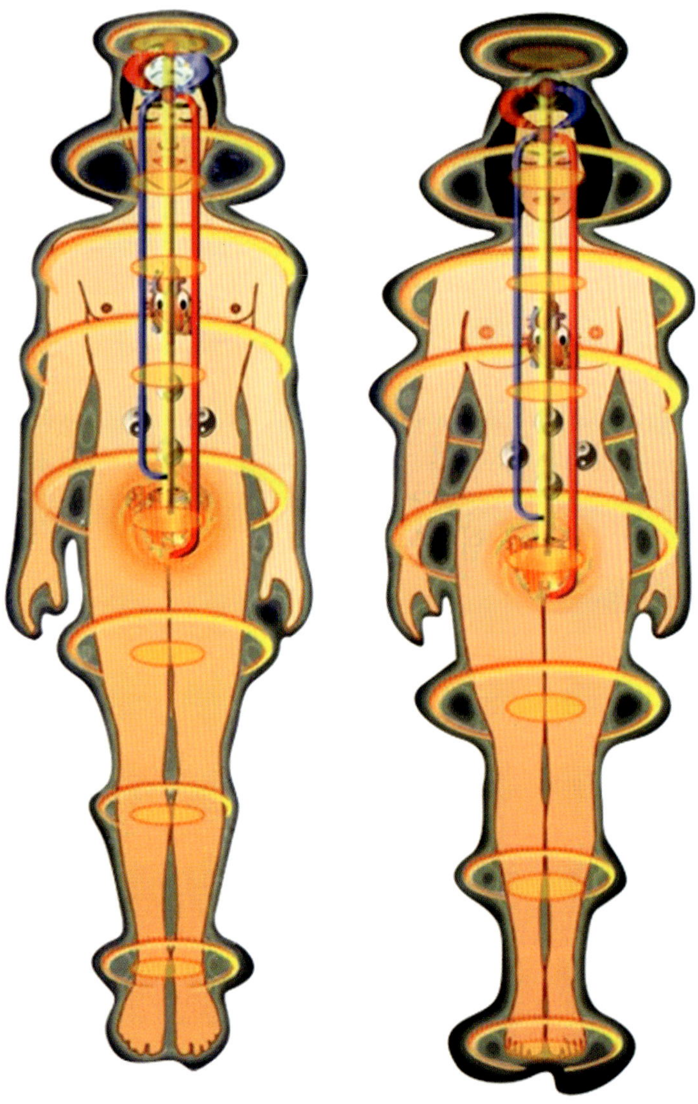

Abb. 1.19. Gürtelkanal und durchdringende Kanäle

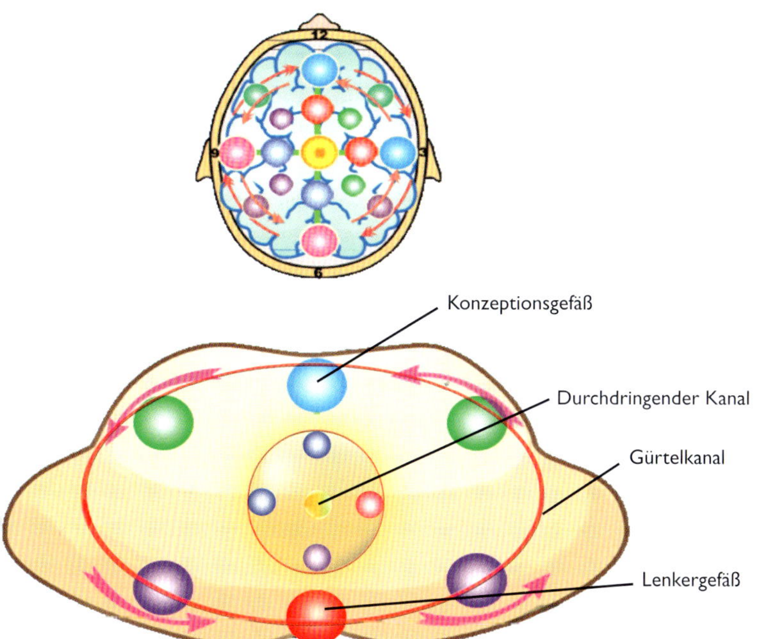

Abb. 1.20. Gürtelkanal und durchdringende Kanäle am Scheitel

Der Dreifache Erwärmer

Der Dreifache Erwärmer ist Yang und reguliert die drei Ebenen des Körpers. Die obere Ebene beinhaltet Kopf, Herz und Lunge. Die mittlere Ebene enthält das Verdauungssystem. Die untere Ebene besteht aus Nieren, dem unteren Darmbereich und dem Reproduktionssystem (Sexualsystem). In der westlichen Medizin ist der Dreifache Erwärmer dem Hypothalamus zugeordnet, dem Teil des Gehirns, der für die Grundfunktionen des Lebens verantwortlich ist, einschließlich Appetit, Körpertemperatur und Gleichgewicht aller Flüssigkeiten.

Der Dreifache Erwärmer ist Thermostat, Lüftung und Heizung für die Energie, die durch den Körper fließt. Wenn das Herz zum Beispiel überhitzt ist, bringt der Dreifache Erwärmer die Hitze über den Mittleren Erwärmer und die Lenden nach unten. Dort wird die heiße Energie abgekühlt, fließt wieder zurück zum Herz und hilft, es abzukühlen. Die

Wärme, die nach unten abgeleitet wurde, verhindert auch, dass die etwas kühleren Energien im unteren Bauch zu kalt werden.

Die Lebenspuls-Massage-Technik stimmt den Dreifachen Erwärmer ein, indem dessen drei Ebenen ausgeglichen werden und er dadurch in gutem Zustand erhalten wird.

DAS URSPRÜNGLICHE CHI

Mit der Geburt beginnen wir, uns über die Atmung mit dem himmlischen Chi zu verbinden, so wie wir auch die Energie der kosmischen Elemente aufnehmen. Nach der Geburt, wenn die Nabelschnur durchschnitten ist, ist das vorgeburtliche Chi mit der ursprünglichen Kraft im unteren Tan Tien zwischen Nabel, Sexualzentrum und Nieren gespeichert. Ab diesem Moment wird dies als Ur-Chi benannt, es kann nach der Geburt nicht wieder aufgefüllt werden.

Unser Ur-Chi – unsere Essenz – füttert unseren ursprünglichen Puls, der unsere vitale Energie entzündet, unsere Lebenskraft. Im Laufe unseres Lebens verbraucht sich diese Essenz, beginnend mit der Pubertät, dann auch mit der Menstruation und dem Gebären von Kindern bei Frauen und der Ejakulation bei Männern. Später, den Alterungsfaktoren, ungesundem Lebensstil und Stress geschuldet, nimmt unsere ursprüngliche Kraft weiter ab.

Als eine Hauptkraft bleibt sie stets ein Dynamo ausgeglichener Yin- und Yang-Energie. Wenn sie allerdings gut konserviert und behutsam kultiviert wird, so behaupten die Taoisten, kann dieses Ur-Chi uns für immer bei Kräften halten.

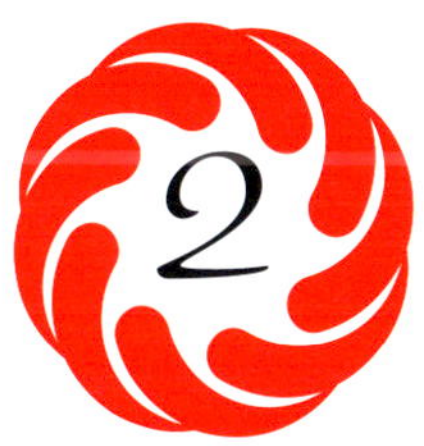

Das Kreislaufsystem

Das Kreislaufsystem beginnt ungefähr 18 Tage nach der Empfängnis als ein Zellhaufen im Mesoderm, dem Mittleren Keimblatt, das während des Embryowachstums entsteht. Der Haufen erzeugt die inneren Wände der Adern und der Stammzellen, die wiederum später die Blutzellen hervorbringen. Andere Zellen vereinen sich zu einem Dottersack, von dem aus sich in der dritten Woche des Fötus die ersten Blutgefäße entwickeln.

Das Herz ist das erste Organ, das gebildet wird. Es fängt 21 Tage nach der Empfängnis an zu schlagen. In der vierten Woche nach der Empfängnis formt sich das menschliche arterielle System aus den Ästen der Aorta (Hauptschlagader) und der Rückenaorta. Ungefähr 30 Äste zweigen aus der Aorta ab, welche die interkostalen Arterien (zwischen den Rippen), die Arterien der oberen und unteren Extremitäten, dann die zu den Lendenwirbeln und dem Kreuzbein gehörigen Arterien bilden. Die seitlichen Äste der Aorta entwickeln die Arterien für Nieren, Nebennieren und Keimdrüsen. Schließlich bilden die Bauchäste der Aorta die Arterien für Nabelschnur und Magen-Darm-Trakt.

Das menschliche venöse System entwickelt sich hauptsächlich aus den Venen des embryonalen Dottergangs, aus den Venen der Nabelschnur und den Herzvenen. Sie enden alle im Sinus venosus, der Venenmündung. Im vierten bis fünften Monat ist das Blutsystem komplett.

Nach der Geburt überträgt das Blutsystem, das aus dem Herz-Kreislauf-System und dem Lymphsystem besteht, Nährstoffe, Gase, Hormone,

Blutzellen und Abfallstoffe auf alle Zellen des Körpers, um Krankheiten abzuwehren, die Körpertemperatur gleichmäßig zu halten und ein allgemeines Gleichgewicht aufrechtzuerhalten.

Es führt überschüssiges, gefiltertes Blutplasma aus der Flüssigkeit zwischen den Zellen als Lymphe zurück.

Die Blutversorgung funktioniert wie folgt:

1. Rote Blutzellen transportieren Sauerstoff und Nährstoffe und entsorgen CO_2 und negative Emotionen.
2. Die lymphatischen Systeme befördern Abfallstoffe und Wasser und eliminieren damit die Ausscheidungen.
3. Lymphozyten und weiße Blutzellen schützen die Stammzellen, die beschädigte oder absterbende Zellen reparieren oder ersetzen.

DAS HERZ-KREISLAUF-SYSTEM

Das Herz-Kreislauf-System ist ein geschlossener Kreislauf, der das Herz, die Arterien, die Venen und die Kapillare umfasst. Bei Erwachsenen enthält das Kreislaufsystem durchschnittlich fünf bis sechs Liter Blut, das aus Plasma, roten Blutzellen, weißen Blutzellen und Blutplättchen besteht. Die Arterien enthalten 25 % des Blutes, während die Venen 75 % enthalten. Das Verdauungssystem arbeitet mit dem Kreislaufsystem zusammen und stellt diesem die nötigen Nährstoffe zur Verfügung, um ausreichend Blutqualität und -quantität aufzubauen, damit die Funktion aller Organe unterstützt wird.

Innerhalb des Herz-Kreislauf-Systems gibt es vier spezifische Wege oder Schleifen, die dafür zuständig sind, die verschiedenen Körpersysteme mit Blut zu versorgen.

- Systemkreislauf
- Lungenkreislauf
- Herzkreislauf
- Leber-Darm-Zirkulation

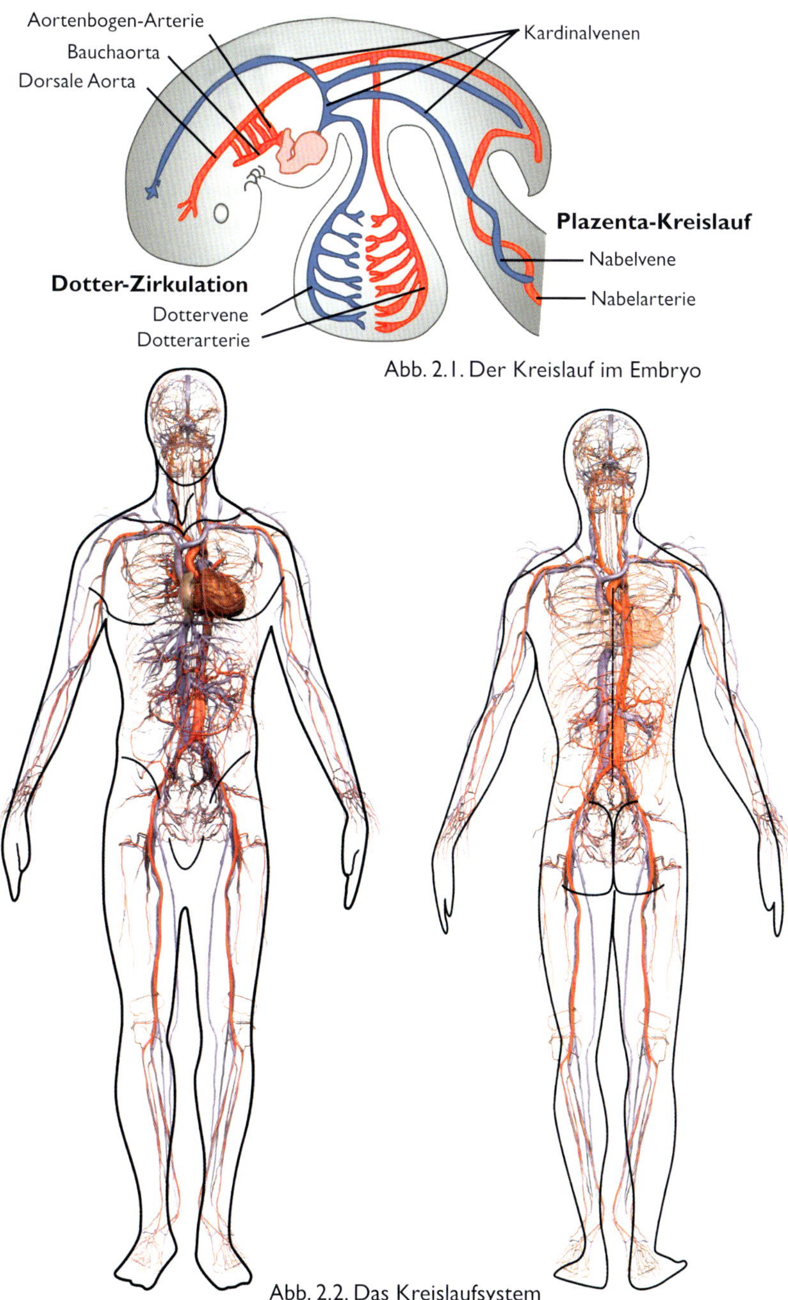

Abb. 2.1. Der Kreislauf im Embryo

Abb. 2.2. Das Kreislaufsystem

Die systemische Zirkulation ist derjenige Teil des Herz-Kreislauf-Systems, der mit Sauerstoff angereichertes Blut vom Herzen weg zum Rest des Körpers leitet und andererseits das sauerstoffarme Blut wieder zurück zum Herzen bringt.

Der Lungenkreislauf besteht aus der Schleife durch die Lunge, die Sauerstoff ins Blut bringt. Die Lungenarterie pumpt sauerstoffarmes Blut weg vom Herzen und in die Lunge, wo es erneut mit Sauerstoff aus der Atmung aufgefrischt wird und CO_2 freisetzt. Das wieder mit Sauerstoff aufgefüllte Blut kehrt durch die Lungenvene wieder zum Herzen zurück.

Das Herz hat seine eigene Blutversorgung, weil seine muskulösen Wände mehr Sauerstoff und Energie benötigen als jedes andere Gewebe. Der Herzkreislauf versorgt das Herz mit sauerstoffreichem Blut durch zwei Hauptarterien, die aus der Aorta abzweigen und die linke und rechte Herzarterie bilden. Diese führen durch weitere Teilungen in ein komplexes Netzwerk aus kleineren Blutgefäßen, die die Herzmuskel mit Sauerstoff versorgen. Genauso wird von Sauerstoff entleertes Blut aus dem ganzen Körper durch die Venen zurückgebracht. Das meiste Blut wird dabei in der großen Vene, die sich in der rechten Seite des Herzens entleert, gesammelt.

Der Leber-Darm-Kreislauf bezieht sich auf die Zirkulation der Gallenflüssigkeit, der Hormone, der Vitamine und anderer Stoffwechselsubstanzen von der Leber in die Gallenblase und von dort aus in den Dünndarm. Auf diesem Weg werden auch Medikamente in den Blutstrom gebracht. Im Dünndarm werden einige Stoffwechselsubstanzen verarbeitet und über den Blutstrom zurück zur Leber geführt. Dies ist ein bedeutsamer Weg zur Klärung von potentiell schädlichen Abfallstoffen, die sich an die Gallenflüssigkeit und an andere Moleküle binden können, welche von der Leber produziert werden.

Das Herz

Das Herz pumpt sauerstoffhaltiges Blut in den Körper und sauerstoffentleertes Blut in die Lunge. Dort gibt es einen Vorhof und einen Ventrikel (Kammer) für den systemischen Kreislauf, einen Vorhof und einen Ven-

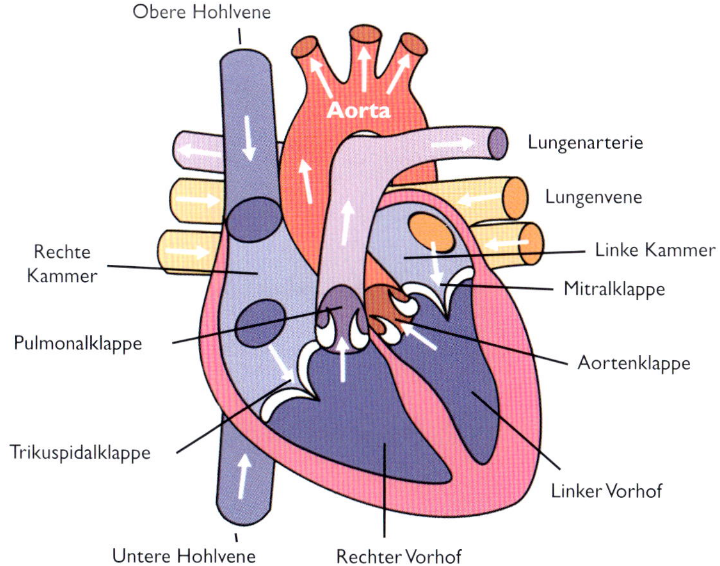

Abb. 2.3. Das normale Herz

trikel für den Lungenkreislauf, also vier Hohlräume: linker Vorhof, linker Ventrikel und rechter Vorhof, rechter Ventrikel. (Abb. 2.3.)

Der rechte Vorhof befindet sich auf der rechten Seite des Herzens. Ihm wird sauerstoffarmes Blut aus dem ganzen Körper zugeführt und von dort in den rechten Ventrikel gebracht. Vom rechten Ventrikel aus wird das Blut durch die Lungenarterien gepumpt.

Im Lungengewebe findet der Kohlendioxid- und Sauerstoffaustausch statt. Der linke Vorhof erhält das sauerstoffangereicherte Blut, das von der Lunge durch die Lungenvene geleitet wird. Der linke Ventrikel entlässt das Blut wieder durch die Aorta in den Körper.

Die Blutgefäße

Die Blutgefäße sind Teil des Kreislaufsystems, welches das Blut durch den ganzen Körper pumpt. Das Kreislaufsystem besteht aus sage und schreibe 75.000 Kilometern Blutgefäßen, was einer Strecke zweimal um die Erde herum entspricht. Dabei gibt es insgesamt drei Haupttypen von Blutgefäßen: die Arterien, die das Blut vom Herzen wegleiten, die Kapillare, die den Austausch von Wasser und chemischen Bestandteilen zwischen Blut und Gewebe ermöglichen, und die Venen, die Blut von den Kapillaren aus in Richtung Herz zurückleiten.

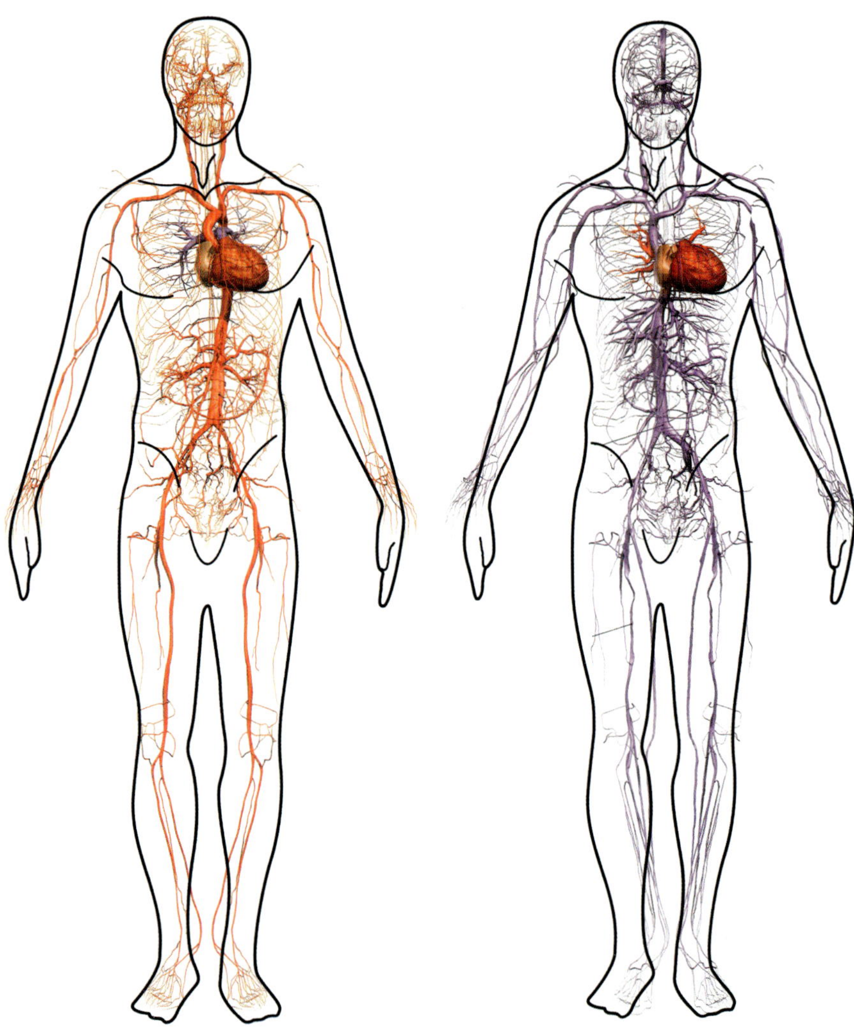

Abb. 2.4. Die Arterien transportieren sauerstoffhaltiges Blut durch den Körper.

Abb. 2.5. Blaues venöses Blut enthält Abfallstoffe.

Arterien

Wenn sich der Herzmuskel zusammenzieht, um Blut durch das Kreislaufsystem zu pumpen, kann das als eine Druckwelle in den Muskelwänden der Arterien empfunden werden. Diese Muskeln sind dicker als die Wände anderer Blutgefäße, um dem höheren Druck aus dem Herzen standzuhalten. Die größte Arterie ist die Aorta, die vom Herzen Blut erhält und nach unten durch den Brustkorb in die linke Seite des Bauches verläuft. (Abb. 2.4.) Die Aorta endet auf Höhe des Nabels, wo sie sich in zwei Arterien teilt, die die unteren Extremitäten versorgen.

Der Aortenpuls kann im Bauch hinter den Bauchorganen ertastet werden. Die anderen Arterienpulse können dort erfühlt werden, wo sie dichter unter der Oberfläche des Körpers entlang laufen.

Venen

Die Venen haben dünne Wände und brauchen Klappen und Ringmuskelkontraktionen, um von Sauerstoff entleertes Blut zum Herzen zurückbringen zu können. (Abb. 2.5.) Die größte unter den Venen ist die sogenannte Hohlvene, die aus zwei Teilen besteht. Die obere Hohlvene leitet sauerstoffarmes Blut aus dem oberen Teil des Körpers zurück in die rechte Seite des Herzens, die untere Hohlvene befördert es aus dem unteren Teil des Körpers in die rechte Seite des Herzens.

Kapillare

Innerhalb des Gewebes fungieren Kapillaren, auch Haargefäße genannt, als Schnittstelle zwischen Arterien und Venen. Die Kapillarwände sind sehr dünn und bestehen aus nur einer Zellschicht. Das ermöglicht es Sauerstoff und Nährstoffen, mühelos in das Gewebe einzudringen, und umgekehrt können überschüssige Flüssigkeiten, Abfallstoffe und andere Substanzen vom Gewebe in das Blut gelangen. (Abb. 2.6.)

Das Ende eines Kapillars ist so klein, dass es nur jeweils einer Zelle gelingt, durch das Gefäß zu dringen. Einzelne rote Blutzellen, Wasser, Sauerstoff und Nahrung werden von Kapillar zu Kapillar in einer Art

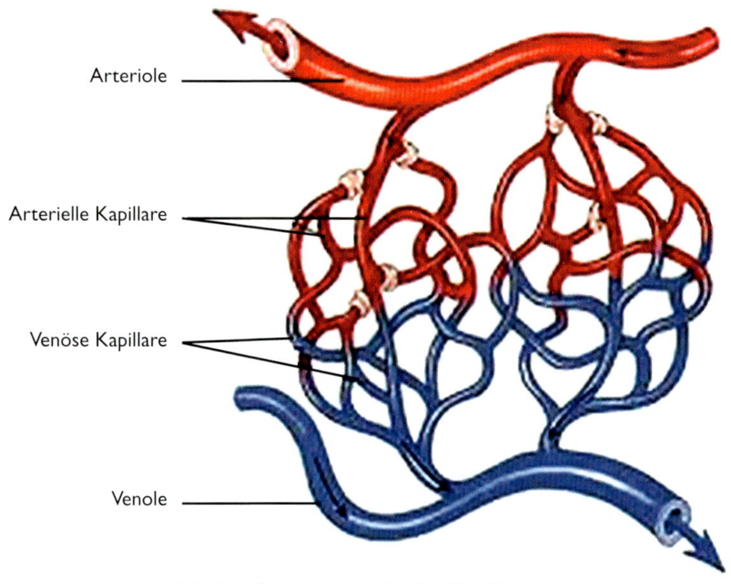

Abb. 2.6. Gasaustausch in den Kapillaren

Mund-zu-Mund-Übertragung vollzogen. Durch unsere Kapillare allein haben wir über fünfzig Billionen Zellen im Körper. Ansammlungen von Plaques (Ablagerungen), Fette und Eiweiße sind größer als einzelne Zellen, aber gerade noch klein genug, um in die kleinsten Adern zu gelangen, wo sie sich ansammeln und letztlich die Größe der Kapillare überschreiten und diese dadurch oft blockieren können. Diese Blockaden führen zu Verstopfung, unterbrechen die Blutzufuhr und töten umliegende Zellen ab. Auch wenn wir den kristallinen Belag auflösen, können die Kapillare wieder verstopfen. Ernährungs- und Arbeitsgewohnheiten, schlechte Hygiene und emotionaler Stress sind die Gründe für diese Verstopfungen, durch die im Laufe der Zeit viele Zellen absterben.

Arteriolen versorgen die Kapillare mit sauerstoffreichem Blut. Hier findet ein Gasaustausch statt, wenn Blut durch die dünnen Kapillarwände dringt. Venolen transportieren sauerstoffarmes Blut von den Kapillaren zurück zu den Venen und dann zum Herzen.

Anatomie der Blutgefäße

Die Arterien und Venen haben unterschiedliche Strukturen, wobei Arterien viel größere Muskelfasern als Venen haben.

Die arteriellen Wände sind relativ dick und stark, und ihr Durchmesser variiert leicht mit dem Wechsel von Blutdruck und -menge. Die arteriellen Wände bestehen aus drei Schichten: Die innerste Schicht besteht aus dicken elastischen Fasern, die mittlere aus weichen Muskeln und elastischem Gewebe, das den Arterien erlaubt, dem Druck, der durch den Herzschlag ausgelöst wird, standzuhalten, und die äußerste Schicht einer Arterie besteht aus einer ummantelnden Hülle. (Abb. 2.7.)

Die Elastizität der Arterien ermöglicht es ihnen, sich mit jedem Herzschlag zu weiten und dann wieder auf ihre ursprüngliche Größe zurückzukehren. Dennoch kann Stress die Elastizität verringern, sodass der Herzschlag von den Arterien nicht mehr aufgenommen werden kann. Deshalb kann ein reduzierter Puls auch Indikator für eine angespannte Arterie sein und weniger für mangelnde Durchblutung in der Arterie. Wenn eine Arterie entspannt, reagiert der Puls spontan innerhalb der Spannbreite des Herzrhythmus. Die Faszien, die jede Arterie umgeben, ziehen sich oft in Reaktion auf den mentalen oder physischen Schock zusammen und verengen die Adern. Oftmals findet man diese Kontraktio-

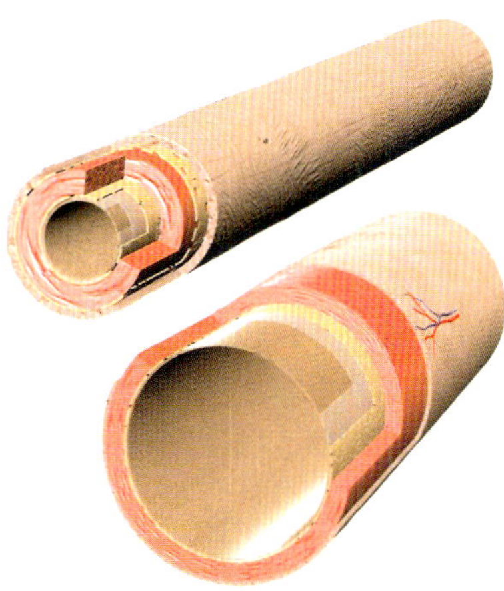

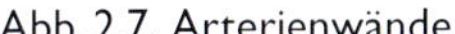

Abb. 2.7. Arterienwände

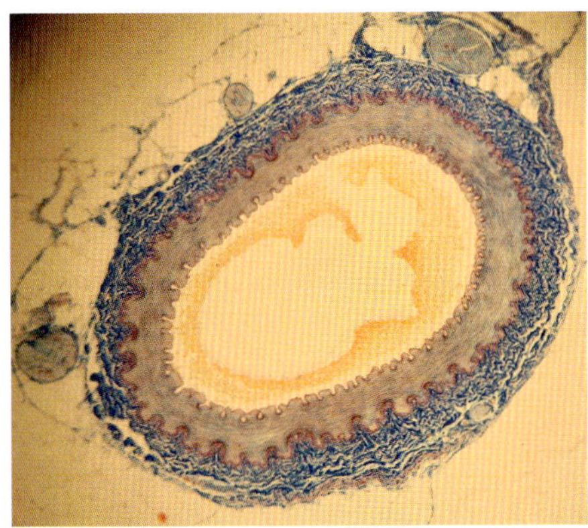

Abb. 2.8. Querschnitt einer Arterie

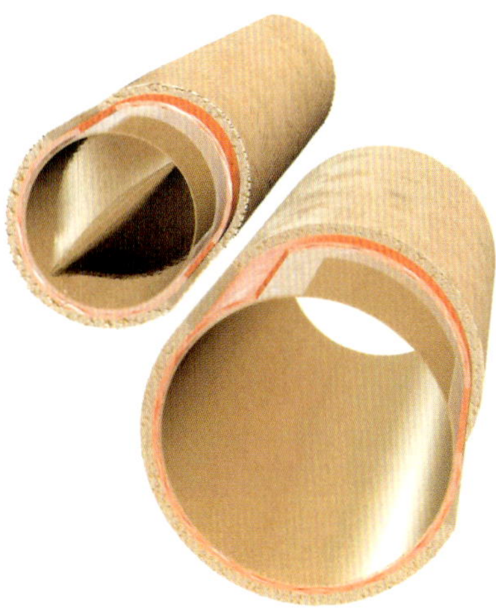

Abb. 2.9. Die Struktur von Venen mit den inneren Klappen

nen entlang der Oberschenkelarterie oder bei anderen Gelenken.

Große Venen haben ebenfalls drei Schichten, aber sie bestehen aus anderen Gewebearten. Die äußere Schicht ist besonders dick, die mittlere ist dünn und enthält nur relativ wenige Muskelzellen. Die innere Schicht hat Falten, die in die Richtung des Blutflusses weisen. Diese Falten funktionieren wie Klappen, die das Blut in eine Richtung gegen die Schwerkraft bewegen und den Rückfluss verhindern. (Abb. 2.9.) Mittelgroße Venen haben einen Durchschnitt von 2 bis 9 mm und können größenmäßig mit Muskelarterien verglichen werden. Venolen sind die kleinsten Venen, die Blut aus den Kapillarmulden sammeln. Sie haben keine mittlere Schicht.

Kapillare bestehen aus wenig mehr als einer Schicht Endothel und gelegentlich verbindendem Gewebe. Wenn sich Blutgefäße verbinden, um eine breite vaskuläre Versorgung zu übernehmen, verhindern sie bei Verstopfungen einen kritischen alternativen Blutfluss.

Die Funktion der Blutgefäße

Blutgefäße transportieren das Blut passiv, können aber ihren inneren Durchmesser durch Kontraktion der Muskelschichten regulieren. Beeinflusst vom autonomen Nervensystem, kann eine solche Kontraktion durch Zusammenziehen oder Weiten den Blutfluss bis in die Organe verändern. Der arterielle Blutdruck variiert, da jede Kontraktion des Herzens eine hohe Druckwelle und jedes Zusammenziehen des Herzens eine niedrige Druckwelle auslöst. Im Gegensatz dazu ist der Druck in den Venen konstant, sammelnd und niedrig.

Die Blutgefäße ziehen sich durch die sanfte Kontraktion der Muskeln in den Gefäßwänden zusammen – genannt Vasokonstriktion/Gefäßverengung –, die auf das Blut stärkeren Druck ausübt. Die Blutgefäße dehnen sich durch die Entspannung der weichen Muskeln in den Gefäßwänden aus – genannt Vasodilatation/Gefäßerweiterung –, senken den Druck und ermöglichen dadurch, dass mehr Blut gesammelt und in Fluss gebracht wird. Eine gesunde Balance zwischen Vasokonstriktion und Vasodilatation der Blutgefäße ermöglicht es uns, emotionale und umweltbedingte Faktoren auszugleichen und ist somit die Basis guter Gesundheit. Beide, sowohl Gefäßverengung als auch Gefäßerweiterung, werden von Hormonen und Neurotransmittern reguliert und das in Reaktion auf: Kälte oder Wärme, Aktivität oder Passivität, Hunger oder Sättigung, Sicherheit oder Abwehr und um die Selbstregulierungskräfte des Körpers im Gleichgewicht zu halten. Stress hat grundsätzlich eine zusammenziehende Wirkung auf die Gefäße, Erweiterung entsteht als Reaktion auf Gifte oder aggressive Eindringlinge, die die Immunabwehr anstoßen. Eine starke Gefäßerweiterung löst Entzündungen aus, was man an Schwellung, Rötung, Hitze oder Schmerz bemerken kann.

Die Rolle von Krankheit

Blutgefäße spielen eine große Rolle in jeder medizinisch relevanten Situation. Krebs zum Beispiele kann sich nicht entwickeln, wenn eine Gefäßneubildung nicht die Versorgung der metabolischen Stoffwechselanforderung der bösartigen Zellen übernimmt.

Arteriosklerose ist die Ansammlung fetthaltiger Lymphe an der Gefäßwand. Sie ist die häufigste Herzgefäßerkrankung und die Haupttodesursache in der westlichen Welt. Die fetthaltigen Lymphe oder Ablagerungen vermindern den Blutfluss im Gefäß und führen zu mangelnder Blutversorgung bis hin zum möglichen Absterben von Gewebe, Nekrose genannt. (Abb. 2.10.)

Ein verschlossenes Gefäß erzeugt zwangsläufig Strudel im normalen Blutfluss. Diese Strudel drücken Cholesterinteilchen als Ablagerung an die Gefäßwände und verschlimmern so die Blockaden.

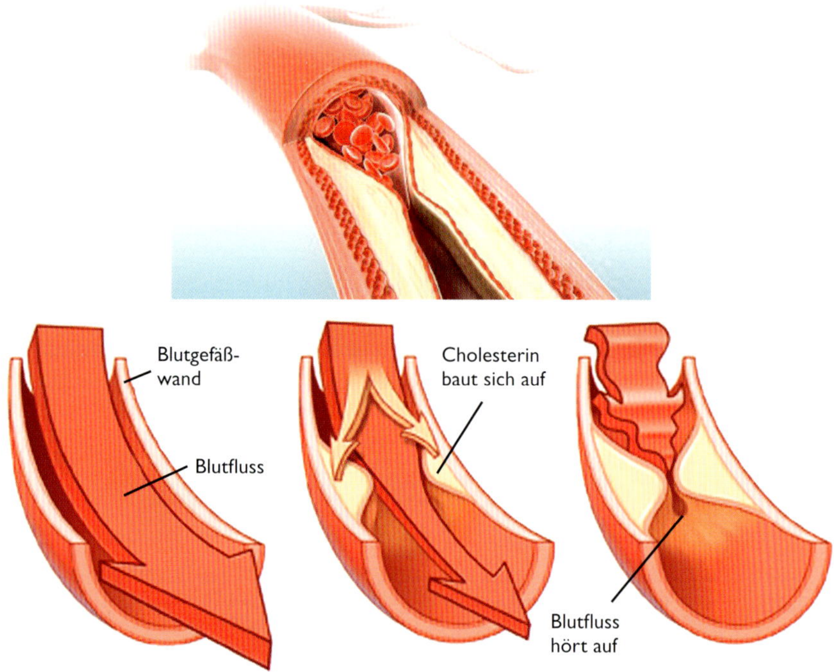

Abb. 2.10. Angesammeltes Plaque reduziert oder stoppt die Blutversorgung.

Die Gefäßwände sind durchwoben mit Nerven. Ein äußerer Schaft birgt die Nervenrezeptoren, welche die Gefäße zusammenziehen oder erweitern, um den Blutdruck zu regulieren, während der innere Schaft die empfindsamen Nervenenden enthält. Diese Nervenenden spielen eine große Rolle bei Schmerz, der durch eine örtliche Gefäßerweiterung verursacht wird, wie zum Beispiel einem Migränekopfschmerz.

DAS BLUT

Blut besteht aus Blutzellen und Blutplasma. Das Blutplasma setzt sich aus circa 90 % Wasser und etwa 10 % darin gelösten Substanzen (Eiweiß, Blutzucker, Eisenmineral, Hormone, Kohlendioxid und Blutzellen) zusammen. Der Anteil am Blutvolumen beträgt 55 %.

Albumin ist das Haupteiweiß im Plasma und seine Aufgabe ist es, den kolloidalen osmotischen Druck des Blutes zu regulieren.

Blutzellen bestehen hauptsächlich aus roten Blutzellen und weißen Blutzellen, einschließlich Leukozyten und Blutplättchen. Rote Blutzellen enthalten Hämoglobin, ein eisenhaltiges Eiweiß, das den Transport von Sauerstoff ermöglicht, indem es das Gas aus der Atmung bindet und dessen Löslichkeit im Blut deutlich verstärkt. Im Gegensatz dazu wird Kohlendioxid fast vollständig außerhalb der Zellen transportiert und im Plasma zu Bikarbonat-Ionen aufgelöst. Man sollte immer beachten, dass eine angemessene Hydration erforderlich ist, um eine optimale Blutmenge und Viskosität zu erreichen.

Blut erfüllt viele wichtige Funktionen im Körper, darunter:

- Sauerstoffversorgung des Gewebes (gebunden an Hämoglobin, das sich in den roten Blutzellen befindet)
- Versorgung mit Nährstoffen wie Glukose, Aminosäuren und Fettsäuren, die im Blut gelöst oder mit den Plasma-Eiweißen (etwa Blutlipid) verbunden sind

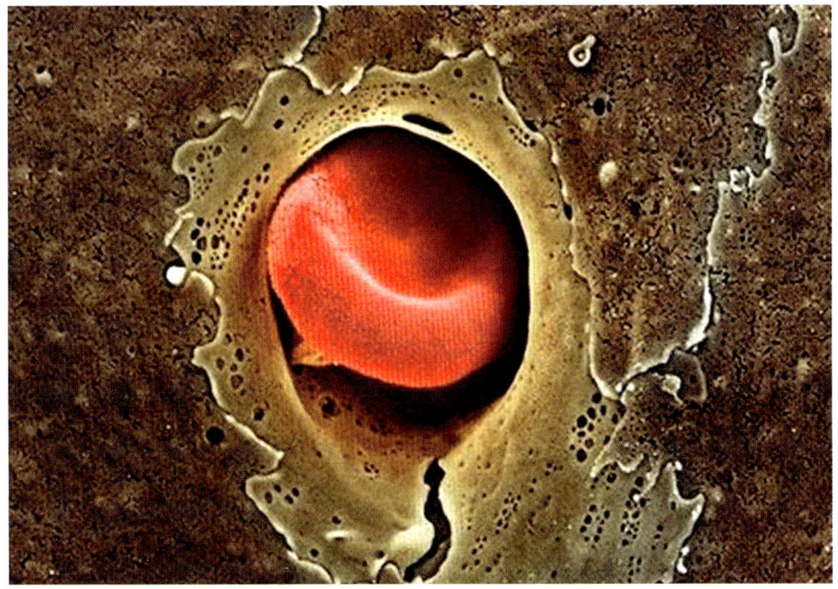

Abb. 2.11. Rote Blutzellen deformieren sich, um sich in die Kapillare zu zwängen.

- Entsorgung von Abfallstoffen wie Kohlendioxid, Harnstoff und Milchsäure
- Immunologische Funktionen, einschließlich der Zirkulation von weißen Blutzellen oder Aufspüren von Fremdstoffen durch Antikörper
- Blutgerinnung, die einen Teil des Selbstreparaturmechanismus des Körpers ausmacht (Verschließen einer Wunde, um das Ausbluten zu stoppen)
- Botenaufgaben, einschließlich des Transports von Hormonen und Anzeigen von Gewebeschaden
- Regulierung des pH-Wertes im Blut
- Regulierung der Grundtemperatur des Körpers
- Hydraulische Funktionen

Die Blutzellen

Blutzellen lassen sich in drei Kategorien unterteilen: rote Blutzellen (Erythrozyten), weiße Blutzellen (Leukozyten) und Blutplättchen (Thrombozyten). Insgesamt machen diese drei unterschiedlichen Blutzellen 45 % des Blutvolumens aus, das verbleibende Volumen besteht aus Blutplasma – dem flüssigen Bestandteil des Blutes. (Abb. 2.12.)

Hämoglobin, der Hauptbestandteil der roten Blutkörperchen, ist ein eisenhaltiges Eiweiß, das den Transport von Sauerstoff und Kohlendioxid aus dem Lungengewebe ermöglicht. Ungefähr 98,5 % des arteriellen Blutes ist mit Hämoglobinmolekülen verbunden. Rote Blutzellen, die aus monopotenten Stammzellen bestehen, haben eine Lebensdauer von 120 Tagen. Weiße Blutkörperchen gehören zum Immunsystem und sind dazu da, den Körper gegen infektiöse Krankheiten und gegen Fremdkörper zu verteidigen. Es gibt fünf Arten weißer Blutkörperchen, die alle aus einer multipotenten Zelle in den Knochenmarksstammzellen gebildet werden und von dort in den Blutkreislauf gelangen. Weiße Blutkörperchen leben zwischen wenigen Tagen und einigen Monaten.

Blutplättchen oder Thrombozyten sind kleine, ungleichmäßig geformte klare Zellenfragmente, die weder Kern noch DNS haben. Die

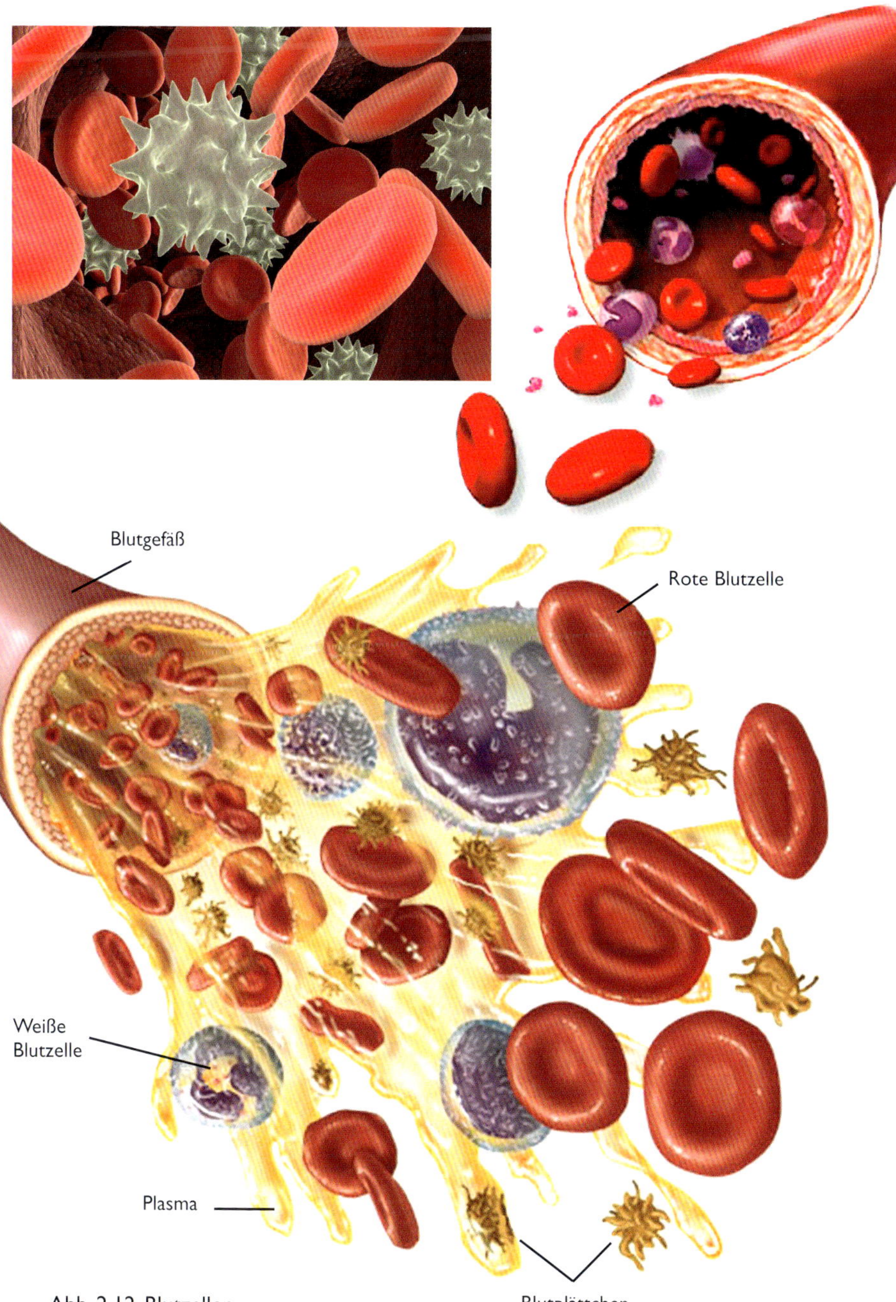

Abb. 2.12. Blutzellen

durchschnittliche Lebensspanne eines Blutplättchens beträgt fünf bis neun Tage. Blutplättchen sind die natürliche Quelle von Wachstumsfaktoren. Sie kreisen im Blut und setzen fadenförmige Fasern frei, die Blutgerinnsel bilden. Wenn die Anzahl der Blutplättchen zu gering ist, kann übermäßiges Bluten auftreten. Ist die Anzahl der Blutplättchen zu hoch, können sich überflüssige Blutgerinnsel bilden, welche die Blutgefäße verschließen können und als Endergebnis zu Schlaganfällen, Herzinfarkt, Lungenembolie oder zu Verstopfungen der Blutgefäße in anderen Teilen des Körpers, wie in Extremitäten von Armen oder Beinen, führen.

Stammzellen

Blutbildende Stammzellen sind Zellen, die zu jeder der drei Arten von Blutkörperchen werden können. Man findet diese blutbildenden Stammzellen im Knochenmark – besonders im Becken, im Oberschenkel und im Brustbein –, und man findet sie auch im Blut der Nabelschnur und in kleinerer Stückzahl an den peripheren Blutgefäßen. Solche Stammzellen sind durch ihre Fähigkeit bestimmt, alle Bluttypen wieder aufzufüllen und sich auch selbst zu erneuern. (Abb. 2.13.) Sie haben ein höheres Potenzial als alle anderen unreifen Blutzellen, die Knochenmark-Schranke zu durchdringen, und auf diese Weise können sie im Blutstrom vom Knochenmark eines Knochens zum nächsten gelangen. Diese Fähigkeit ist auch der Grund dafür, warum blutbildende Stammzellen unmittelbar vom Blut aufgenommen werden können.

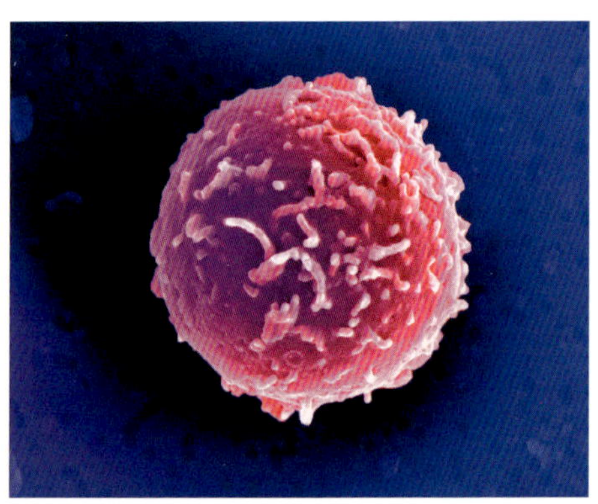

Abb. 2.13. Blutbildende Stammzellen können sich zu neuen Blutgefäßen entwickeln.

DAS LYMPHSYSTEM

Das Lymphsystem ist ein Teil des Kreislaufsystems, es ist ein Netzwerk von Gefäßen, die eine klare Flüssigkeit, genannt Lymphe, direkt zum Herzen leiten. Im Gegensatz zum Herz-Kreislauf-System ist das Lymphsystem nicht geschlossen und hat keine zentrale Pumpe.

Die Lymphe wird dann bewegt, wenn naheliegende Skelettmuskeln kontrahieren und entspannen und dabei peristaltische Wellen in den Lymphgefäßen erzeugen. Das arterielle Pulsieren trägt auch zur Bewegung der Lymphe bei. Das Kreislaufsystem verarbeitet durchschnittlich zwanzig Liter Blut pro Tag durch kapillare Filterung, die das Plasma entnimmt, die Blutzellen aber belässt. (Abb. 2.14) Ungefähr siebzehn Liter des gefilterten Plasmas werden direkt in die Blutgefäße resorbiert, während die restlichen drei Liter in der interstitiellen Flüssigkeit verbleiben. Die vorrangige Funktion des Lymphsystems ist es, täglich diese drei Liter in das Blut zurückzuführen. Die Lymphe besteht im Wesentlichen aus wiederverarbeiteten Blutplasma.

Die lymphatischen Organe – welche Milz, Thymusdrüse, Knochenmark und lymphatisches Gewebe umfassen – spielen eine wichtige Rolle innerhalb des Immunsystems. Sie produzieren Immunzellen, die Lymphozyten, und lassen diese zirkulieren.

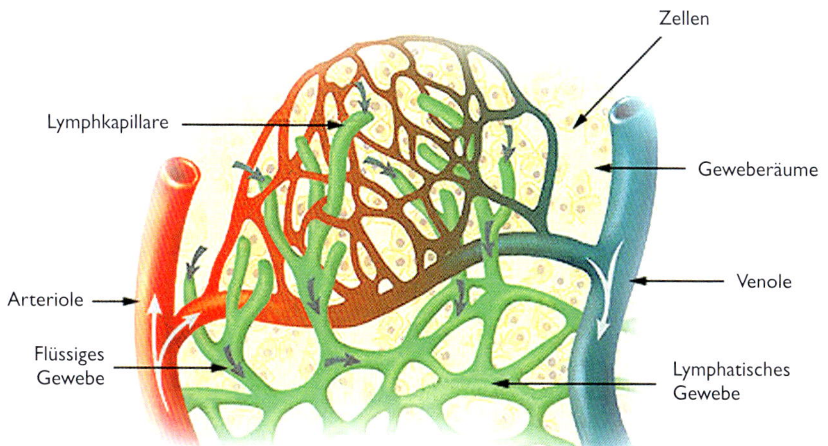

Abb. 2.14. Lymphkapillare in den Geweberäumen

Lymphatische Adern

Lymphatische Adern sind klappenartige, dünnwandige Strukturen, welche die Lymphe aus den Lymphkapillaren transportieren. Ihre Aufgabe ist es, das Blut zu reinigen, indem sie die Flüssigkeit aus den Zwischenräumen des Gewebes absorbieren. Die sogenannten Lymphkapillare sind dabei geringfügig größer als Gefäßkapillare. Die Lymphkanäle leiten die Lymphe in eine der Venen unterhalb des Schlüsselbeins, welche sie dann wieder in den allgemeinen Kreislauf befördert.

Die Lymphknoten

Lymphknoten sind ein bedeutsamer Teil des Immunsystems, die als Filter oder Auffangbecken für fremde Partikel dienen. Gefüllt mit Lymphflüssigkeit, sind diese Knoten vollgestopft mit weißen Blutzellen (mit beiden: Lymphozyten und Makrophagen), die im Blutstrom kreisen, um Infektionen zu bekämpfen. (Abb. 2.15) Wenn eine erhöhte Anzahl von

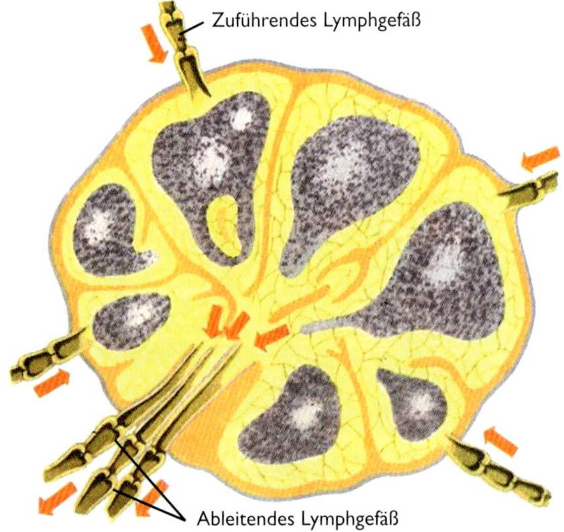

Abb. 2.15. Lymphknoten enthalten Lymphozyten, die Antikörper enthalten und auf Krankheitserreger mit Zerstörung reagieren.

Immunzellen zum Kampf gegen Infektionen produziert wird, können sich die Lymphknoten ausweiten und geschwollene Drüsen verursachen.

Peyer-Plaques sind Ansammlungen lymphatischer Zellen, die nur im Ileum (letzter Teil des Dünndarms) vorhanden sind, wo sie die Immunabwehr gegen Krankheitserreger ermöglichen. (Abb. 2.16)

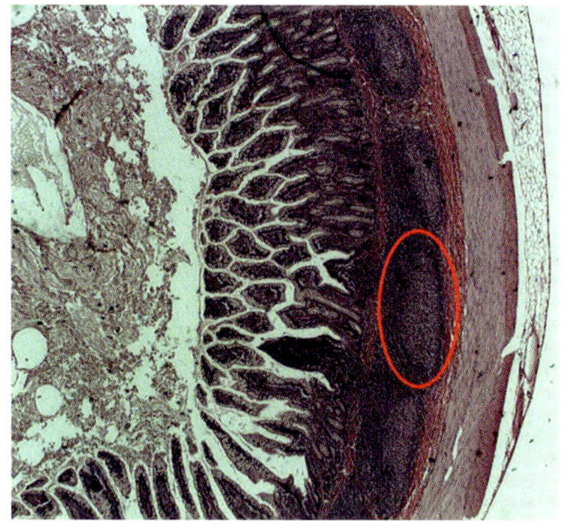

Abb. 2.16. Peyer-Plaques entlang des Darms

BLUT, LYMPHE UND DAS IMMUNSYSTEM

Blut enthält im Wesentlichen Sauerstoff, Nährstoffe, Wasser, Chi und Information. Wenn eine Verstopfung entstanden ist, die das Blut, welches Gewebe und Organe nährt, reduziert oder unterbindet, werden die Zellen nicht mit den wesentlichen Bestandteilen des Lebens versorgt. Sie erhalten auch keinen Schutz, Reparaturen und Abwehr – wie eine Stadt in Quarantäne. Wer profitiert von dieser Situation? Die Terroristen wie Bakterien, Keime und Pilze wachsen schnell, fressen die Zellen unseres Körpers und verursachen Krankheiten. Antibiotika können zwar Keime töten, aber sie bringen die Lebensgrundlagen nicht in den Körper zurück, und deswegen wird selbiger krank. Wenn man den Blutfluss jedoch verbessert, können die benötigten Reparaturzellen das Gewebe erreichen.

Jeder von uns kann lernen, die eigenen weißen Blutzellen zu trainieren, um die Immunabwehr zu stärken. Die wichtigsten Trainingsstellen sind die Thymusdrüsen und der Bauchraum, der Dünndarm und Dickdarm, die Leber und andere Organe. Wir können das Immunsystem stärken, indem wir üben, tief zu atmen und Lach-Chi-Gong sowie Knochenmark-Chi Kung Kung durchzuführen.[1]

---

1 Siehe: *Simple Chi Kung* von Mantak Chia und Lee Holden (Rochester, Vt.:

Viren sind mikroskopische Organismen, die sich nur innerhalb einer lebenden Zelle vervielfältigen können. Sie sind gefährlich, weil unser Körper sie nicht als feindliche Eindringlinge erkennt. Da Viren Eiweiß enthalten, denken unsere weißen Blutzellen »o ja, Nahrung« und nehmen sie auf und assimilieren das Virus-Eiweiß in die eigene DNS. An diesem Punkt übernimmt das Virus-Eiweiß, das ja lebendig ist, die DNS der Zelle und fängt an, sich zu reproduzieren. Obschon unser Abwehrsystem Bakterien, Viren, Schimmel und Pilze töten kann, bleiben kleine Partikel dieser Eindringlinge oft unerkannt. Diese Partikel fließen dann durch den Blutstrom und »verstecken« sich hinter größeren Anhäufungen und Ablagerungen (Plaque), und schließlich implantieren sie sich in die Organe oder andere Gewebe. Die kleinen Partikel wachsen stetig und blockieren die Kapillare. Durch diese Blockade des Blutflusses verursachen sie Krankheiten. Die Organe haben so viele Kapillare, dass sie auf diese Weise leicht zu blockieren sind. Die Leber ist das größte Organ, welches das meiste Blut im Körper enthält, filtert und abfließen lässt. Es ist sehr leicht für Bakterien, sich darin aufzuhalten, zu wachsen und die Herrschaft über die Blutgefäße zu übernehmen.

DER HERZSCHLAG – URSPRUNG DES PULSES

Der Herzschlag ist ein kompletter Zyklus aus Zusammenziehen (Systole) und Ausdehnung (Diastole) des Herzmuskels. Er beginnt mit dem rhythmischen Impuls im Sinusknoten, der als Schrittmacher für das Herz dient. Der unverwechselbare Schlag des Herzens entsteht aus den Phasen von Kontraktion und Erweiterung, durch die Druckwellen hervorgerufen werden, welche die Arterienwände bewegen. So tritt die Vorwärtsbewegung des Blutes ein und erzeugt eine spürbare Druckwelle, die wir dann Puls nennen.

Die Herzfrequenz variiert je nach Bedarf des Körpers, um Kohlendioxid gegen Sauerstoff auszutauschen, ob man nun körperliche Übungen

---

Destiny Books 2011) mit Details zum Chi Kung des tiefen Atmens und Lachens, um das Immunsystem zu verbessern. Siehe auch: *Bone Marrow Nei Kung* von Mantak Chia (Rochester, Vt.: Destiny Books 2006).

macht oder schläft. Die Herzfrequenz kann also je nach körperlicher Beanspruchung höher oder niedriger sein.

In der westlichen Medizin wird der Puls durch das spürbare arterielle Abtasten des Herzschlags von geübten Fingerspitzen erfasst. (Der diastolische Blutdruck, der zwischen den Herzschlägen besteht, kann nicht durch Tastmethoden erfasst werden.) Der Puls kann an jeder Stelle ertastet werden, wo sich eine Arterie gegen einen Knochen drücken lässt, so wie am Hals die Halsarterie (Hauptschlagader), am Handgelenk die Radialarterie (Speichenarterie), hinter dem Knie die Kniekehlenarterie, an der Innenseite des Ellbogens die Brachialarterie oder nahe der Fußgelenke die hintere Tibialis Arterie (Innenknöchelarterie). Der Daumen sollte nicht zur Messung der Herzfrequenz einer anderen Person verwendet werden, da sein eigener starker Puls die korrekte Wahrnehmung des Zielpulses beinträchtigen könnte. Der Puls kann auch durch direktes Abhören des Herzschlags mit einem Stethoskop gemessen werden. Dabei wird die Herzfrequenz anhand der Schläge pro Minute erfasst. Mit der Pulsfrequenz kann die allgemeine Verfassung des Herzens und der Zustand der Kondition überprüft werden. Allgemein gilt: Niedriger ist besser, aber Symptome eines gefährlich langsamen Herzschlags lassen auf Schwäche, Verlust von Energie und Schwindel schließen.

Normale Herzfrequenz im Ruhezustand

in Schlägen pro Minute (SpM)	
Neugeborene 2 bis 3 Monate	100 – 150 SpM
Kleinkinder 3 bis 6 Monate	90 – 120
Kinder 6 bis 12 Monate	80 – 120
Kinder 1 bis10 Jahre	70 – 130
Kinder über 10 und Erwachsene einschließlich Senioren	60 – 100
Gut trainierte Erwachsene, Athleten	40 – 60

Eine präzisere Art der Pulsdiagnose besteht in einer elektrokardiografischen Messung (EKG). Eine ständige elektrokardiografische Messung des Herzens wird in vielen Kliniken routinemäßig angewendet, besonders in der Notfallmedizin.

Abweichende Herzfrequenz

Eine abweichende Herzfrequenz kann als Folge von Bewegung, Stress, Krankheit oder Gefäßblockaden auftauchen. Allgemein kann man von drei Typen von Abweichungen ausgehen:

1. **Tachykardie (Herzrasen):** Eine kaum zu beruhigende Herzfrequenz von mehr als 100 Schlägen pro Minute. Sie kann normalerweise bei sportlicher Betätigung auftauchen, während der Schwangerschaft und bei emotionalen Zuständen wie Angst und Stress. Pathologische Ursachen von Tachykardie schließen Fieber, Blutarmut, Schilddrüsenüberfunktion und Herzklappenerkrankungen ein. Herzrasen kann auch begleitet sein von Entzündungen, Oxidation und gesteigertem mechanischen Herzstress. Unter Umständen kann Tachykardie zu Herzinfarkten führen oder Operationen notwendig werden lassen.
2. **Bradykardie:** Eine langsame Herzfrequenz von weniger als 60 Schlägen pro Minute kann von einer Schilddrüsenunterfunktion herrühren.
3. **Herzrhythmusstörung:** Abweichungen von der Herzfrequenz und dem Herzrhythmus können manchmal als Herzklopfen wahrgenommen werden. Manche Arrythmien verursachen nur geringe Symptome, andere erzeugen ernstere Symptome wie Benommenheit, Schwindel und Ohnmacht.

EMOTIONALER EINFLUSS AUF DIE HERZFREQUENZ UND DEN PULS – NEUROVASKULÄRE VERBINDUNGEN

Das neurovaskuläre System befindet sich in einer immanenten Beziehung zwischen dem Nervensystem und dem Herz-Kreislauf-System. Viele Nerven sind mit den Muskelwänden jeder Arterie verwoben und reagieren auf Botschaften, die vom Nervensystem gesendet werden. Diese Beziehung ist ein wichtiger Faktor in der Regulation des arteriellen Drucks, in Bezug auf Volumen und Balance des Blutes in den Gefäßen. Sie spielt eine wichtige Rolle in der Reaktion auf Stress.

Wir stellen also fest, dass die Qualität und der Fluss unseres Blutes stark vernetzt ist mit unseren Gedanken, Gefühlen und unserer Reaktion auf Stress. Ein Lebenspuls-Massage-Therapeut, der eine Person mit einem Arterienkrampf behandelt, kann einen sofortigen Effekt bei dem Patienten erzielen, indem er ihm hilft, in einer ruhigen Umgebung den Krampf zu lösen. Gelingt dies, so wird das Bewusstsein für das Zusammenspiel des emotionalen Zustands der Person und den physischen Symptomen, die diese Person erlebt, hergestellt.

Wir sollten uns klarmachen, wie unmittelbar das Arbeiten mit dem Puls die Steuerung von Stress und Gefühlen beeinflusst.

Das autonome Nervensystem

Das autonome Nervensystem kontrolliert Aktivitäten, über die man normalerweise nicht nachzudenken braucht, wie zum Beispiel über den Herzschlag und das Erweitern von verengten Blutgefäßen. Wenn allerdings in diesem System etwas falsch läuft, kann das ernsthafte Probleme verursachen, einschließlich:

- Blutdruckprobleme
- Verengung oder Erweiterung von Blutgefäßen
- Herzprobleme
- Probleme mit der Atmung und dem Schlucken

Eng verbunden mit den Herzgefäßfunktionen, besteht das autonome Nervensystem aus Sympathikus und Parasympathikus, die sich gegensätzlich ausgleichen. Stellen Sie sich den Sympathikus als Beschleuniger und den Parasympathikus als Bremse vor. Das sympathische System dominiert, wenn schnelle Reaktionen erforderlich sind, und das parasympathische System übernimmt, wenn keine sofortige Reaktion nötig ist. Der Sympathikus wird oft als ein »Kampf- oder Flucht-System« bezeichnet, während der Parasympathikus oft als System charakterisiert wird, in dem es um »ausruhen und verdauen« oder »füttern und brüten« geht.

Sympathisches Nervensystem

Das sympathische Nervensystem unterstützt die »Kampf- oder Flucht-Reaktion« und hat etwas mit Erregung und Energieerzeugung zu tun.

- Es leitet das Blut vom Magen-Darm-Trakt und von der Haut durch das Zusammenziehen von Gefäßen zurück.
- Verstärkt den Blutfluss zu den Skelettmuskeln und der Lunge.
- Erweitert die Lungenbläschen in der Lunge, sodass durch mehr Luftaustausch mehr Sauerstoff aufgenommen wird.
- Erhöht die Herzfrequenz und die Kontraktion der Herzzellen, wobei ein Mechanismus zur verbesserten Versorgung der Skelettmuskeln mit der Blutzufuhr in Gang gesetzt wird.
- Erweitert die Pupillen und entspannt die Ziliarmuskeln zur Linse hin, sodass mehr Licht ins Auge gelangt.
- Schützt vor Gefäßerweiterung der Herzkranzgefäße.
- Zieht alle Darm- und Blasenschließmuskel zusammen.
- Hemmt die Peristaltik, die natürliche Bewegung der Därme.
- Stimuliert den Orgasmus.

Parasympathisches Nervensystem

Das parasympathische Nervensystem fördert die Reaktion von »Ruhen und Verdauen«, beruhigt die Nerven und versetzt den Körper wieder in regelmäßige Funktion.

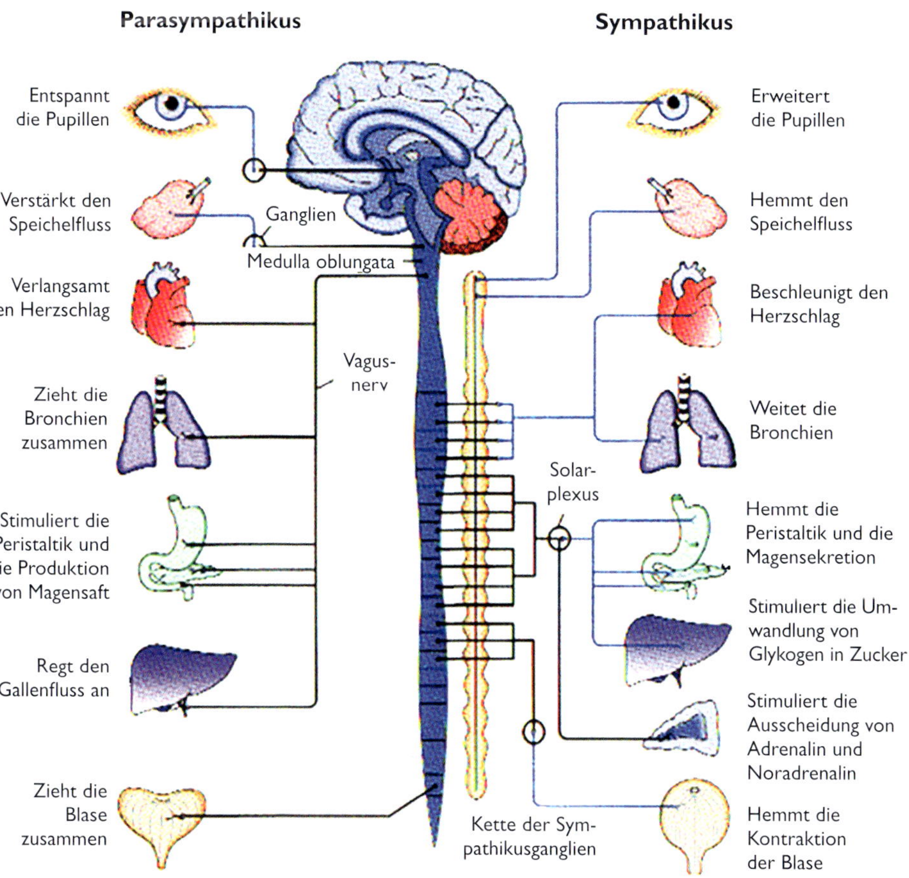

Abb. 2.17. Funktionen des parasympathischen und sympathischen Nervensystems

- Es weitet die Blutgefäße, die zum Magen-Darm-Trakt führen, verstärkt den Blutfluss (das ist wichtig beim Verzehr von Lebensmitteln, die sich im Darm angesammelt haben, und einen größeren Stoffwechselbedarf haben).
- Zieht den Durchmesser der Bronchien zusammen, wenn der Bedarf an Sauerstoff nachgelassen hat.
- Reduziert die Herzfrequenz und die Muskelspannung.

- Gewährt die parasympathische Kontrolle des Herzens (Herzmuskels) mittels bestimmter Äste der dem Vagus und dem Brustkorb zugeordneten Nerven.
- Zieht die Pupillen und den Ziliarmuskel der Linse zusammen, ermöglicht somit eine nähere Sicht.
- Stimuliert Speichel- und Drüsensekretion und verstärkt die Peristaltik, fördert damit die Verdauung von Nahrung und indirekt die Absorption von Nährstoffen.
- Stimuliert die sexuelle Erregung und die Erektion von genitalem Gewebe.

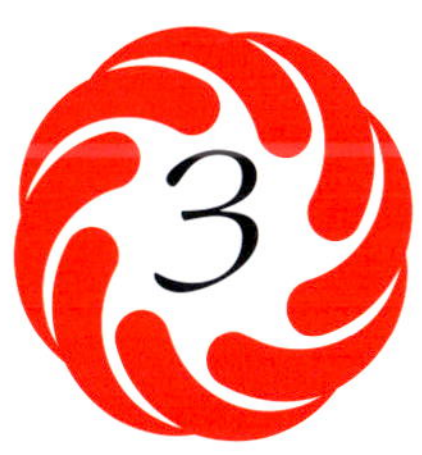

Lebenspuls-Massage-Training: Übungen zur Vorbereitung der Praxis

Die Aufgabe, den Puls anderer Menschen wahrzunehmen und in ihn einzugreifen, erfordert Sensibilität und Aufmerksamkeit auf Seiten des Lebenspuls-Massage-Anwenders. Zu lernen, den Puls und den Blutfluss zu erfühlen, ist eine echte Kunst, die man sich ebenso erst aneignen muss wie das Spielen eines Musikinstruments. Es ist recht zeitaufwendig und erfordert viel Übung und Begeisterung. Durch regelmäßiges Üben der Praktiken des *Universal Healing Tao* – besonders jener, die den Anwender für die Energien und Pulse des Universums sensibilisieren – kann man diese Kunst schließlich meistern.

DAS TAO DER TUGEND – DAS KULTIVIEREN DER DREI KRÄFTE

Das Universum ist eine Sphäre von kosmischen Partikeln und Licht, deren Natur unserem eigenen inneren Universum entspricht. Das violette Licht besteht aus einem energetischen Netzwerk universeller Intelligenz, das sich in unserer ursprünglichen Kraft (vorgeburtliches Chi) und in jeder unserer Zellen befindet. (Abb. 3.1.) Es strahlt von innen heraus

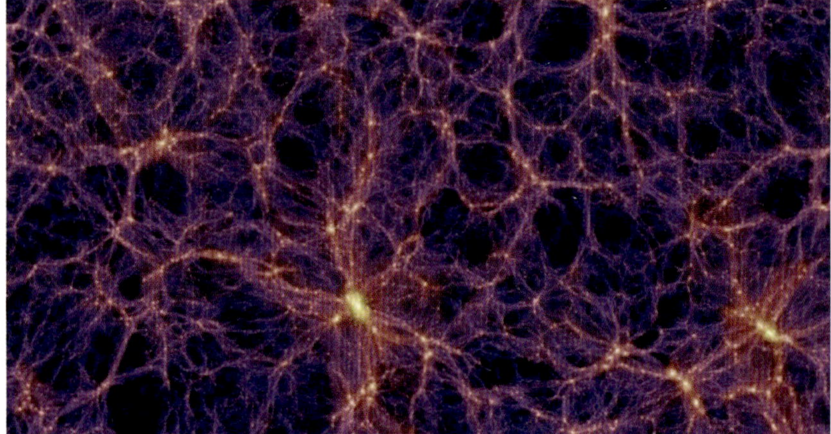

Abb. 3.1. Das violette Licht des Universums ist in jeder Zelle.

und verbindet uns mit dem unendlichen Energiefeld des Kosmos. Violettes Licht hat die Kraft, unsere Zellen zu regenerieren und unser positives Energiefeld zu schützen. Jedes Mal, wenn wir unsere Tugenden pflegen, erwecken wir unsere vitale Energie aus dem Herzen heraus.

Wenn wir Mitgefühl für uns selbst entwickeln, gibt das unseren Zellen die Möglichkeit, Gefühle und Gedanken umzuwandeln und von innen heraus Glück auszustrahlen. Wenn ein tiefes Gespür für bedingungslose Liebe, Freude und Glück unser ganzes Sein durchdringt, ermöglicht das unserer Energie, ihre ursprüngliche Funktion auszuüben, und wir kehren zu unserer ursprünglichen Kraft zurück.

Universelle Energie

Auf unserem Planeten ist die universelle Kraft konzentriert durch die einzigartige Beziehung zwischen der Erde und ihrem Mond. Die kombinierten Energien erzeugen eine sehr starke elektromagnetische Kraft, die die Energien der Sterne aus unserer Galaxie anzieht. Diese Kraft spiralisiert herunter und energetisiert unseren Körper, unseren Geist und unsere Seele. Viele taoistische Praktiken zielen darauf ab, Zugang zu diesen Energien zu erhalten und diese zu kultivieren.

Die Energie kosmischer Partikel

Kosmische Partikel sind Teil der ursprünglichen Energie, die im Raum fließt. Die kleinsten sind Lichtteilchen, andere sind sehr feine Partikel, die von explodierten Sternen herrühren. Da die von der Erde erzeugte magnetische Kraft viele dieser Teilchen anzieht, wirbeln sie als Staub

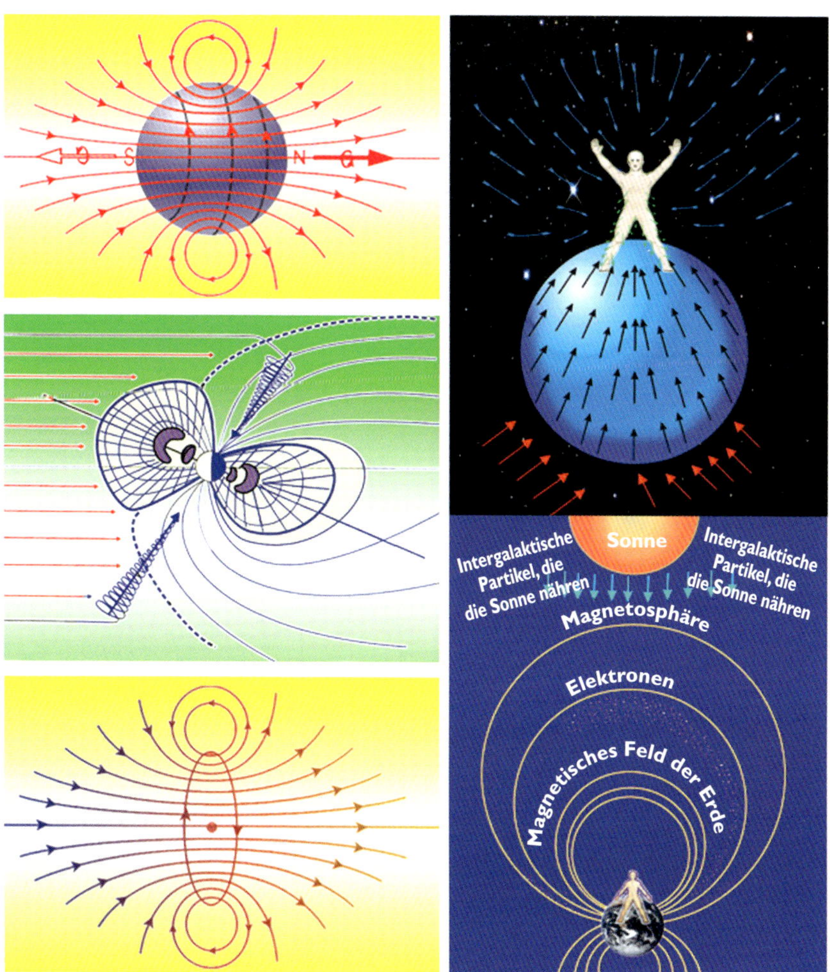

Abb. 3.2. Unser ursprünglicher Puls wird ausgeglichen durch die universelle Kraft, die auf uns herunter pulsiert, und die Erdkraft, die von unten nach oben pulsiert.

durch die Erdatmosphäre und werden schließlich zu Mutterboden. Die Taoisten glauben, dass das menschliche Fleisch aus dem herunterfallenden kosmischen Staub des Universums besteht. Als höchste Manifestation der Kraft kosmischer Teilchen atmen wir menschlichen Geschöpfe seine Energie ein, um Organe, Drüsen und Sinne zu nähren. Man kann diese Kraft gut beim Meditieren sammeln.

Die Erdenergie

Die Erdenergie, die energetisch Yin ist, schraubt sich vom Boden herauf und vermischt sich mit der universellen Energie, die Yang ist. Die kosmischen Teilchen und die Erdkraft bilden schließlich die menschliche Physis, und die universelle Kraft bildet Seele und Geist, die den physischen Körper des Menschen energetisieren.

DAS CHI

Chi ist die unsichtbare Lebenskraft, kosmischer Atem oder Vitalkraft, die alles im Universum durchdringt und nährt. Innerhalb des menschlichen Körpers fließt Chi als eine elektromagnetische Kraft in miteinander verbundenen Wegen, genannt Kanäle, und aktiviert all unsere Körperfunktionen. Chi wechselt auch zwischen Zuständen, agiert sowohl als Welle wie auch als Teilchen, wechselt von Schwingung zu Materie und wieder zurück. Chi dreht sich, verdichtet sich und dehnt sich ständig.

Wie Gold und Diamanten hat Chi viele verschiedene Grade, von grob bis ätherisch. Die gröbste Form von Chi formiert sich zu Materie, das feinste Chi nährt sowohl die empfindlichsten Körpersysteme als auch den Geist. Der Körper wird aus der verdichteten Mischung aus universellem Chi (Yang) und Erd-Chi (Yin) gebildet.

Wenn Chi nicht richtig geleitet und ausgeglichen ist, kann es nicht korrekt fließen. Es kann sehr heiß oder kalt werden, schwach oder gehemmt sein und Stagnation oder Krankheiten verursachen. Leben bedeutet Bewegung und Wandel und Spontaneität, Tod dagegen ist Mangel an

Bewegung, Rigidität und das Nichtvorhandensein von Veränderung. Im vollständigen Zustand von Gesundheit und Harmonie hat der Körper die Fähigkeit, sein Chi zu erspüren und zu leiten. Die Lebenspuls-Massage lässt das Chi gut fließen und sich selbst ausgleichen.

Neben vielen anderen Aufgaben regiert das Chi den Verstand und die Absicht. Es folgt direkt der Absicht und geht überall dorthin, wohin man es schickt. Mehr als alles andere ist es seine Aufgabe, Leben und Liebe zu erzeugen. Als ein Lebenspuls-Massage-Anwender muss man wissen, wie Chi im Körper erzeugt und zum Kreisen gebracht wird. Man sollte sicherstellen, dass sein Kreisen kraftvoll und zugleich sanft ist.

Das vorgeburtliche Chi

Das wertvollste Chi ist jenes, welches sich im Laufe der Zeit in der Gebärmutter angesammelt hat. Dies ist das ursprüngliche, vorgeburtliche Jing Chi, das jeder Mensch von seinen Eltern und Vorfahren erbt. Alle Universal Tao-Praktiken ermutigen dazu, diese Art von Chi zu konservieren, weil es so nährend ist. Dieses Chi ist die ursprüngliche Kraftquelle. Unser Körper kombiniert es mit dem Chi aus der Atmung und der Nahrung, um seine Funktion zu stärken.

Diejenigen, die in den *Universal Healing Tao*-Praktiken geübt sind, lernen auch, dass sie sich darauf konzentrieren können, Energie durch Augen, Haare, Finger- und Zehenspitzen, durch das Perineum und über die gesamte Hautoberfläche hereinzuziehen. Diese Praxis wird teilweise durch die Kombination aus der Kraft der Absicht und dem ursprünglichen Geist des Herzens erfolgreich erreicht. Diese Übung, auch »Drei geistige Aspekte in Einem« genannt, vereint Gedanken, Augen und Herz, die dann als Team agieren. Wenn man seine Aufmerksamkeit völlig auf das Herz richtet, kann man dessen Puls spüren und ein Glücksgefühl entstehen lassen, das sich vervielfacht und in den gesamten Körper ausstrahlt. Man wird zu einer Antenne, die das Herz mit dem Universum verbindet, und als drahtloser Empfänger fungiert, der noch mehr Liebe, Freude und Glück aus dem Universum anzieht. Lachen und Lächeln bringen uns zurück zu unserem ursprünglichen Plan.

Es gibt viele Geschichten von Menschen, die sich selbst mit der einfachen Technik des Lachens und des Lächelns in die Organe und in den Körper von Krebs geheilt haben. Weil das autonome Nervensystem und das Herz in beide Richtungen kommunizieren, ist es nämlich äußerst wichtig, zum ursprünglichen Geist des Herzens zurückzukehren und das innere Lächeln ins Herz zu nutzen, um das Gehirn über das Glück in unserem Leben zu informieren. Wenn wir nur darauf bedacht sind, andere Menschen glücklich zu machen, aber selbst innerlich unglücklich bleiben, verletzen wir uns selbst und bleiben weiter unfähig, wirklich zu lieben oder glücklich zu sein. Wenn wir uns hingegen selbst wertschätzen, dann können wir auch die Menschen um uns herum auf natürliche und selbstverständliche Weise wertschätzen.

DIE URSPRÜNGLICHE VERBINDUNG DES PULSES

Im Moment der Empfängnis, in dem das Spermium in das Ei eindringt, erzeugt die Vereinigung im Ei eine Polarität, die den Kern unseres Kleinen Energiekreislaufs ausmacht. In diesem Augenblick wird der Fötus von Grund auf mit allen operativen Systemen des Universums programmiert, die Teil des ursprünglichen Plans sind. Wir werden mit dieser Verbindung, die wie eine drahtlose Internetverbindung ist, geboren. Wir müssen uns nur erinnern, wie wir sie wieder einschalten.

Der eigene ursprüngliche Puls führt uns zurück zu unserem ursprünglichen Plan und kann durch die zweiundfünfzig Pulse des Körpers geleitet werden. Verbindet man den ursprünglichen Puls des Herzens mit dem Tan Tien (Nabelzentrum), den Nieren und dem Perineum (Dammpunkt), verlängern die wichtigsten der übrigen Pulse unmittelbar unser Leben. Wenn diese Pulse einmal aktiviert sind, kann die eigene Pulsenergie sogar ausgedehnt werden, um anderen zu helfen.

- Das taoistische, craniosacrale System umfasst neun Antennen im Gehirn, die Berge oder Spitzen genannt werden und mit unserem ursprünglichen Programm verbunden sind.

- Wir haben ausstrahlende Zentren im Herzen, die voreingestellt sind, Liebe, Freude und Glück auszusenden.
- Die ausgestrahlte Freude führt uns direkt in den eigenen Ursprung, sodass wir uns an das eigene ursprüngliche Programm der universellen bedingungslosen Liebe erinnern.
- Wir können die eigene hohe Frequenz violetten Lichts, die analog zur universellen Liebe ist, zu und von anderen Universen hoch- oder herunterladen.
- Diese universelle Liebe wurde in das Herz heruntergeladen. Was also damit tun? Zuerst einmal sollten wir uns selbst lieben. Dann können wir auch andere Menschen unbegrenzt lieben.

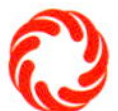

Den Puls und den Kleinen Energiekreislauf entfachen

Dieser 4-Schritte-Prozess entfacht den Basispuls und den Kreislauf im Körper:

1. Sitzen oder stehen Sie und bringen Sie Gedanken, Augen und Herz zusammen. Lächeln Sie zum Herzen und halten Sie Ihre Hände vor dem Herz zusammen. Sie werden nun spüren, wie sich das Herz mit bedingungsloser Liebe, Freude und Glück füllt. Lassen Sie diese Liebe zu den Organen hin vervielfacht ausstrahlen.
2. Berühren Sie den Nabel und das Tor des Lebens (Ming Men) mit den Handflächen, danach mit den fünf Fingern um den kleinen Finger (den Herz-Feuer-Finger) herum und dann mit einem Finger.
3. Reiben Sie das Steiß- und das Kreuzbein, um die Energie darin anzufachen, und legen Sie anschließend eine Hand auf das Kreuzbein und die andere Hand auf die Schädelbasis (Jadekissen), um den craniosacralen Puls zu spüren. So halten und fühlen Sie den Kernpuls des Kleinen Energiekreislaufs.
4. Dann bewegen Sie Ihre Hand spiralförmig im Nabel und sammeln das Chi ein. Aus dieser Verbindung entsteht unsere Ausstrahlung. Sie zeigt, wie herausragend wir im Universum sind und wie wir unser universelles strahlendes Selbst erzeugen.

DER PULS DES NORDSTERNS

Im Taoismus geht man davon aus, dass das Universum den Puls des Nordsterns mit Informationen versieht. Dieses Signal setzt in Kombination mit dem Energiefeld des Sterns eine Welle von Kontraktion und Ausdehnung in Gang. Der Puls des Nordsterns strahlt regelmäßig wertvolle Informationen auf die Partikel der Erde und auf unsere Körper aus. In früheren Zeiten glaubten die Taoisten, dass der Nordstern Leben verlängern kann. Viele Hinweise auf diese Kraft sind in den alten Texten vermerkt und bis zum jetzigen Tag lebendig, aber die entsprechende Praxis dazu wurde bis heute geheim gehalten.

Seit über 4.000 Jahren erproben die Taoisten die Transformation von Materie in Nichtmaterie. Es findet dabei Einsteins Formel $E = mc^2$ (Energie ist gleich Masse mal Lichtgeschwindigkeit zum Quadrat) Anwendung. Wir können somit den direkten Weg beschreiten, Energie aus der Verbindung von Materie und Licht in unseren Körpern zu erzeugen, um so unsere Gesundheit und unsere Lebensqualität zu steigern.

Übung zur Verbindung mit dem Puls des Nordsterns

Sich direkt mit dem Puls des Nordsterns zu verbinden, ist ein Weg, um Informationen unmittelbar vom Universum herunter ins Gehirn, ins Herz und zu den Nabelpulsen zu laden. (Abb. 3.3.) Diese Pulse senden die Informationen gleichmäßig in den übrigen Körper. Unsere Zellen müssen Informationen/Impulse in gleicher Folge erhalten, um gut zu funktionieren. Gibt es keine Information, so zerstören sich die Zellen selbst, werden krank oder entwickeln Krebs. Das Gehirn erhält Information und sendet diese an die Hormone und Nerven als Boten und kombiniert dies mit Chi, um den Puls zu aktivieren. Vom taoistischen Standpunkt enthalten der Geist und die Seele unseren ursprünglichen Bauplan und Informationen. Sie sind vergleichbar mit dem Herrscher und dem Premierminister. Geist, Auge und Herz verbinden sich zur Absicht, welche diese Informationen, so wie ein Minister oder Befehlshaber, versendet. Das Chi ist mit dieser Information geladen und erledigt die Aufgabe, wie ein

Ingenieur und Techniker. Wenn sie alle miteinander als Team arbeiten, sind wir gesund und haben einen festen, stabilen Geist.

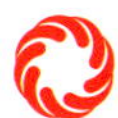

Aktivierung der fünf wichtigsten Pulse

1. Sitzen oder stehen Sie und verbinden Sie Ihre Gedanken, Augen und Ihr Herz zu einer Einheit. Schauen Sie in Ihr Inneres und halten Sie die Hände vor dem Herz zusammen. Bitten Sie um die Verbindung zu den höheren Kräften.
2. Öffnen Sie die Handflächen seitlich nach oben, um das violette Licht des Nordstern-Pulses zu empfangen. Lächeln Sie ins Herz und spüren die natürliche Verbindung zur vorgeburtlichen Energie des Universums. Die bedingungslose Weisheit Ihres Herzens öffnet sich und entfaltet sich mit einer liebevollen Schwingung. Diese breitet sich zum Puls des Nordsterns aus und verbindet sich mit ihm.
3. Spüren Sie, wie sich Ihr Herz an der Erdachse hin zum Nordstern ausrichtet, und fühlen Sie, wie Sie hinauf gezogen werden und den Nordstern-Puls bis hinunter in Ihre Handflächen und in den Scheitel empfangen.

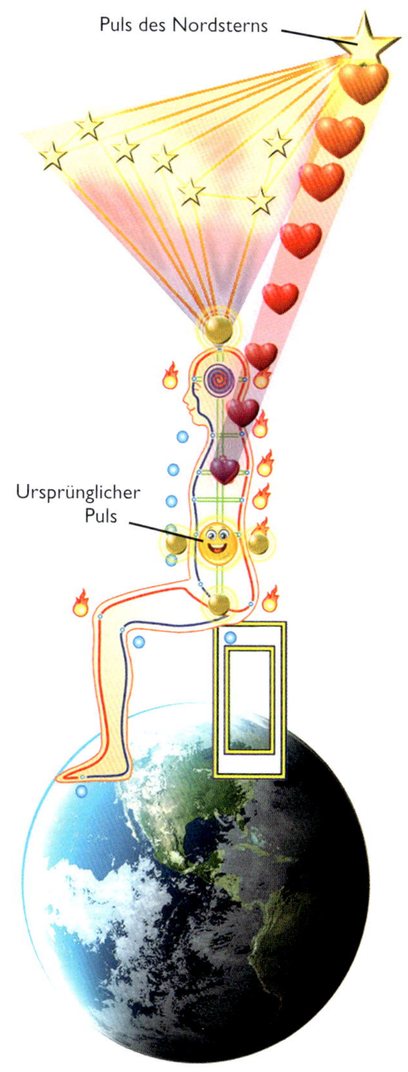

Abb. 3.3. Übung zur Verbindung mit dem Puls des Nordsterns

4. Spüren Sie das violette Licht des kosmischen Pulses in den Puls Ihres Scheitels fließen bis hinunter ins Herz.
5. Spüren Sie den goldenen Erdpuls, wie er von den Fußsohlen aufsteigt, über das Perineum bis zum Steißbein.
6. Lassen Sie das violette Licht des Nordsterns und den goldenen Puls der Erde in Ihrem Nabelzentrum zusammenfließen.
7. Dieses Pulsieren aktiviert den Urpuls des Nabels, der Nieren und der Keimdrüsen.
8. Spüren Sie alle fünf Pulse Ihres Körpers zusammen pulsieren.

Diese ursprünglichen Pulse breiten sich auf die anderen fünfzig Pulse des gesamten Körpers aus. Das wiederum verlängert menschliches Leben. Dies ist ein lange gehütetes Geheimnis der Praktizierenden des Tao. Wir können positiven Einfluss auf den Wirkungsgrad unserer Pulse und des Blutes nehmen, indem wir mit der Praxis der Aufnahme von violettem Licht zur Ausdehnung unserer Pulse arbeiten und damit unser eigenes Potenzial zur Selbstheilung erweitern. Wenn wir Geist, Augen, Herz und Seele dazu bringen, als Team gemeinsam zu funktionieren und dies auch noch mit Chi verbinden, steigern wir unser Bewusstsein und meistern unsere vitalen Kräfte, um die Gesundheit zu verbessern.

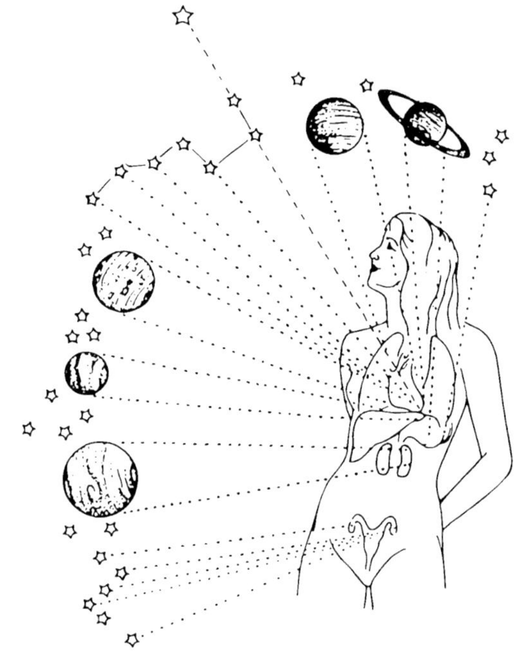

Abb. 3.4. Organe sind die Essenz der Energien von Sternen und Planeten. Sie verbinden den Kleinen mit dem Großen Kreislauf.

DIE ORGANPULSE

Das Kultivieren der Tugenden eines jeden Organs führt uns zu unserer Urenergie zurück. Jedem Organ mehr Aufmerksamkeit zu geben, verstärkt seinen Puls und erzeugt mehr Chi, was uns wiederum die Kraft gibt, Gefühle zu transformieren und positive Gefühle in unserem Leben zu pflegen. (Abb.3.4.)

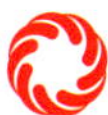

Die Praxis des Inneren Lächelns

Durch eine ganz einfach Übung erhalten wir Zugriff auf unsere Urenergie und können diese auffüllen. Wir brauchen nur den Organen in der Abfolge des nährenden Zyklus (Schöpfungszyklus) zuzulächeln.

1. Sitzen oder stehen Sie und vereinen Sie Ihre Gedanken, Ihr inneres Auge und Ihr Herz. Schauen Sie in sich hinein und halten die Hände vor dem Herz zusammen.
2. Öffnen Sie die Handflächen seitlich nach oben, um das violette Licht des Nordstern-Pulses zu empfangen. Empfangen Sie den Erdpuls über die Fußsohlen. (Abb. 3.5.) Lächeln Sie in Ihr Herz, bis Sie das Gefühl haben, es lächelt zurück. Spüren Sie, wie sich Ihr Herz mit einer liebevollen Schwingung öffnet und diese ausstrahlt wie eine drahtlose Internetverbindung, die Sie direkt mit dem Nordstern verbindet.
3. Spüren Sie, wie sich das Herz auf den ursprünglichen Geist einstimmt, den Puls des violetten Lichts empfängt, wie sich das Herz mit bedingungsloser Liebe, Freude und Glück füllt. Fühlen Sie, wie sich dies verstärkt und zu einem wunderschönen roten Licht im Herzen wird, das sich auf die anderen Organe ausdehnt.
4. Lächeln Sie in Ihre Milz, berühren Sie sie und spüren Sie deren Puls mit dem des Nordsterns schlagen, bis Sie mit einem strahlenden goldenen Licht und positiver Energie von Offenheit und Vertrauen füllt.
5. Lächeln Sie in Ihre Lunge hinein, in beide Lungenflügel. Spüren Sie, wie sie mit dem Puls des Nordsterns pulsieren, in weißem Licht erstrahlen und mit Mut und Aufrichtigkeit füllen.

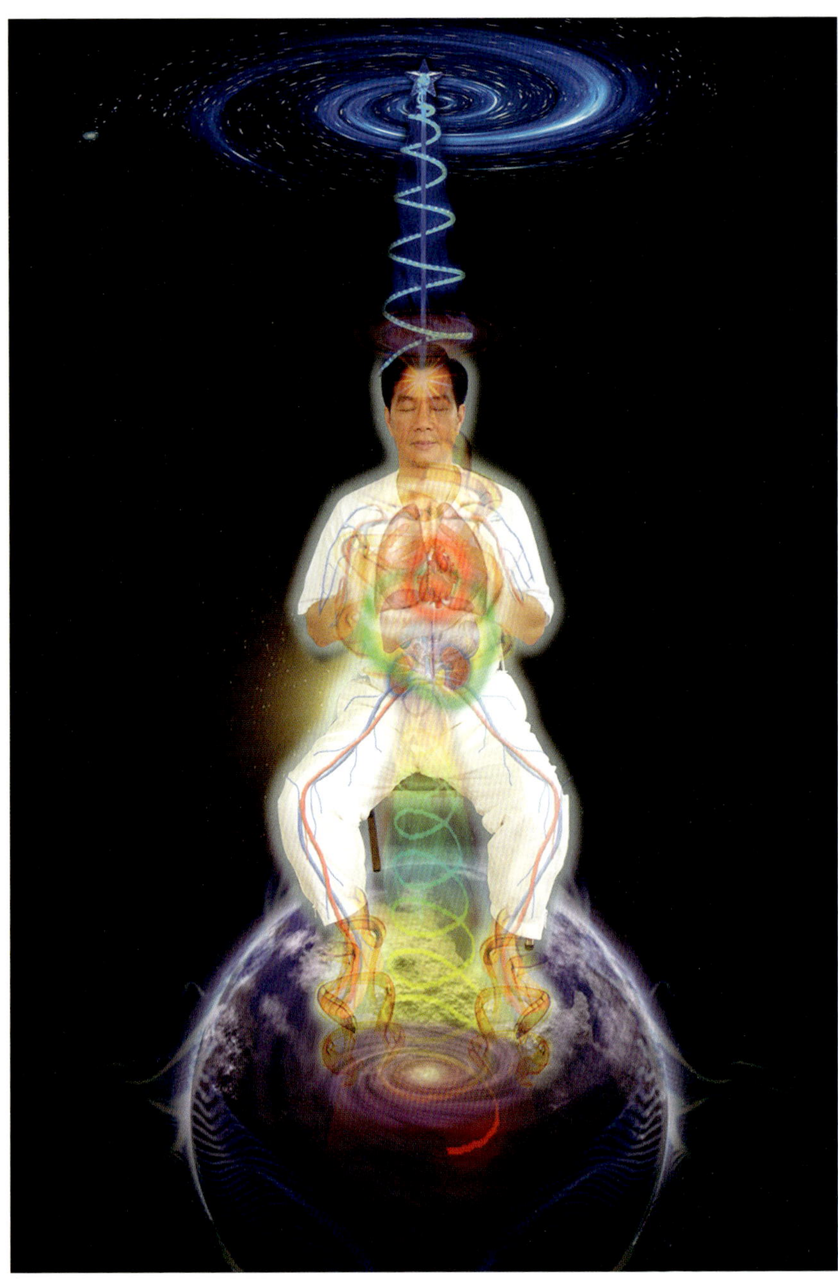

Abb. 3.5. Urpuls der Organe

6. Lächeln Sie in Ihre Nieren. Halten Sie sie und spüren ihr Pulsieren mit dem Puls des Nordsterns und mit blauem Licht leuchten, das Sie mit Sanftheit, Ruhe und Frieden erfüllt.
7. Lächeln Sie in Ihre Leber. Spüren Sie den Puls des Nordsterns in Ihrer Leber, der Sie mit frischen grünen Licht und der positiven Energie von Freundlichkeit und Großzügigkeit erfüllt.
8. Spüren Sie das Pulsieren des Nordsterns in allen Organen und wie sich all Ihre positiven Energien im Nabelzentrum, Ihrem ursprünglichen Puls, sammeln.
9. Spüren Sie alle Pulse Ihrer Organe gleichzeitig pulsieren und sich dabei gegenseitig ausgleichen.

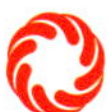

Der Puls des Kleinen Energiekreislaufs

So verbinden Sie die drei Urquellen im Körper miteinander:

Shen – der Herzpuls: Das liebende Feuer bedingungsloser Liebe, das Liebe ohne Bewertung bedeutet.
Jing – der vorgeburtliche Puls: Das Feuer der Nieren, der Hoden und Eierstöcke und der orgasmischen Schwingung.
Chi – der Erdpuls: Das Feuer des Drachens, das durch Steißbein und Kreuzbein in die Knochen dringt.

1. Sitzen oder stehen Sie und verbinden Sie Ihre Gedanken, Ihr inneres Auge und Ihr Herz. Schauen Sie in sich hinein und führen Sie die Hände nebeneinander vor das Herz.
2. Öffnen Sie die Handflächen nach oben, um das violette Licht des Nordstern-Pulses zu empfangen. Lächeln Sie ins Herz und spüren Sie die natürliche Verbindung zur vorgeburtlichen Energie des Universums. Die bedingungslose Weisheit Ihres Herzens öffnet sich und entfaltet sich mit einer liebevollen Schwingung. Diese breitet sich zum Puls des Nordsterns aus und verbindet sich mit ihm.
3. Spüren Sie, wie Sie über den Nie Yuan Kong-Punkt am Hinterkopf, unmittelbar hinter der Fontanelle, hochgezogen werden. Spüren Sie die Verbindung und den Puls, der sich über den Scheitel die Wirbelsäule hinunter ergibt.

4. Sammeln Sie Jing Chi und aktivieren Sie so den Urpuls des Nabels und der Nieren, der Hoden und Eierstöcke.
5. Spüren Sie den goldenen Puls der Erde in Ihrem Perineum und wie dieser sich um Ihre Genitalien windet, von den Fußsohlen aufwärts in Ihrem Steißbein pulsiert.
6. Konzentrieren Sie Gedanken, Augen und Geist und verbinden Sie diese mit dem violetten Licht und dem alchemistischen Feuer des Herzens, das mit dem Ozean aus Chi im Unterleib, dem Tan Tien oder Chi Hai pulsiert.
7. Atmen Sie ein und rollen Sie die geschlossenen Augen nach oben zum Scheitel, und ziehen Sie so die Energie die Wirbelsäule hinauf. Lächeln Sie.

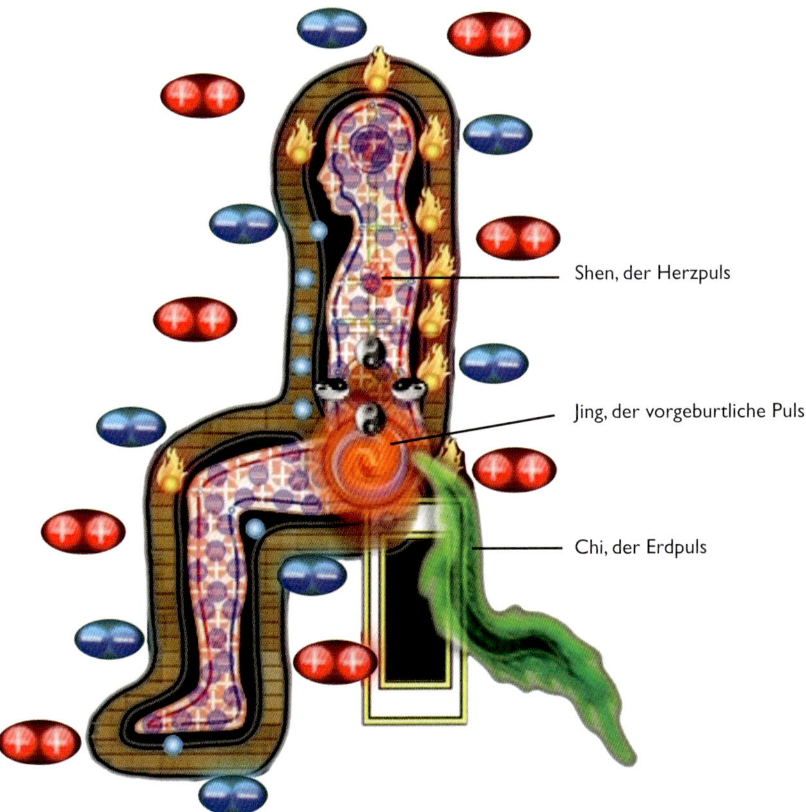

Abb. 3.6. Das Harmonisieren des Pulszentrums mit violettem Licht

Sehen Sie das dunkelviolette Licht verbunden mit Erde, Mond, Sonne, Planeten und Sterne, die alle in ihren Bahnen kreisen und die kosmische Energie transformieren.

8. Die Augen wenden sich nach unten zum Perineum, sammeln dort mehr Chi aus der Erde. Lassen Sie sich Zeit und verdichten Sie die Energie im Tan Tien.
9. Wiederholen Sie diesen Kreislauf 9, 18, 36, 108, 360 Mal.
10. Spüren Sie, wie der Puls des Nordsterns Ihren Urpuls und alle anderen Pulse beeinflusst und Sie wieder an den Ursprung Ihres Lebens bringt. Er lädt mühelos all das Wissen und die Weisheit herunter, die Sie benötigen.[2]

DAS VERSTÄRKEN DER PULSE

Wenn wir mit den Pulsen arbeiten, befähigt uns das, unser zentrales Chi (*Zhong Chi*, Vitalkraft des Zentrums) zu stärken. In den klassischen taoistischen Schriften wird dies das vorrangige Yang (*Yuan Yang*) und in medizinischen Büchern das vorrangige Chi (*Yuan Chi*) genannt. Es residiert im Zentrum des menschlichen Körpers. Infolgedessen wird es in den Kampfkünsten zentrales Chi genannt. Dieses Chi ist das wahre, ursprüngliche Chi (*Xiantian Zhen Yi Qi*), das im *Universal Healing Tao* kultiviert wird. Es wird zum internen Elixier (*Nei Dan*): Rückkehr zum ursprünglichen Zustand (*Huan Yuan*).

Der Puls ist wie ein Drehzahlverstärker, der den Fluss von Chi und Blut verstärkt. Dies verbessert enorm die Durchblutung der Lymphknoten und der Oberflächengefäße.

Es gibt einen Spruch in der chinesischen Medizin, der besagt: »Chi ist der Herrscher des Blutes, und Blut ist die Mutter des Chi.« Wenn Chi kraftvoller fließt, verbessert sich der Kreislauf. Wenn das Blut gut fließt, ist die Energie ausgeglichen.

---

2 Mehr Informationen zur energetisierenden, heilenden Praxis finden Sie in diesen Büchern von Mantak Chia: *Cosmic Healing I* und *Cosmic Healing II* (Englisch) sowie *Kosmisches Chi Kung* (Deutsch).

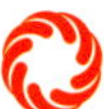

Übung zum Selbermachen: Den Puls erweitern

1. Erlauben Sie gedanklich, dass der Pulsschlag sich verlangsamt. Atmen Sie mit dem Herzlaut aus und entspannen Sie sich tief. Lächeln Sie in Ihr Herz hinein und fühlen Sie, wie es sich verlangsamt, während Sie so sanft wie möglich atmen.
2. Lenken Sie Ihre Aufmerksamkeit auf den Solarplexus, den Bereich zwischen Herz und Nabel. Atmen Sie in den Solarplexus, entspannen Sie sich und spüren Sie dort den Puls.
3. Intensivieren Sie die Wahrnehmung des Pulses, indem Sie eine Hand auf das Herz und die andere direkt unter das Brustbein halten. Atmen Sie ruhig weiter und erspüren Sie das Pulsieren in Ihren Händen. Mit einer Hand halten Sie den Herzpuls und bewegen die andere Hand hinunter entlang der zentralen Linie Richtung Nabel, bis Sie den Aortenpuls fühlen. Halten Sie diese beiden Pulse, atmen unmerklich, bis Sie spüren, wie das Herz seinen Puls zur Aorta leitet. Sie merken, wie der Aortenpuls stärker wird, während der Herzpuls langsamer wird. Dies ist eine sehr nützliche Selbstheilungsbehandlung, um das Herz auszubalancieren und das Empfinden für den Puls in den Händen zu üben. Sie können Ihre Hände übereinanderlegen und das Pulsieren spüren.

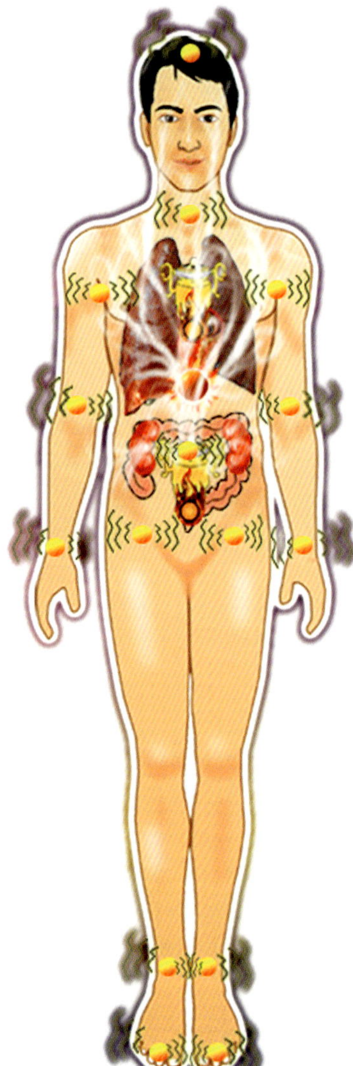

Abb. 3.7. Übung zur Verstärkung des Pulses

4. Sie können nun Ihren Herzpuls mit dem Nabelpuls verbinden. Belassen Sie eine Hand auf dem Herzpuls und bewegen Sie die andere nach und nach an der Aorta entlang hinab zum Nabel, um dessen Puls zu fühlen. Spüren Sie, wie sich der Nabelpuls verstärkt. Das unterstützt das Herz, weil dadurch Blut und Chi durch die Leisten und inneren Fußgelenke geleitet werden.
5. Bewegen Sie Ihre Hände dann zu Nacken, Schläfen, Schädelbasis, Armachseln, Ellbogen innen, Handgelenken und verstärken den Puls. Fahren Sie damit fort, Ihre Wahrnehmung für die einzelnen Pulse zu schärfen und zu erfassen, wie diese jeweils mit dem Herzpuls verbunden sind. Wiederholen Sie Schritt 2 und 3, um jeden Puls zu verstärken.

Sobald Sie mit dieser Übung zur Erweiterung des Pulses vertraut sind, beginnen Sie, alle Pulse zu synchronisieren.

Wenn das Herz Blut in den Körper pumpt, kann der Blutdruck sinken. Führt man die Bauchatmung durch, so hilft das, den inneren Druck zu steigern, um den Puls zu erhöhen und den Blutfluss zu intensivieren.

DAS KOMPOSTIEREN VON GEFÜHLEN – SECHS HEILENDE LAUTE

Zu lernen, wie wir unsere negativen Gefühle wieder in Lebenskraft umwandeln, stellt unsere Vitalkraft wieder her und gleicht sie aus. Das hat einen direkten Einfluss auf unser Kreislaufsystem und den inneren Druck. Indem wir unsere Gedanken und unser Herz zur Ruhe kommen lassen, können wir in unsere Organe schauen und allerlei negative Gefühle beobachten, akzeptieren und sie in positive Energie umwandeln. Negative Gefühle sind unser Wachstumspotenzial, wenn wir lernen, sie anzuhören, zu beobachten und mit der Energie des Herzens auszugleichen.

Das Praktizieren der Sechs Heilenden Laute, des Inneren Lächelns, des Kleinen Energiekreislaufs und die Fusion der Fünf Elemente-Meditation helfen dabei, Gefühle umzuwandeln und auszugleichen, und so werden unseren Körper und unser Geist gestärkt.

Den Puls pumpen

Den Puls zu pumpen ist eine alte chinesische Technik, die effektiv die arterielle und venöse Blutzirkulation stimuliert. Sie löst Blockaden in Bereichen, wo sich Verstopfungen leicht bilden können, und sie optimiert den Blutfluss, um Wärme und Energie im Körper zu verteilen. Diese Technik kann als eigenständige Behandlung oder auch in Kombination mit anderen Teilen der Lebenspuls-Massage angewendet werden. Sie ist ein äußerst effektiver Weg, zu lernen, den Puls zu aktivieren oder die eigenen Fähigkeiten zu vertiefen, und das mit unmittelbaren Ergebnissen. Diese Technik kann sehr schnell erlernt und zu allen möglichen Praktiken ergänzt werden.

Beim Pumpen benutzt man den Ellbogen, die Handinnenfläche oder die Finger an den einzelnen Pulspunkten, um an ihnen den Blutfluss rhythmisch zu drücken und loszulassen. (Abb. 4.1.)

Dadurch, dass im Wechsel der Ellbogen und die Hand des Anwenders benutzt werden, wird der Druck auf die Arterie abwechselnd verstärkt und reduziert. Man bildet einen Winkel von 10° zwischen dem eigenen Unterarm und dem Körper des Empfängers und öffnet damit den Aderpuls (Abb. 4.2. A.), und mit einem Winkel von 45° presst man den Aderpuls zusammen. (Abb. 4.2. B.)

Indem man im Wechsel die öffnende und verschließende Position anwendet, pumpt man den Puls.

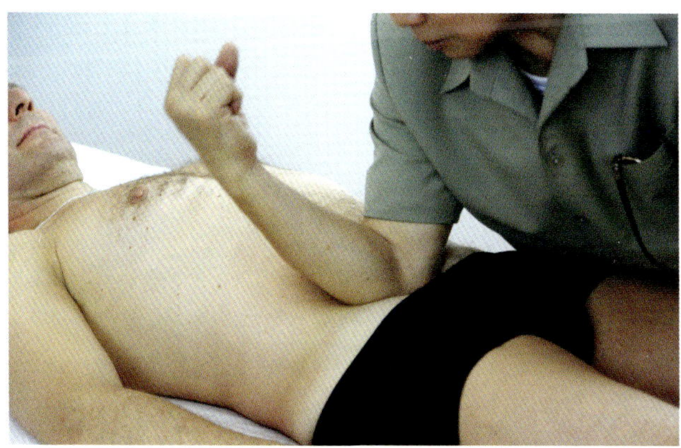

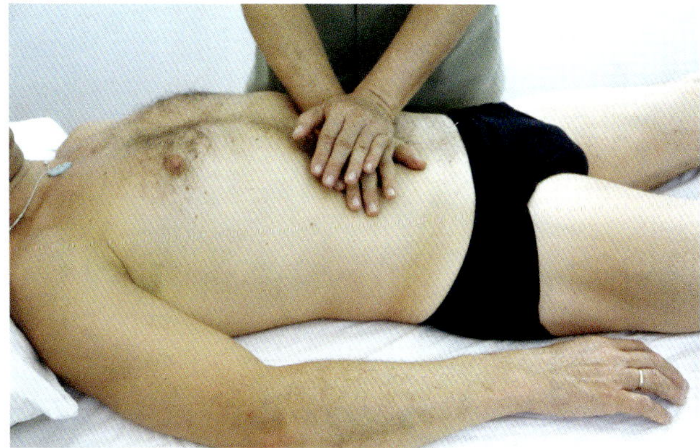

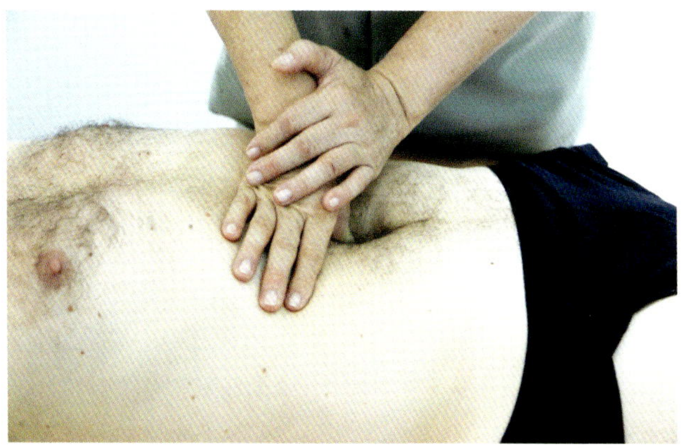

Abb. 4.1. Drei Arten, den Puls zu pumpen: mit dem Ellbogen, mit den Handinnenflächen oder mit Daumen und Fingern

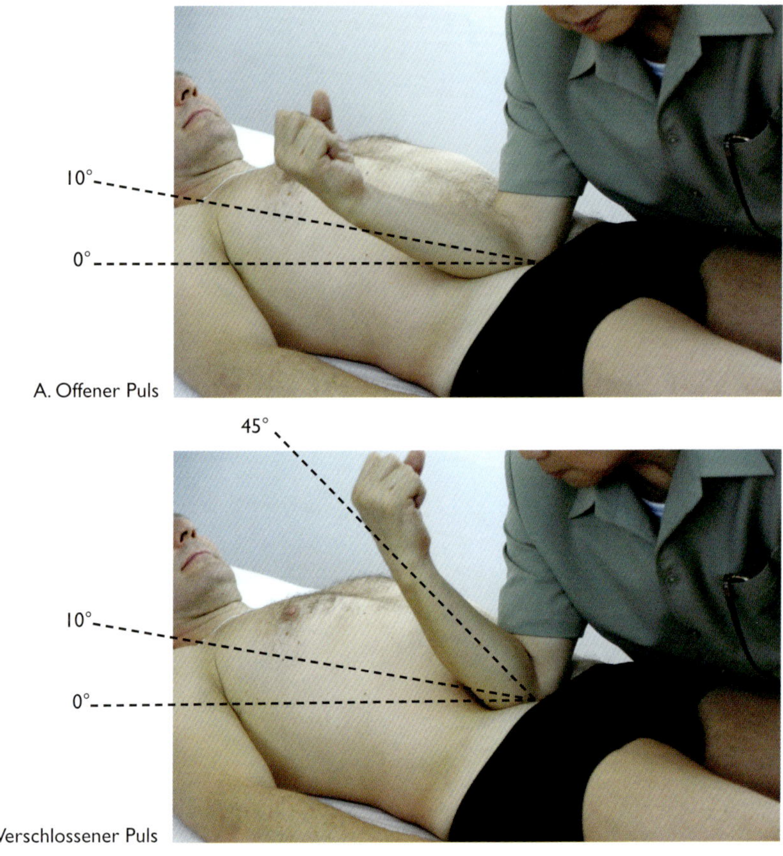

Abb. 4.2. Wenn der Unterarm einen 10°-Winkel zum Körper des Probanden bildet, öffnet sich der Puls, während ein Winkel von 45° den Druck erhöht und den Puls verschließt.

Der Ellbogen kann dabei besonders gut den Pulspunkten angepasst werden, die Handflächen sind dagegen besser geeignet für Bereiche, die empfindlich oder schwer zu erreichen sind, und Daumen oder Finger für sehr spezielle Punkte.

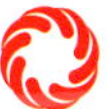

Der allgemeine Ablauf beim Pumpen des Pulses

Die richtige Zeitabstimmung ist beim Pumpen des Pulses wichtig, wobei als korrektes Intervall der Herzschlag benutzt werden sollte, allerdings ein bisschen schneller, um den Blutfluss zu beschleunigen.

1. Nehmen Sie die richtige Haltung ein. Benutzen Sie am Anfang Ellbogen, Handinnenflächen oder Finger, um den Bereich des Pulspunktes zu ertasten. Falls Sie den Ellbogen verwenden, platzieren Sie den Unterarm in einem Winkel von 10° auf dem Körper des Probanden, um Ihre Wahrnehmung zu verstärken.
2. Verbinden Sie sich mit dem Puls. Nutzen Sie Ihr Körpergewicht leicht aus Ihrem Zentrum heraus, um sanft, aber fest kontinuierlichen Druck auszu-

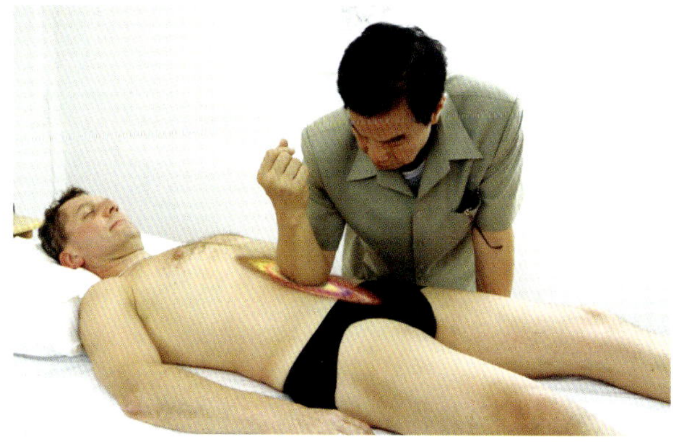

Abb. 4.3. Drücken Sie den Ellbogen mit einer kreisenden Bewegung allmählich in den Bereich des Pulses, bis Sie eine Verbindung zum Puls spüren.

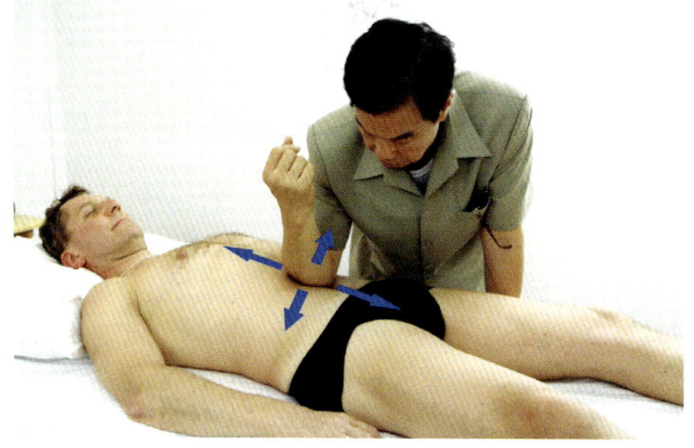

Abb. 4.4. Halten Sie den Druck aufrecht und bewegen den Ellbogen leicht in alle vier Richtungen, um Ihre Verbindung mit dem Puls zu intensivieren.

üben. Kreisen Sie mit dem Ellbogen im und gegen den Uhrzeigersinn (Abb. 4.3.), dann hinauf, herunter, links und rechts in alle vier Richtungen, bis Sie eine klare Verbindung zum Puls hergestellt haben. (Abb. 4.4.)

3. Pumpen Sie den Puls, indem Sie den Druck konstant halten und die Pump-Haltung durch das Anheben des Ellbogens von 10° zu 45° und wieder auf 10° herunter ausführen. Wiederholen Sie dies in einem gleichmäßigen Rhythmus. Pumpen Sie etwas schneller als der Herzschlag, um das Blut besser fließen zu lassen.
4. Befreien des Blutflusses: Pumpen Sie 9 Mal, halten für 3 Pulsschläge inne und pumpen dann wieder 9 Mal. Fahren Sie fort, lang und anhaltend genug zu pumpen, bis sich ein warmer Fluss durch den ganzen Körper ergießt. Normalerweise braucht man dazu 3 bis 5 Zyklen von 9 Mal pumpen. Halten und wiederholen Sie dies, bis alle Blockaden, Schmerzen oder Unbehagen verschwunden sind und ein warmes kribbelndes Gefühl auftaucht. Das ist das Zeichen dafür, dass das Blut gut fließt. Manchmal hat schon das Klären eines Pulses zur Folge, dass sich die übrigen Punkte auch klären. Zu einem anderen Zeitpunkt muss man allerdings an allen Punkten arbeiten, um mit Erfolg alle Knoten und Blockaden aufzulösen.

DEN PULS AN DER VORDERSEITE DES KÖRPERS PUMPEN

Das Pumpen an der Vorderseite des Körpers fängt typischerweise im unteren Bauch an, geht dann zur Aorta und der Hohlvene hoch in den mittleren Bauchbereich, bevor man beginnt, in der Tiefe die Nierenpulse und die Pulse der Sexualorgane zu bearbeiten.

Nach der Arbeit an den Pulsen des Bauches kann der Anwender dann hinauf zur Lunge und an den Armen entlang arbeiten.

Die unteren Bauchpulse

Die ersten Pulse, die man aktivieren sollte, sind die der »Torpunkte« des Seelentores (*Kua*) und der Windtore. Bearbeitet man die Tore im unteren

Bauch, vermindert das den inneren Druck und öffnet zugleich den Weg zur Entleerung von Giften und Ablagerungen.

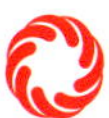

Das Pumpen des Pulses der Seelentore

Die Seelentore befinden sich in den Bereichen des Bauchs, wo auf der rechten und linken Seite die unteren Enden des Darms gelegen sind, an der Stelle, wo die Seele von Lunge und Dickdarm lokalisiert wird. Diese Seele kann dort eingeklemmt und auch zerstört werden, so sagen die Taoisten. (Abb. 4.5) Das Seelentor auf der rechten Seite ist die Bauhin'sche Klappe (Mündungsstelle des Dünndarms in den Dickdarm), die sehr klein und leicht zu blockieren ist. Auf der linken Seite ist das Sigmoid (S-förmiger Abschnitt des Dickdarms), das ebenfalls leicht verstopft werden kann. Es ist lebensnotwendig, dass die Energie durch diese Tore gehen kann, damit alle Funktionen des Körpers ausgeglichen und bei guter Gesundheit sein können.

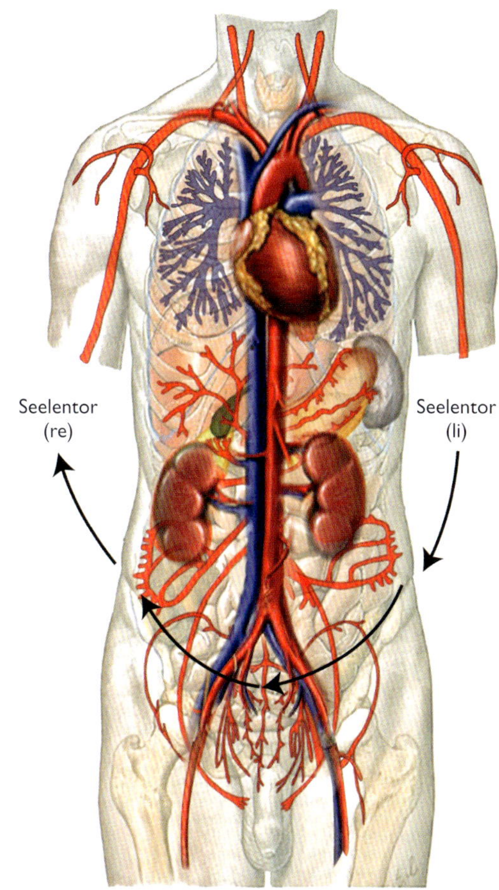

Abb. 4.5. Lokalisierung der Seelentore.
Die Pfeile zeigen die Transportrichtung innerhalb des Darms an sowie die Bewegung des Ellbogen, die von links nach rechts geht.

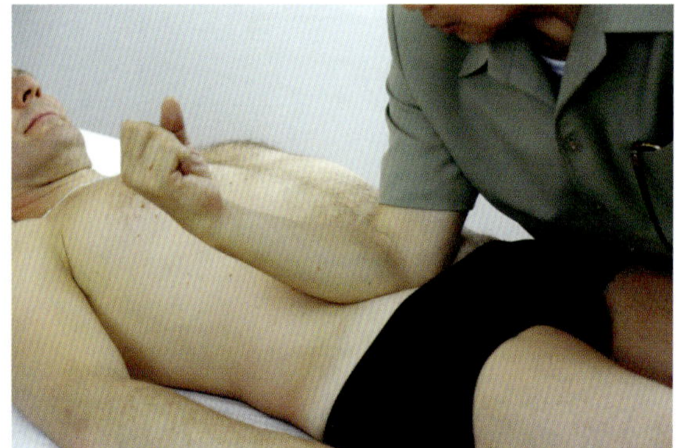

A. Beginn im 10° Winkel

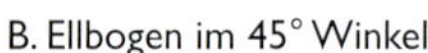

B. Ellbogen im 45° Winkel

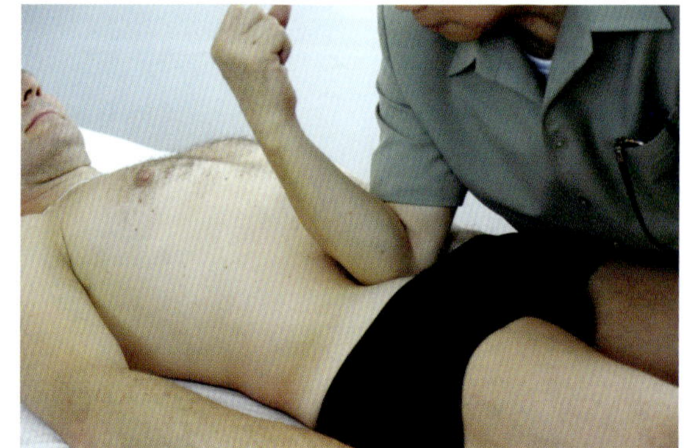

Abb. 4.6. Pumpen des Seelentors auf der rechten Seite

1. Beginnen Sie mit dem Ellbogen im Winkel von 10° am Körper des Probanden. (Abb. 4.6. A.) Lehnen Sie Ihr Körpergewicht sanft in das linke Seelentor an der Beuge des Sigmoid. Halten sie gleichmäßigen Druck, machen Sie kreisförmige Bewegungen mit dem Ellbogen im und gegen den Uhrzeigersinn, dann hinauf, hinunter, links und rechts in die vier Richtungen, bis Sie eine gute Verbindung zum Puls spüren. Nehmen Sie sich Zeit, den Pulsschlag zu finden, seien Sie geduldig.
2. Bleiben Sie bei dem gleichmäßigen Druck mit dem Ellbogen und beginnen Sie, im gleichmäßigen Rhythmus zwischen 10° und 45° zu pumpen. (Abb. 4.6. B.) Halten Sie dabei einen regelmäßigen Rhythmus ein, der ein klein wenig wenig schneller sein sollte als der gespürte Puls, um das Blut stärker fließen zu lassen.

3. Pumpen Sie 9 Mal und warten Sie für ungefähr 3 Pulsschläge ab, bis Sie den Lebensfluss im Puls spüren. Pumpen Sie wieder 9 Mal. Pumpen Sie lange und regelmäßig, bis ein warmer kribbelnder Fluss durch den ganzen Körper in Gang gesetzt ist. Normalerweise benötigt man dafür 3 bis 5 Zyklen von 9 Pump-Phasen. Wiederholen Sie dies, bis alle Blockaden, Schmerzen oder jegliches Unbehagen verschwunden sind und das Blut gut fließt.
4. Pumpen und klären Sie zuerst das linke Tor, dann das rechte.

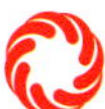

Das Pumpen der Kua-Pulse in der Leiste

Die Kua-Pulse in der Leiste sind wie Tore oder Brücken, die sich öffnen und schließen, um den Kreislauf aller Körperflüssigkeiten zu kontrollieren. Dabei geht es insbesondere um arterielles und venöses Blut, um Lymphe und die Yin-Energie in den Beckenorganen, um den Bauch und die Beine. Das Pumpen der Leistenpulse gleicht die Gefäßsysteme aus, beseitigt Gifte und Ablagerungen und fördert damit den Blutfluss in der unteren »morastigen« Region des Körpers, in der sowohl Flüssigkeiten gestaut als auch Gefäße leicht verstopft werden können. Das ist äußerst wichtig, denn diese Pulse zu regulieren und aktiv zu erhalten, ist lebensnotwendig. Die Kua-Pulse befinden sich in der Oberschenkelarterie im Leistenbereich. (Abb. 4.7.)

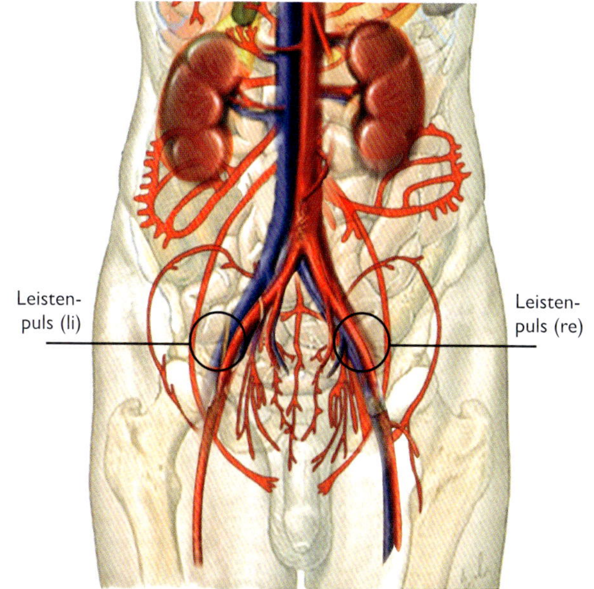

Abb. 4.7. Lage der Leistenpulse

1. Fangen Sie damit an, dass Sie Ihren Ellbogen im Winkel von 10° platzieren (Abb. 4.8.A.)

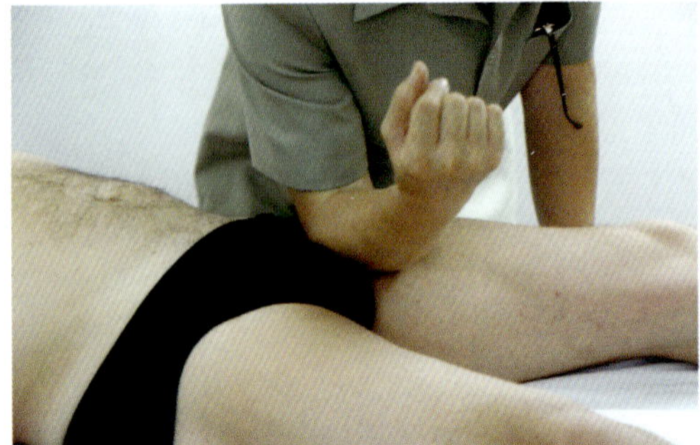

A. Beginn mit dem Ellbogen im Winkel von 10°

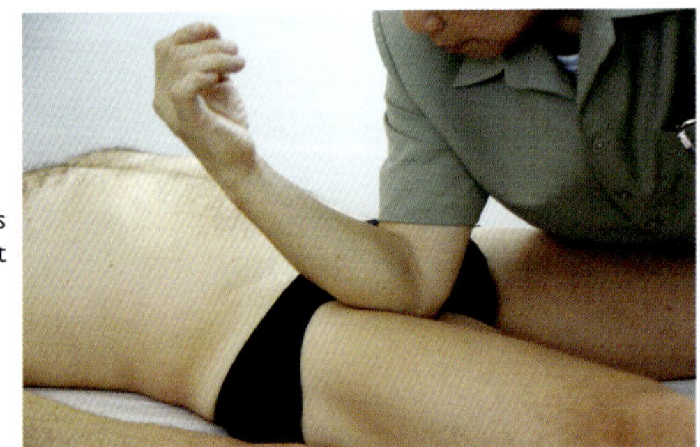

B. Finden des Pulses mit der entspannten Faust

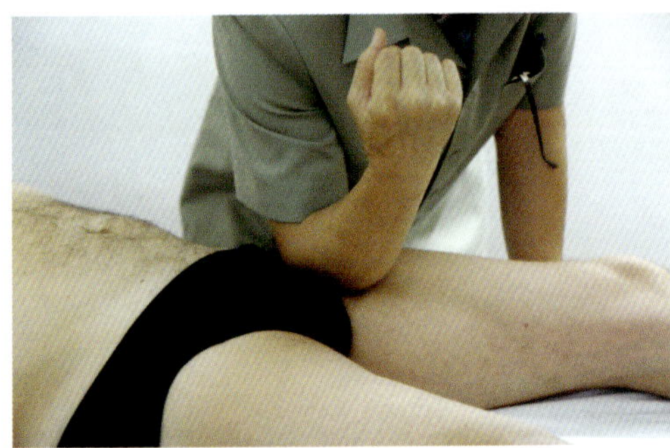

C. Im Winkel von 45° pumpen

Abb. 4.8. Das Pumpen der Pulse der Oberschenkelarterie

Ihr Gewicht sollten Sie dann sanft in den Bereich zwischen Oberschenkelarterie und Schambein in der linken Leiste verlagern. Halten Sie gleichmäßigen Druck, bewegen Sie den Ellbogen spiralförmig mit und gegen den Uhrzeigersinn, bis Sie etwas tiefer einsinken, dann hinauf und hinunter, links und rechts, bis Sie eine gute Verbindung zum Puls spüren. (Abb. 4.8.B.) Nehmen Sie sich Zeit und haben Sie Geduld.

2. Üben Sie gleichmäßigen Druck mit dem Ellbogen aus und beginnen Sie mit dem Pumpen im Wechsel von Öffnen und Schließen, 10° und 45° auf dem Körper des Probanden. (Abb. 4.8.C.) Behalten Sie den regelmäßigen Rhythmus bei, ein wenig schneller als der gefundene, um einen guten Blutfluss zu erzeugen.
3. Pumpen Sie 9 Mal, dann für ungefähr 3 Pulsschläge halten, bis Sie den Lebensfluss im Puls spüren. Pumpen Sie wieder 9 Mal beziehungsweise so lange, bis ein warmer, kribbelnder Strom durch den ganzen Körper fließt. Normalerweise braucht man dazu 3 bis 5 Zyklen von 9 Pump-Phasen. Wiederholen Sie dies, bis alle Blockaden, Schmerzen oder Unbehagen verschwunden sind und das Blut gut fließt.
4. Zuerst pumpen und klären Sie den linken, dann den rechten Puls.

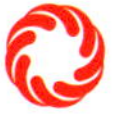

Den Nabelpuls, die acht Windtore und den Puls des Tan Tien pumpen

Wenn man die Windtore pumpt, muss man darauf achten, dass der Unterarm immer zum Nabel hin gerichtet ist, damit der freigesetzte Wind auch herausströmen kann. Öffnen Sie die Windtore in der Anordnung nach dem Pakua des späteren Himmels, wie in Abbildung 4.9. gezeigt.

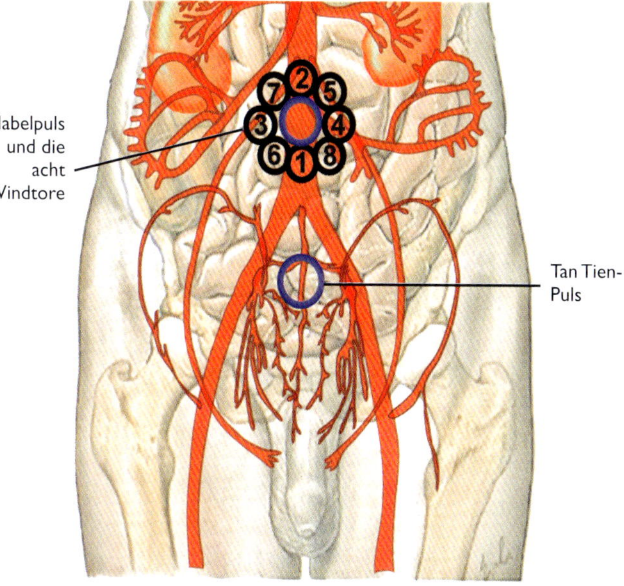

Abb. 4.9. Lage des Nabelpulses, der acht Windtore in der Anordnung im Pakua des späteren Himmels und des Tan Tien

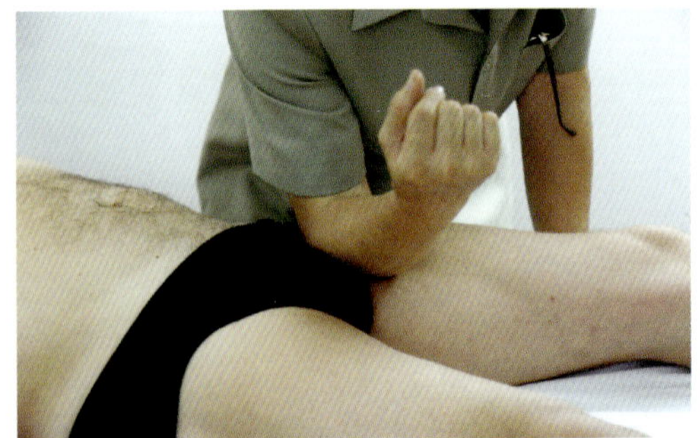

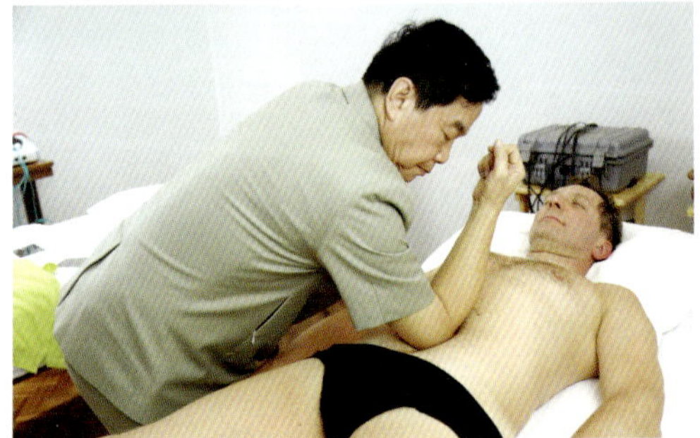

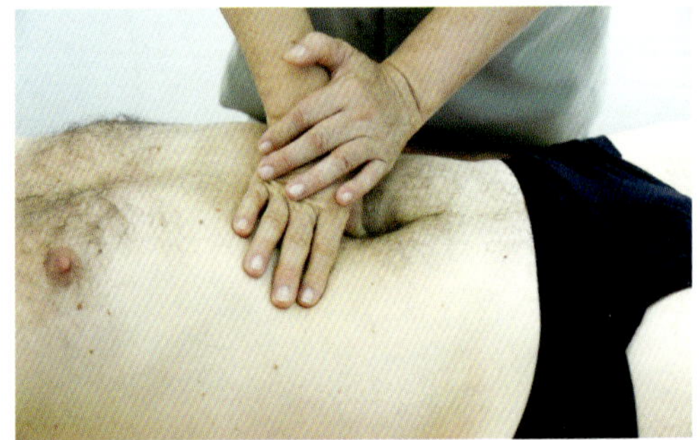

Abb. 4.10. Pumpen der Nabelpulse und der acht Windtore mit Ellbogen und Daumen

1. Fangen Sie damit an, dass Sie mit Ihrem Ellbogen im Winkel von 10° Ihr Gewicht sanft in den Nabelpuls verlagern. (Abb. 4.10.) Halten Sie gleichmäßigen Druck, kreisen Sie mit dem Ellbogen spiralig im und gegen den Uhrzeigersinn, bis Sie etwas tiefer einsinken können, dann hinauf und herunter, links und rechts, bis Sie eine gute Verbindung zum Puls spüren. (Abb. 4.8. B.) Nehmen Sie sich Zeit und haben Sie Geduld.

2. Üben Sie gleichmäßigen Druck mit dem Ellbogen aus und fangen Sie mit dem Pumpen im Wechsel von Öffnen und Schließen an, die Winkel jeweils 10° und 45° auf dem Körper des Probanden. Behalten Sie den regelmäßigen Rhythmus bei, ein wenig schneller als der gefundene, um einen guten Blutfluss zu erzeugen.
3. Pumpen Sie 9 Mal, dann für ungefähr 3 Pulsschläge halten, bis Sie den Lebensfluss im Puls spüren. Pumpen Sie wieder 9 Mal beziehungsweise so lange, bis ein warmer, kribbelnder Strom durch den ganzen Körper fließt. Normalerweise braucht man dazu 3 bis 5 Zyklen von 9 Pump-Phasen. Wiederholen Sie dies, bis alle Blockaden, Schmerzen oder Unbehagen verschwunden sind und das Blut gut fließt.
4. Wiederholen Sie Schritt 1 bis 3 an jedem der acht Winde und dann am Tan Tien-Puls. Für diese Pulse kann auch der Daumen benutzt werden.

Pumpen der Aorta, der Hohlvene und der umgebenden Pulse im mittleren Bauch

Nun, da die unteren Pulse aktiviert sind, kann man mit dem Pumpen von Aorta und Hohlvene, den Hauptpulsen im Bereich des Solarplexus, beginnen. (Abb. 4.11.) Dieses Pumpen aktiviert den Mittleren Erwärmer und die Funktionen von Leber und Verdauungsorganen. Wenn man mit der Aorta arbeitet, ist es wichtig, zuerst die Hohlvene und das venöse System zu klären und zu aktivieren und jegliche

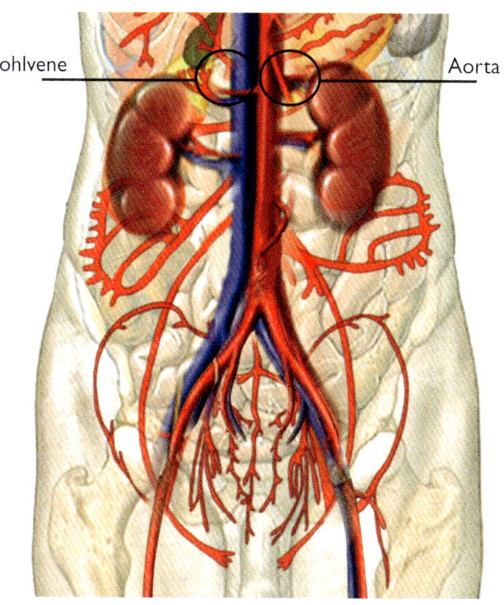

Abb. 4.11. Lage von Aorta und Hohlvene, leicht seitlich der Mittellinie

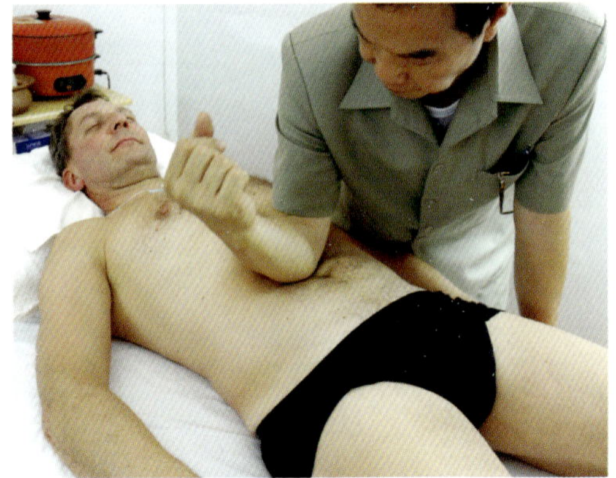

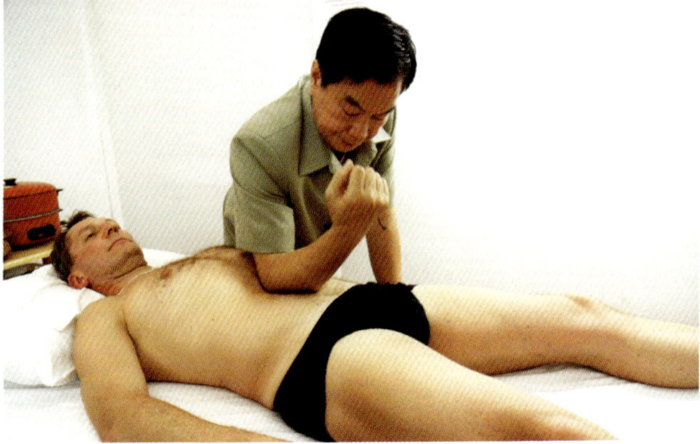

Abb. 4.12. Pumpen des Aortenpulses und der Hohlvene

Verstopfung in den Gefäßen zu bereinigen. Das Klären führt zu mehr Raum für zurückfließendes Blut, verbessert aber gleichzeitig auch den Blutfluss im arteriellen System.

Allgemeiner Ablauf: Wenn man an Aorta und Hohlvene arbeitet, geht man im Bereich der Brustbeinspitze und des Nabels hinunter und hinauf. Der Anwender platziert seinen Ellbogen unterhalb der Brustbeinspitze, pumpt den Puls und bewegt den Ellbogen nach jeder Pumpsequenz ein bisschen weiter in Richtung Nabel und wieder nach oben zur Brustbeinspitze, bis er einen harmonischen Fluss im mittleren Bauchbereich erzielt hat.

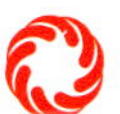

Den Aortenpuls und den Puls der Hohlvene pumpen

1. Finden Sie zuerst den Aortenpuls. Beginnen Sie damit, mit Ihrem Ellbogen im Winkel von 10° Ihr Gewicht sanft auf den Aortenpuls unterhalb der Brustbeinspitze links von der Mittellinie zu verlagern. (Abb. 4.12.) Halten Sie gleichmäßigen Druck, spiralisieren Sie mit dem Ellbogen mit und gegen den Uhrzeigersinn, bis Sie etwas tiefer einsinken können, dann hinauf und herunter, links und rechts, bis Sie eine gute Verbindung zum Puls spüren. (Abb. 4.8. B.) Nehmen Sie sich Zeit und haben Sie Geduld.
2. Erspüren Sie, ob der Aortenpuls einen regelmäßigen oder unregelmäßigen Rhythmus hat, ob er sich schwach anfühlt, langsam oder inaktiv, oder im Gegenteil zu schnell oder zu stark. Bewegen Sie die Hohlvene oder den dazugehörigen Puls, um den langsamen Rückfluss des Blutes zu beschleunigen, was zur Folge hat, dass sich Verstopfungen auflösen. Die Hohlvene lässt sich nicht leicht ertasten, weil ihr Puls viel langsamer ist und tiefer liegt als der der Aorta. Und wieder, seien Sie geduldig.
3. Wenn Sie dann den Puls der Hohlvene geortet haben, üben Sie gleichmäßigen Druck mit dem Ellbogen aus und fangen mit dem Pumpen an im Wechsel von Öffnen und Schließen, 10° und 45° auf dem Körper des Probanden. Behalten Sie den regelmäßigen Rhythmus bei, ein wenig schneller als der gefundene, um einen guten Blutfluss zu erzeugen.
4. Pumpen Sie 9 Mal, dann für ungefähr 3 Pulsschläge halten, bis Sie den Lebensfluss im Puls spüren. Pumpen Sie wieder 9 Mal beziehungsweise so lange, bis ein warmer, kribbelnder Strom durch den ganzen Körper fließt. Normalerweise braucht man dazu 3 bis 5 Zyklen von je 9 Pump-Phasen. Wiederholen Sie dies, bis alle Blockaden, Schmerzen oder Unbehagen verschwunden sind und das Blut gut fließt.
5. Wenden Sie sich wieder dem Aorten-/Arterienpuls zu und spüren den Unterschied im Fluss, in der Regelmäßigkeit und im Rhythmus. Beachten Sie, dass das Klären der venösen Blutgefäße innere Blockaden reguliert und das arterielle Blut besser fließen lässt.

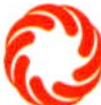

Das Pumpen des Leberpulses

Den Leberpuls findet man an den Wurzeln der Leberarterie und Lebervene, leicht rechts vom Aortenpuls, direkt unter der Brustbeinspitze. (Abb. 4.13.)

1. Beginnen Sie damit, mit Ihrem Ellbogen im Winkel von 10° Ihr Gewicht sanft auf den Leberpuls leicht rechts von Aorta und Vene zu verlagern. (Abb. 4.14.) Halten Sie gleichmäßigen Druck, kreisen Sie mit dem Ellbogen im und gegen den Uhrzeigersinn, bis Sie etwas tiefer einsinken, dann hinauf und herunter, links und rechts, bis Sie eine gute Verbindung zum Puls spüren. Nehmen Sie sich Zeit und seien Sie geduldig.
2. Üben Sie gleichmäßigen Druck mit dem Ellbogen aus und beginnen Sie mit dem Pumpen im Wechsel von Öffnen und Schließen, 10° und 45° auf dem Körper des Probanden. Behalten Sie den regelmäßigen Rhythmus bei, aber seien Sie ein wenig schneller als der gefundene, um einen guten Blutfluss zu erzeugen.
3. Pumpen Sie 9 Mal, dann für ungefähr 3 Pulsschläge halten, bis Sie den Lebensfluss im Puls spüren. Pumpen Sie wieder 9 Mal beziehungsweise so lange, bis ein warmer, kribbelnder Strom durch den ganzen Körper fließt. Normalerweise braucht man dazu 3 bis 5 Zyklen von 9 Pump-Phasen. Wiederholen Sie das, bis alle Blockaden, Schmerzen oder etwaiges Unbehagen verschwunden sind und das Blut gut fließt.
4. Erspüren Sie, ob der Leberpuls einen regelmäßigen oder unregelmäßigen

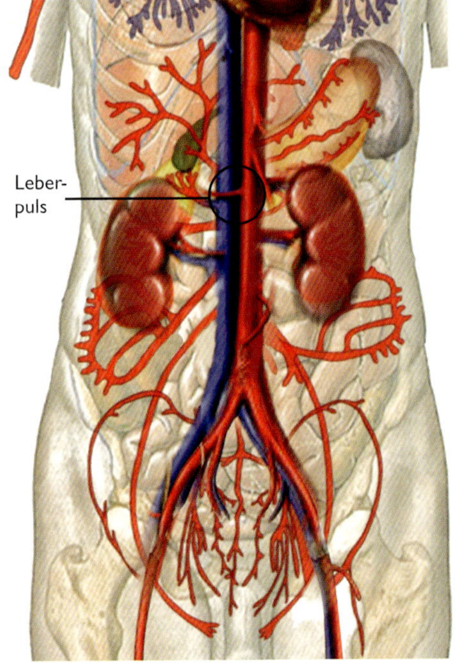

Abb. 4.13. Lage des Leberpulses

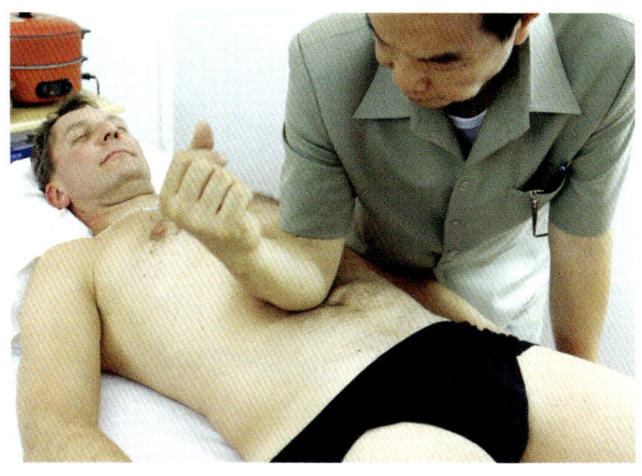
Abb. 4.14. Pumpen des Leberpulses

Rhythmus hat, ob er sich vielleicht schwach anfühlt, langsam oder inaktiv ist oder im Gegenteil zu schnell oder zu stark. Bewegen Sie die Hohlvene oder den dazugehörigen Puls. Die Hohlvene ist nicht ganz leicht auszumachen, weil ihr Puls viel langsamer ist und tiefer liegt als der der Aorta.

5. Drücken und pumpen Sie die Hohlvene oder den Venenpuls, um das langsamer zurückfließende Blut zu beschleunigen, so als ob Sie einen Verkehrsstau auflösen. Der Venenpuls ist nicht leicht zu finden, da er sehr langsam und breit ist, aber haben Sie Geduld. Bitten Sie den Puls um Rückmeldung, und Sie werden die Erfahrung machen, dass sich alle Blockaden durch die Pumptechnik auflösen.
6. Wenden Sie sich wieder dem Aorten-/Arterienpuls zu und spüren den Unterschied im Fluss, in der Regelmäßigkeit und im Rhythmus. Beobachten Sie, dass das Klären des venösen Blutes innere Blockaden reguliert und das arterielle Blut ebenfalls besser fließen lässt.

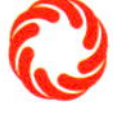

Den Puls der Verdauungsorgane pumpen: Milz/Bauchspeicheldrüse/Magen

Diesen Puls findet man an der Wurzel der Milzarterie und Milzvene, links von Aorta und Vene. (Abb. 4.15.)

1. Beginnen Sie damit, mit Ihrem Ellbogen im Winkel von 10° Ihr Gewicht sanft auf den Puls der Verdauungsorgane leicht links von Aorta und Vene unter der Brustbeinspitze zu verlagern. (Abb. 4.16.) Halten Sie gleichmä-

ßigen Druck und führen Sie mit dem Ellbogen spiralförmige Bewegungen in Richtung Uhrzeigersinn und dagegen aus, bis Sie etwas tiefer einsinken, dann hinauf und herunter, links und rechts, bis Sie eine gute Verbindung zum Puls spüren. Nehmen Sie sich Zeit und haben Sie Geduld.

2. Üben Sie gleichmäßigen Druck mit dem Ellbogen aus und beginnen Sie mit dem Pumpen im Wechsel von Öffnen und Schließen, 10° und 45° auf dem Körper des Probanden. Behalten Sie den regelmäßigen Rhythmus bei, der ein wenig schneller als der gefundene sein sollte, um einen guten Blutfluss zu erzeugen.
3. Pumpen Sie 9 Mal, dann für ungefähr 3 Pulsschläge halten, bis Sie den Lebensfluss im Puls spüren. Pumpen Sie wieder 9 Mal beziehungsweise so lange, bis ein warmer, kribbelnder Strom durch den ganzen Körper fließt. Normalerweise braucht man dazu 3 bis 5 Zyklen von je 9 Pump-Phasen. Wiederholen Sie dies, bis alle Blockaden, Schmerzen und jegliches Unbehagen verschwunden sind und das Blut gut fließt.
4. Erspüren Sie, ob der Puls der Verdauungsorgane einen regelmäßigen oder unregelmäßigen Rhythmus hat, ob er sich schwach anfühlt, langsam oder inaktiv oder im Gegenteil zu schnell oder zu stark ist. Bewegen Sie dann die Hohlvene oder den dazugehörigen Puls. Die Hohlvene ist nicht ganz leicht auszumachen, weil ihr Puls viel langsamer ist und tiefer liegt als der der Aorta.
5. Drücken und pumpen Sie die Hohlvene oder den Venenpuls, um das langsamer zu-

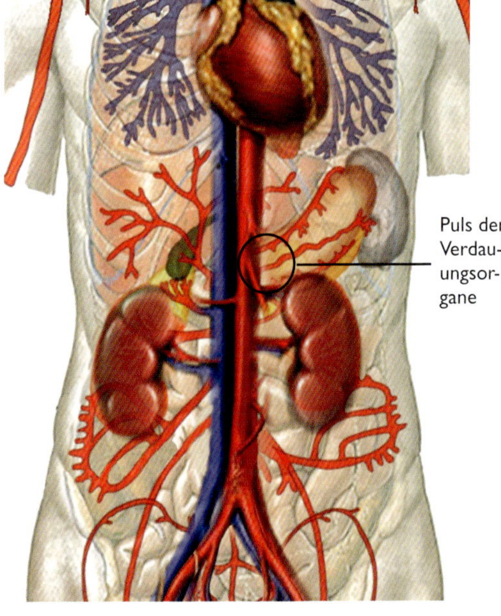

Abb. 4.15. Lage des Pulses der Verdauungsorgane

rückfließende Blut zu beschleunigen, so als ob Sie einen Verkehrsstau auflösen. Der Venenpuls ist nicht leicht zu finden, da er sehr langsam und breit ist, aber seien Sie geduldig. Bitten Sie den Puls um Rückmeldung und Sie werden erfahren, dass sich alle Blockaden durch die Pumptechnik auflösen.

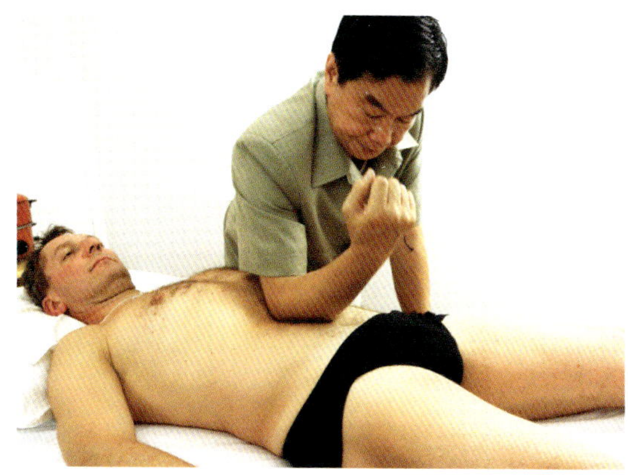

Abb. 4.16. Den Puls der Verdauungsorgane pumpen

6. Wenden Sie sich wieder dem Aorten-/Arterienpuls zu und spüren Sie den Unterschied im Fluss, in der Regelmäßigkeit und im Rhythmus. Beachten Sie, dass das Klären des venösen Blutes innere Blockaden reguliert und das arterielle Blut besser fließen lässt.

Der Puls von Nieren und Sexualorganen

Die Klärung des Pulses um Aorta und Hohlvene bringt allmählich den Puls von Nieren und Sexualorganen zum Vorschein, die tiefen, sanften Druck erfordern. Wenn man diese Pulse pumpt, verbinden sich das arterielle und venöse Blut mit mehr Chi und entgiften die Nieren, die Adrenalindrüsen (Nebennieren) sowie die Beckenorgane und steigern deren Funktionsfähigkeit. Wenn das aus den Venen zurückfließende Blut in den Nieren blockiert ist, verbleiben dort Gifte und Ablagerungen und blockieren den Energiefluss im unteren Rücken und in den Psoas-Muskeln, wo sie »kalte Winde« hervorrufen, die sich dann wiederum in allen Gelenken des Körpers ansammeln können. Das Pumpen dieser Pulse aktiviert das arterielle Blut, indem es zu besserer Versorgung und zum besseren Schutz beiträgt und gleichzeitig das zurückfließende Blut dazu bringt, Gifte und Ablagerungen auszuschwemmen.

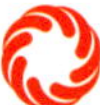

Pumpen der Nierenpulse

Man findet die Nierenpulse an den Wurzeln der Nierenarterien und -venen rechts und links von Aorta und Hohlvene. (Abb. 4.17.)

1. Fangen Sie damit an, dass Sie mit Ihrem Ellbogen im Winkel von 10° Ihr Gewicht sanft auf den Nierenpuls leicht links von Aorta und Vene zwischen Nabel und Brustbeinspitze verlagern. (Abb. 4.18.) Halten Sie gleichmäßigen Druck, kreisen Sie mit dem Ellbogen spiralig im und gegen den Uhrzeigersinn, bis Sie etwas tiefer einsinken, dann hinauf und herunter, links und rechts, bis Sie eine gute Verbindung zum Puls spüren. Nehmen Sie sich Zeit und haben Sie Geduld.
2. Üben Sie gleichmäßigen Druck mit dem Ellbogen aus und fangen Sie mit dem Pumpen im Wechsel von Öffnen und Schließen an, 10° und 45° auf dem Körper des Probanden. Behalten Sie den regelmäßigen Rhythmus bei, der ein wenig schneller als der gefundene sein sollte, um einen guten Blutfluss zu erzeugen.
3. Pumpen Sie zunächst 9 Mal, dann für ungefähr 3 Pulsschläge halten, bis Sie den Lebensfluss im Puls spüren. Pumpen Sie wieder 9 Mal beziehungsweise so lange, bis ein warmer, kribbelnder Strom durch den ganzen Körper fließt. Normalerweise braucht man dazu 3 bis 5 Zyklen von 9 Pump-Phasen. Wiederholen Sie dies, bis alle Blockaden, Schmerzen oder jegliches Unbehagen verschwunden sind und das Blut gut fließt.

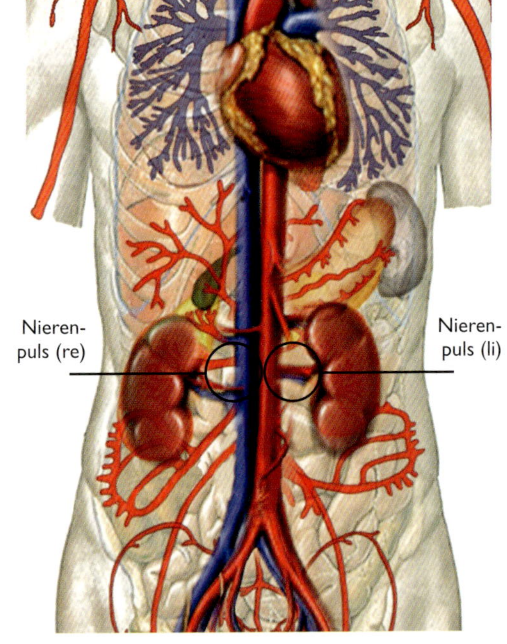

Abb. 4.17. Lage der Nierenpulse

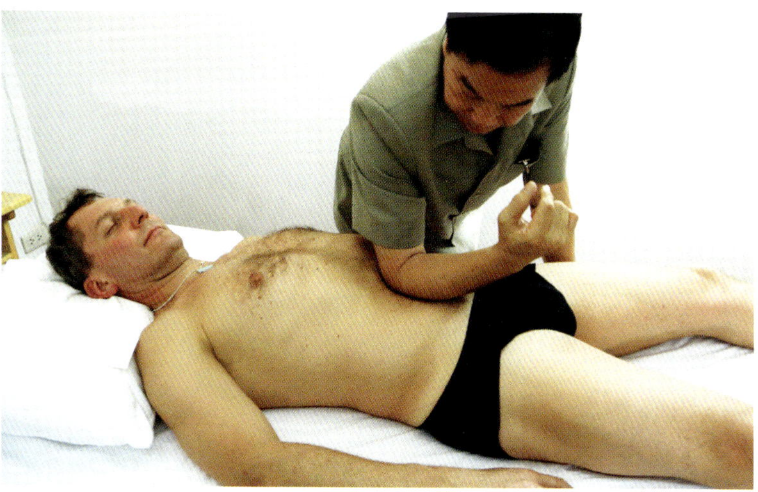

Abb. 4.18. Pumpen der Nierenpulse

4. Wiederholen Sie Schritt 1 bis 3 mit dem rechten Nierenpuls.

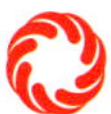

Pumpen der Genitalpulse

Ähnlich der energetischen Funktion der Nieren sind die Geschlechtsorgane Ursprung unserer primären Energie und hormoneller Funktionen. Während der embryonalen Entwicklung sind die Nieren- und Keimdrüsenarterien sehr nahe verbunden, und aus diesem Grund findet man die Pulspunkte der Geschlechtsorgane zwischen Nieren- und Nabelpulsen. Das Pumpen der Genitalpulse ist wichtig für die Versorgung des arteriellen Blutes und das Klären des venösen Blutes hin und weg von den Geschlechtsorganen, sodass sie wirkungsvoll die Sexualhormone zur Verjüngung aller Körperzellen, insbesondere der Gehirnzellen, produzieren können. Sie finden den Puls der Geschlechtsorgane an der Wurzel der Keimdrüsenarterie auf Aorta und Hohlvene, direkt über dem Nabel. (Abb. 4.19.)

1. Beginnen Sie damit, mit Ihrem Ellbogen im Winkel von 10° Ihr Gewicht sanft auf den Puls der Geschlechtsorgane direkt neben Nieren- und Nabelpuls zu verlagern. (Abb. 4.20.) Halten Sie gleichmäßigen Druck, kreisen

Sie mit dem Ellbogen im und gegen den Uhrzeigersinn, bis Sie etwas tiefer einsinken, dann hinauf und herunter, links und rechts, bis Sie eine gute Verbindung zum Puls spüren. Nehmen Sie sich Zeit und haben Sie Geduld.

2. Üben Sie gleichmäßigen Druck mit dem Ellbogen aus und fangen Sie mit dem Pumpen im Wechsel von Öffnen und Schließen an, 10° und 45° auf dem Körper des Probanden. Behalten Sie den regelmäßigen Rhythmus bei, ein wenig schneller als der gefundene, um einen guten Blutfluss zu erzeugen.
3. Pumpen Sie auf diese Weise 9 Mal und halten dann für ungefähr 3 Pulsschläge, bis Sie den Lebensfluss im Puls spüren. Pumpen Sie dann wieder 9 Mal beziehungsweise so lange, bis ein warmer, kribbelnder Strom durch den gesamten Körper

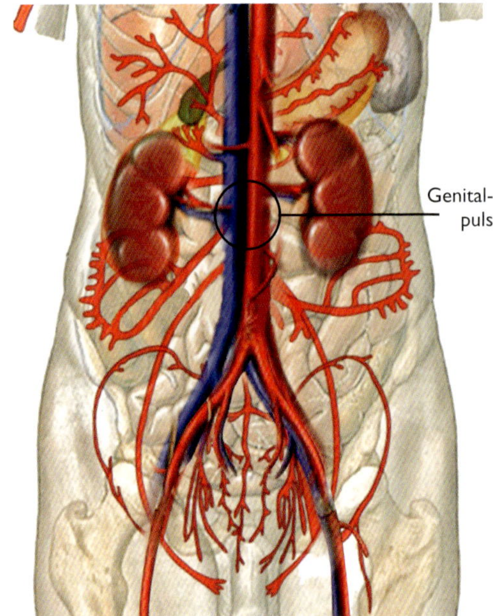

Abb. 4.19. Lage des Genitalpulses

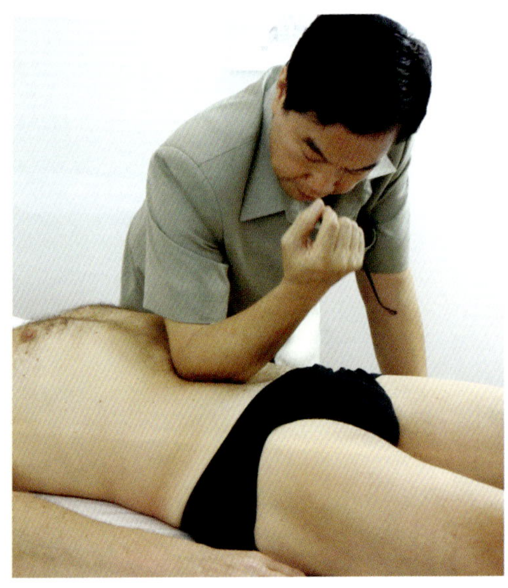
Abb. 4.20. Pumpen des genitalen Organpulses

fließt. Normalerweise braucht man dazu 3 bis 5 Zyklen von 9 Pump-Phasen. Wiederholen Sie das Ganze, bis alle Blockaden, Schmerzen und jegliches Unbehagen verschwunden sind und das Blut gut fließt.

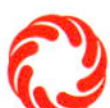

Pumpen des Leistenpulses

Das Pumpen des Leistenpulses macht die Leistenbänder wieder locker, die durch emotionalen Stress, Verstopfung im Unterbauch und langes Sitzen sehr fest geworden sind. Diese Bänder haben sich oft mit den Muskeln, den Nerven und dem Gewebe der Psoas-Muskeln verwickelt. Das Pumpen des Leistenpulses verbessert sowohl den Fluss des Blutes in diese Bereiche als auch in die Beckenorgane, in die Gebärmutter, die Prostata, den Anus und die Blase.

Die Leistenpulse können in der Beckenhöhle direkt am Beckenkamm gefunden werden. (Abb. 4.21.)

1. Fangen Sie wieder damit an, dass Sie mit Ihrem Ellbogen im Winkel von 10° Ihr Gewicht auf den linken Leistenpuls verlagern. Halten Sie gleichmäßigen Druck, führen Sie mit dem Ellbogen kreisende Bewegungen im und gegen den Uhrzeigersinn aus, bis Sie etwas tiefer einsinken, dann hinauf und herunter, links und rechts, bis Sie eine gute Verbindung zum Puls spüren. Nehmen Sie sich Zeit und haben Sie Geduld.

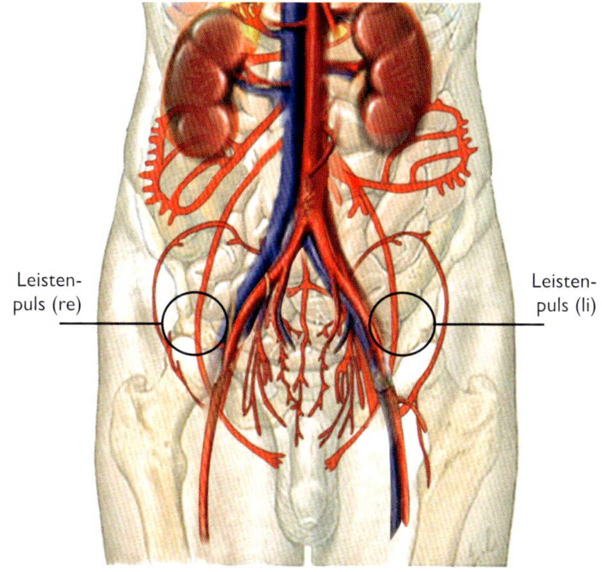

Abb. 4.21. Lage des Leistenpulses

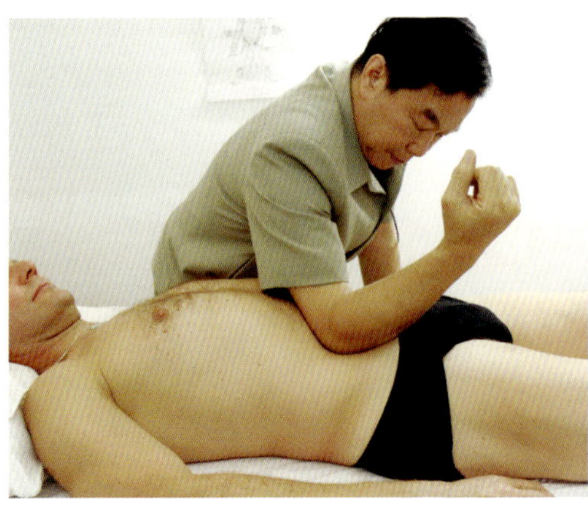

Abb. 4.22. Pumpen des Leistenpulses

2. Üben Sie gleichmäßigen Druck mit dem Ellbogen aus und fangen Sie mit dem Pumpen im Wechsel von Öffnen und Schließen an, 10° und 45° auf dem Körper des Probanden. Behalten Sie den regelmäßigen Rhythmus bei, aber führen Sie ihn ein wenig schneller als den gefundenen aus, um einen guten Blutfluss zu erzeugen.
3. Pumpen Sie 9 Mal, dann für ungefähr 3 Pulsschläge halten, bis Sie den Lebensfluss im Puls spüren. Pumpen Sie wieder 9 Mal beziehungsweise so lange, bis ein warmer, kribbelnder Strom durch den ganzen Körper fließt. Normalerweise braucht man dazu 3 bis 5 Zyklen von 9 Pump-Phasen. Wiederholen Sie dies, bis alle Blockaden, Schmerzen und jegliches Unbehagen verschwunden sind und das Blut gut fließt.
4. Wiederholen Sie den gleichen Ablauf am rechten Leistenpuls. (Abb. 4.22.)

Pumpen der Pulse von Lunge und Armen

Wenn die Pulse des Bauchraums aktiviert sind, ist der nächste vitalisierende Schritt, den Atem der Po-Seele (Seele von Lunge und Dickdarm) im Körper zu entlasten. Danach verbessert der Armpuls den Blutfluss von und hin zu Herz und Lunge und gleicht den Druck im Brustkorb aus.

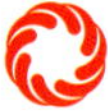 Pumpen der Lungenpulse

Das Pumpen der Lungenpulse aktiviert den Austausch von Sauerstoff und kohlenstoffhaltigen Gasen im Oberen Erwärmer, um arterielles Blut wieder aufzufrischen und das rückfließende Blut zu reinigen. Die Lungenpulse findet man in der Achselhöhlenarterie, gelegen in der Mulde zwischen dem Schultergelenk, direkt unter dem Schlüsselbein, und dem Oberarmgelenk. (Abb. 4.23.) Dieser Bereich ist sehr empfindlich, also arbeiten Sie sanft mit dem Ellbogen oder benutzen sogar vorzugshalber die Handflächentechnik.

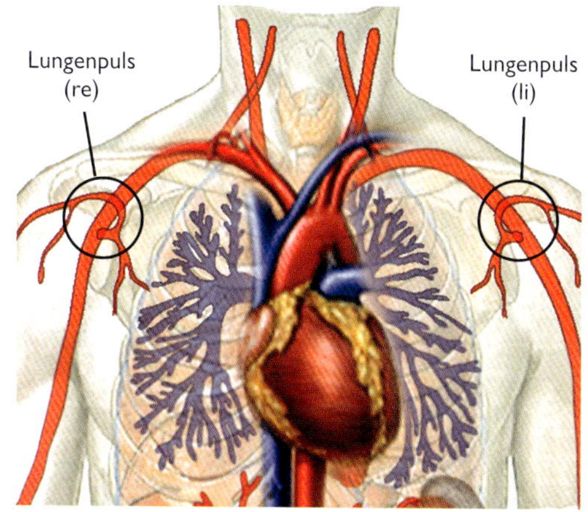

Abb. 4.23. Lage der Lungenpulse

1. Legen Sie hierzu die linke Hand über die rechte und benutzen Sie Ihr Körpergewicht, um mit dem rechten Handballen auf den linken Lungenpuls zu pressen. (Abb. 4.24.) Behalten Sie den Druck so lange bei, bis Sie fühlen, dass Sie tiefer einsinken, dann verändern Sie den Druck, bewegen die Hand hinauf, herunter, links und rechts, bis Sie eine Verbindung zum Puls spüren. Nehmen Sie sich Zeit, den Puls zu finden, und haben Sie Geduld.

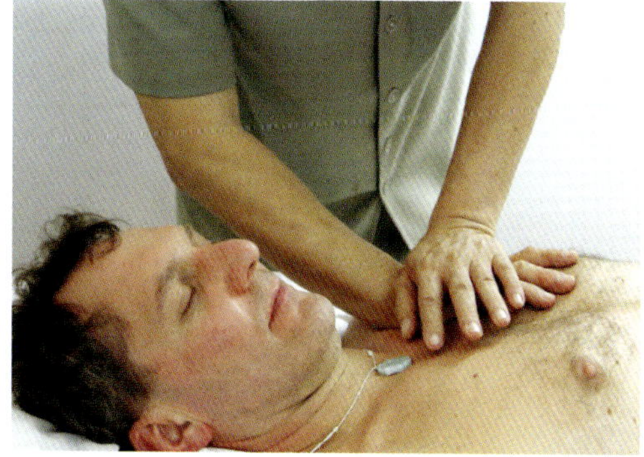

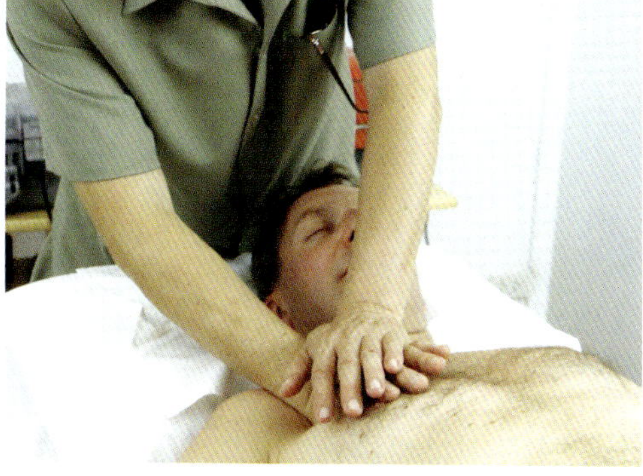
Abb. 4.24. Pumpen der Lungenpulse mit der Handfläche

2. Behalten Sie den Druck mit der rechten Hand bei und fangen Sie an, den Puls zu pumpen. Bleiben Sie bei einem gleichmäßigen Rhythmus, leicht schneller als der gefundene, um das Blut besser fließen zu lassen.
3. Pumpen Sie 9 Mal, dann für ungefähr 3 Pulsschläge halten, bis Sie den Lebensfluss im Puls spüren. Pumpen Sie wieder 9 Mal beziehungsweise so lange, bis ein warmer, kribbelnder Strom durch den ganzen Körper fließt. Normalerweise braucht man dazu 3 bis 5 Zyklen von 9 Pump-Phasen. Wiederholen Sie dies, bis alle Blockaden, Schmerzen und jegliches Unbehagen verschwunden sind und das Blut gut fließt.
4. Wiederholen Sie den Ablauf mit dem rechten Lungenpuls.

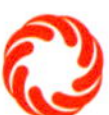

Pumpen der Armpulse

Das Pumpen der Armpulse verbessert die Blutzirkulation zu und vom Herzen und der Lunge. Die lymphatischen Ganglien in der Mulde der Achselhöhle sind an dieser Stelle wichtig für das Immunsystem. Der Armpuls kann an der Basis der Achselhöhle gespürt werden, wenn Sie die Oberarmarterie gegen den Oberarmknochen drücken. (Abb. 4.25.)

1. Beginnen Sie damit, mit Ihren Handflächen Druck auf den linken Armpulspunkt auszuüben. (Abb. 4.26.) Verlagern Sie ganz sanft Ihr Körpergewicht auf den Puls der Oberarmarterie und drücken Sie diesen gegen den Oberarmknochen. Behalten Sie den Druck so lange bei, bis Sie fühlen, dass Sie tiefer einsinken, dann verändern Sie den Druck, bewegen die Hand hinauf, herunter, links und rechts, bis Sie eine Verbindung zum Puls spüren. Nehmen Sie sich Zeit, den Puls zu finden, und haben Sie Geduld.

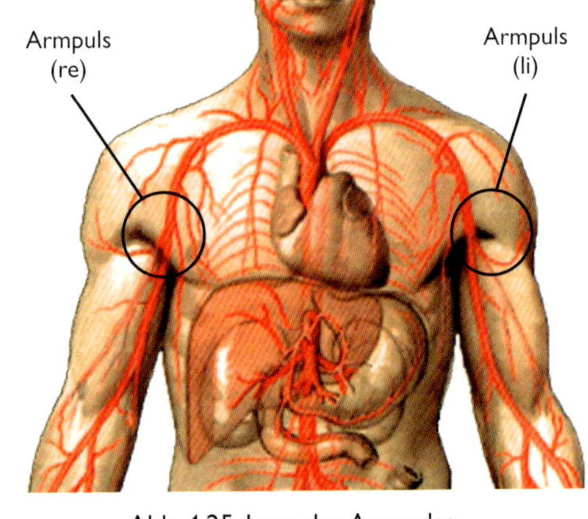

Abb. 4.25. Lage der Armpulse

2. Behalten Sie den Druck nun mit der Handfläche bei und fangen Sie an, den Puls zu pumpen. Anschließend bleiben Sie bei einem gleichmäßigen Rhythmus, leicht schneller als der gefundene, um das Blut besser fließen zu lassen.
3. Pumpen Sie 9 Mal, dann für ungefähr 3 Pulsschläge halten, bis Sie den Lebensfluss im Puls spüren. Pumpen Sie wieder 9 Mal beziehungsweise so lange, bis ein warmer, kribbelnder Strom durch den ganzen Körper fließt. Normalerweise braucht man dazu 3 bis 5 Zyklen von 9 Pump-Phasen. Wiederholen Sie dies, bis alle Blockaden, Schmerzen und jegliches Unbehagen verschwunden sind und das Blut gut fließt.
4. Wiederholen Sie den gleichen Ablauf am rechten Armpuls.

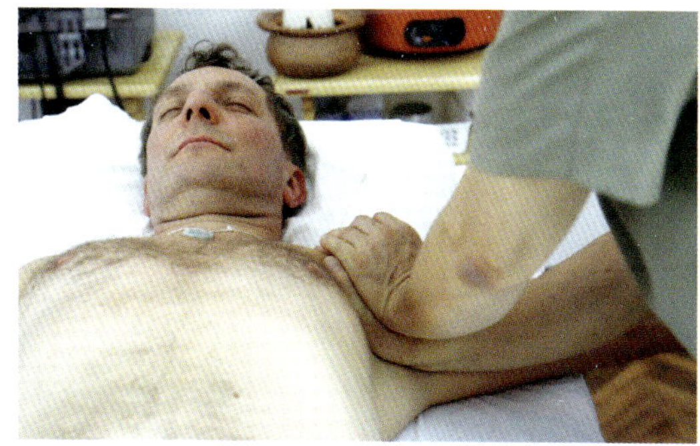

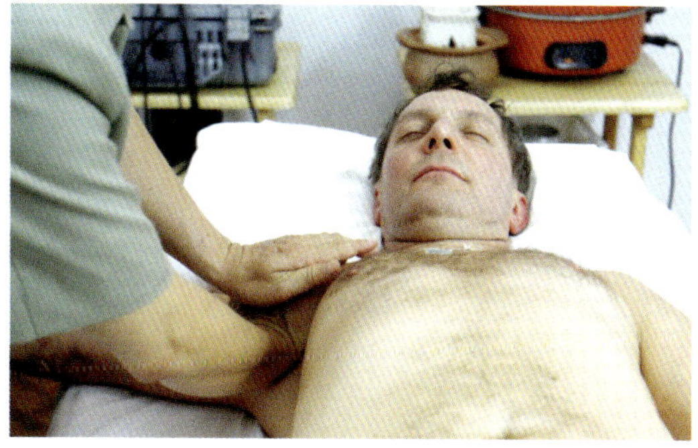

Abb. 4.26. Pumpen der Armpulse

PUMPEN DER PULSE AN DER HINTEREN KÖRPERSEITE

Nachdem Sie die Pulse an der Vorderseite des Körpers gepumpt haben, geht die Behandlung an der Rückseite Ihres Patienten weiter. Die Pulspunkte an der Rückseite schließen die zwei Nierenpulse und die zwei Nierenreflexpunkte, den Kreuzbeinpuls, den Kniekehlenpuls und auch den Puls an der Fußsohle ein.

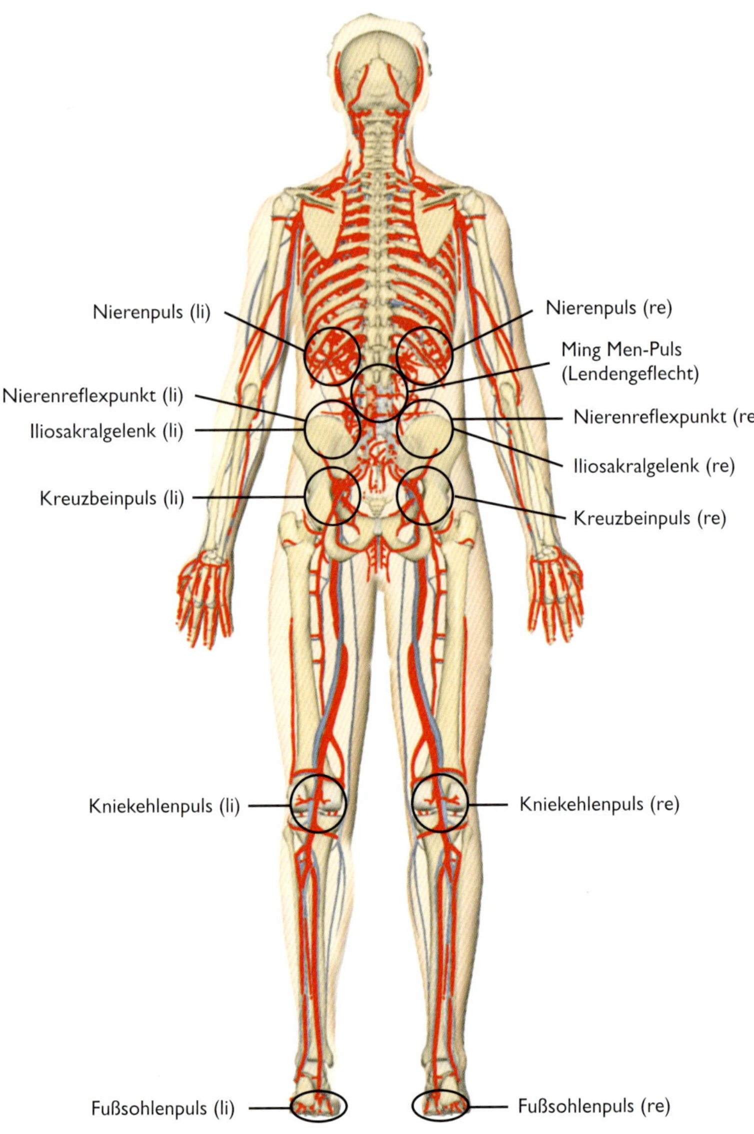

Abb. 4.27. Pulspunkte an der Rückseite des Körpers. Beachten Sie die Lage der vier Nierenreflexpunkte und Pulspunkte in Bezug auf das Lendenkreuzgelenk und das B12-L1-Gelenk.

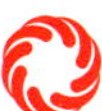

Pumpen der Nierenpulse und der Reflexpunkte

Das Pumpen der Nierenpulse und ihrer Reflexpunkte kann verwendet werden, um vielerlei Schmerzen im unteren Rücken zu behandeln und um die Aktivität der Nieren, der Psoas-Muskeln und die Entgiftung des Darms zu beschleunigen. Es gibt vier Pulspunkte, die benutzt werden, um den Blutfluss zu verstärken, giftige Winde auszutreiben und die Nierenenergie zu stärken. Pumpen Sie zuerst die beiden Nierenreflexpunkte im unteren Rücken am Lendenkreuzgelenk, um jedwede kalten, giftigen Winde aus dem Körper zu lösen. (Abb. 4.27.) Anschließend pumpen Sie die beiden Pulspunkte im oberen Lendenbereich, die direkt auf den Nieren liegen (am B12-Brustwirbel), das aktiviert ihre Funktion und verbessert den Blutfluss zu und von den Nieren, dem Psoas-Muskel (großer Lendenmuskel) und dem Beckendiaphragma (Beckenbodenmuskulatur).

1. Beginnen Sie damit, mit Ihrem Ellbogen im Winkel von 10° Ihr Gewicht auf den linken Nierenreflexpunkt am unteren Lendenwirbel in der Mulde am Lendenkreuzgelenk zu verlagern. (Abb. 4.28.) Ihr Ellbogen passt genau in diese Mulde. Halten Sie gleichmäßigen Druck, kreisen Sie mit dem Ellbogen spiralförmig in Richtung Uhrzeigersinn und dagegen, bis Sie etwas tiefer einsinken, dann hinauf und herunter, links und rechts, bis Sie eine gute Verbindung zum Puls spüren. Nehmen Sie sich Zeit und haben Sie Geduld.

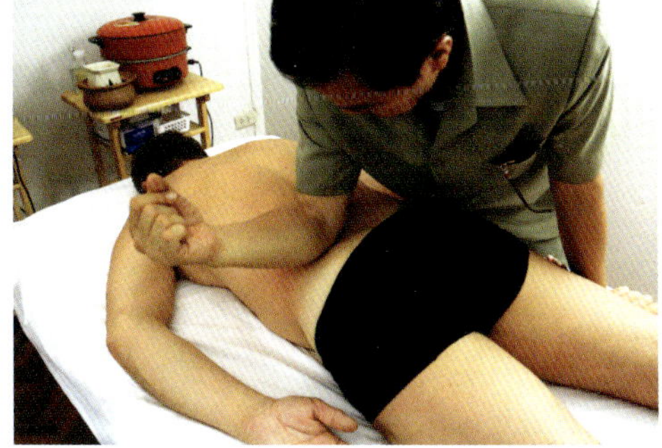

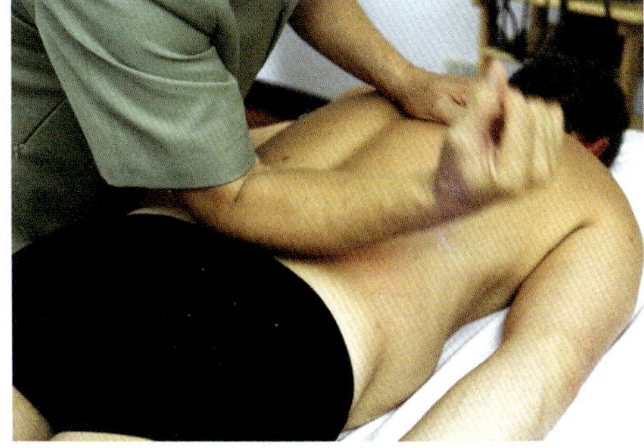

Abb. 4.28. Pumpen der Nierenreflexpunkte im unteren Lendenwirbelbereich in den Mulden der Lendenkreuzgelenke

2. Üben Sie gleichmäßigen Druck mit dem Ellbogen aus und fangen Sie mit dem Pumpen im Wechsel von Öffnen und Schließen an, 10° und 45° auf dem Körper des Probanden. Behalten Sie den regelmäßigen Rhythmus bei, der aber ein wenig schneller sein sollte als der gefundene, um einen guten Blutfluss zu erzeugen.
3. Pumpen Sie 9 Mal, dann für ungefähr 3 Pulsschläge halten, bis Sie den Lebensfluss im Puls spüren. Pumpen Sie wieder 9 Mal beziehungsweise so lange, bis ein warmer, kribbelnder Strom durch den ganzen Körper fließt. Normalerweise braucht man dazu 3 bis 5 Zyklen von 9 Pump-Phasen. Wiederholen Sie dies, bis alle Blockaden, Schmerzen oder Unbehagen verschwunden sind und das Blut gut fließt.
4. Wiederholen Sie den gleichen Ablauf am rechten Nierenreflexpunkt, um alle kalten und giftigen Winde auszuschwemmen. Im Anschluss wiederholen Sie das Prozedere mit dem Nierenpuls an den oberen Lendenwirbeln, legen den Ellbogen entsprechend in das Gelenk von B12-L1 auf der linken und rechten Seite der Wirbelsäule.

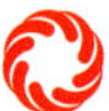 Pumpen des Kreuzbeinpulses

Wenn Sie die Pulse am Kreuzbein pumpen, öffnet dies die Tore am hinteren Becken, löst tiefe Verspannungen im Gesäßmuskel, die durch zu viel Sitzen zustande kommen und die Blutgefäße zusammendrücken. Durch Stress und

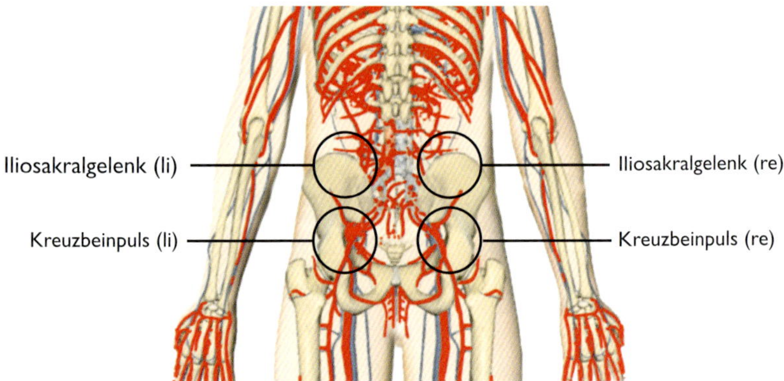

Abb. 4.29. Lage des Kreuzbeinpulses

eine sitzende Lebensweise verkalkt das Kreuzbein, verliert seine Beweglichkeit und blockiert den lebensnotwendigen Kreislauf von arteriellem und venösen Blut. Die Kreuzbeintore zu pumpen, ist der vitale Schlüssel für die Grundlage guter Gesundheit. Den Kreuzbeinpuls findet man auf der rechten und linken Seite des Iliosakralgelenks. (Abb. 4.29.)

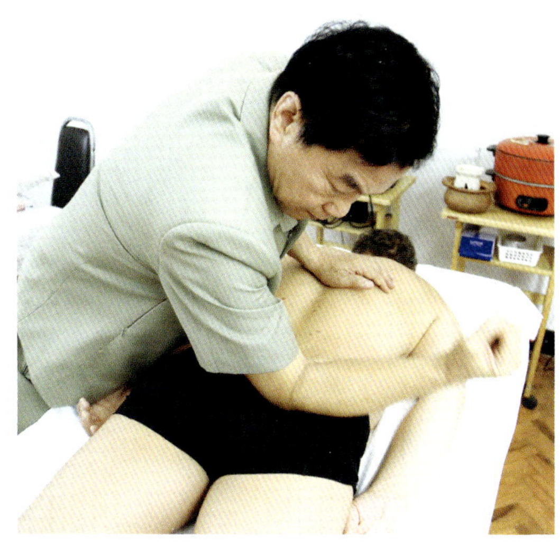

Abb. 4.30. Pumpen des Kreuzbeinpulses

1. Beginnen Sie damit, Ihren Ellbogen im Winkel von 10° in die Mulde entlang der Kante des Kreuzbeins im Zentrum des Gesäßes zu pressen. (Abb. 4.30.) Lehnen Sie sich sanft mit Ihrem Körpergewicht in diese Mulde. Halten Sie gleichmäßigen Druck, kreisen Sie mit dem Ellbogen spiralförmig in Richtung Uhrzeigersinn und dagegen, bis Sie etwas tiefer einsinken, dann hinauf und herunter, links und rechts, bis Sie eine gute Verbindung zum Puls spüren. Nehmen Sie sich Zeit und haben Sie Geduld.
2. Üben Sie gleichmäßigen Druck mit dem Ellbogen aus und fangen Sie mit dem Pumpen im Wechsel von Öffnen und Schließen an, 10° und 45° auf dem Körper des Probanden. Behalten Sie den regelmäßigen Rhythmus bei, der aber ein wenig schneller sein sollte als der gefundene, um einen guten Blutfluss zu erzeugen.
3. Pumpen Sie 9 Mal, dann für ungefähr 3 Pulsschläge halten, bis Sie den Lebensfluss im Puls spüren. Pumpen Sie wieder 9 Mal beziehungsweise so lange, bis ein warmer, kribbelnder Strom durch den ganzen Körper fließt. Normalerweise braucht man dazu 3 bis 5 Zyklen von 9 Pump-Phasen. Wiederholen Sie dies, bis alle Blockaden, Schmerzen und jegliches Unbehagen verschwunden sind und das Blut gut fließt.
4. Wiederholen Sie die Schritte 1 bis 3 an der rechten Kreuzbeinseite.

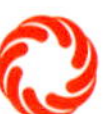

Pumpen des Kniekehlenpulses

Dieser Puls in der Kniekehle (Abb. 4.27.) wird gegen Rückenschmerzen und gegen angesammelte Winde in den Beinen angewendet. Diese Winde können von einer angestauten Leber oder von schwachen Nieren herrühren, die das Blut nicht richtig pumpen können, was den Rückfluss behindert. Wenn das venöse Blut nicht korrekt fließen kann, stagnieren die angesammelten Gifte in den Beinen und erzeugen dort noch mehr Blockaden, die zu Krampfadern, Rückenschmerzen oder schweren Beinen führen.

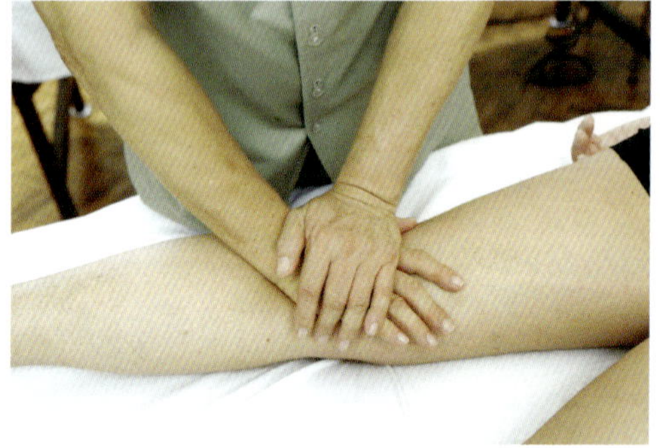

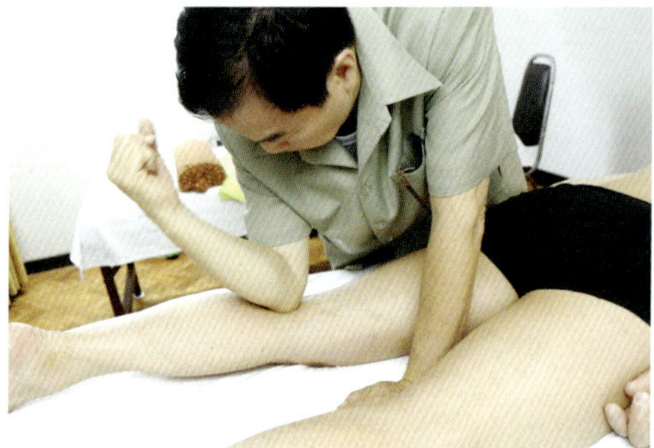

Abb. 4.31. Pumpen des Kniekehlenpulses mit der Hand oder dem Ellbogen

1. Beginnen Sie damit, dass Sie mit Ihrem Ellbogen im Winkel von 10° Ihr Gewicht auf den Puls in der linken Kniekehle verlagern. (Abb. 4.31.) Verlagern Sie Ihr Körpergewicht ganz sanft auf diesen Punkt. Sie können hierzu auch den Handballen benutzen. Halten Sie gleichmäßigen Druck, kreisen Sie mit dem Ellbogen in Richtung des Uhrzeigersinns und dagegen, bis Sie etwas tiefer einsinken, dann hinauf und herunter, links und rechts, bis Sie eine gute Verbindung zum Puls spüren. Nehmen Sie sich Zeit und haben Sie Geduld.
2. Behalten Sie den Druck mit dem Ellbogen oder der Handfläche bei und fangen Sie mit dem Pumpen im Wechsel von Öffnen und Schließen an, 10° und 45° auf dem Körper des Probanden. Behalten Sie den regelmä-

ßigen Rhythmus bei, der aber ein wenig schneller sein sollte als der gefundene, um einen guten Blutfluss zu erzeugen.

3. Pumpen Sie 9 Mal, dann für ungefähr 3 Pulsschläge halten, bis Sie den Lebensfluss im Puls spüren. Pumpen Sie wieder 9 Mal beziehungsweise so lange, bis ein warmer, kribbelnder Strom durch den ganzen Körper fließt. Normalerweise braucht man dazu 3 bis 5 Zyklen von 9 Pump-Phasen. Wiederholen Sie dies, bis alle Blockaden, Schmerzen und jegliches Unbehagen verschwunden sind und das Blut gut fließt.
4. Wiederholen Sie Schritt 1 bis 3 am rechten Bein.

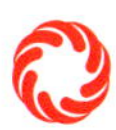

Pumpen des Fußsohlenpulses – Yuan Chuan/Sprudelnde Quelle/Niere

Beenden Sie die Pump-Übungen mit dem Pumpen des Fußsohlenpulses, um die sogenannte Sprudelnde Quelle an den Fußsohlen zu aktivieren. Das verhilft dazu, alle Körperpulse in der Erde zu verankern und gleichzeitig alle Winde aus dem Körper abzuleiten.

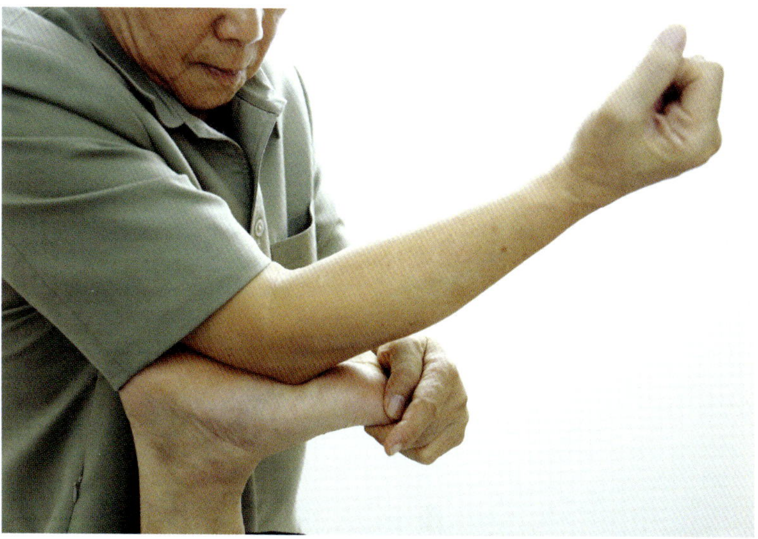

Abb. 4.32. Pumpen des Fußsohlenpulses im Zentrum der Fußsohle

1. Fangen Sie damit an, dass Sie mit Ihrem Ellbogen im Winkel von 10° oder mit dem Daumen den linken Fußsohlenpuls pressen, und halten Sie den Fuß mit der freien Hand fest. (Abb. 4.32.) Verlagern Sie dabei sanft Ihr Körpergewicht auf diesen Punkt, halten Sie gleichmäßigen Druck und kreisen Sie mit dem Ellbogen spiralig Richtung Uhrzeigersinn und dagegen, bis Sie etwas tiefer einsinken, dann hinauf und herunter, links und rechts, bis Sie eine gute Verbindung zum Puls spüren. Nehmen Sie sich Zeit und haben Sie Geduld.
2. Behalten Sie den Druck mit dem Ellbogen bei und fangen Sie mit dem Pumpen im Wechsel von Öffnen und Schließen an, 10° und 45° auf dem Körper des Probanden. Behalten Sie den regelmäßigen Rhythmus bei, der aber ein wenig schneller sein sollte als der gefundene, um einen guten Blutfluss zu erzeugen.
3. Pumpen Sie 9 Mal, dann für ungefähr 3 Pulsschläge halten, bis Sie den Lebensfluss im Puls spüren. Pumpen Sie wieder 9 Mal beziehungsweise so lange, bis ein warmer, kribbelnder Strom durch den ganzen Körper fließt. Normalerweise braucht man dazu 3 bis 5 Zyklen von 9 Pump-Phasen. Wiederholen Sie dies, bis alle Blockaden, Schmerzen und jegliches Unbehagen verschwunden sind und das Blut gut fließt.
4. Wiederholen Sie den Ablauf an der rechten Fußsohle.

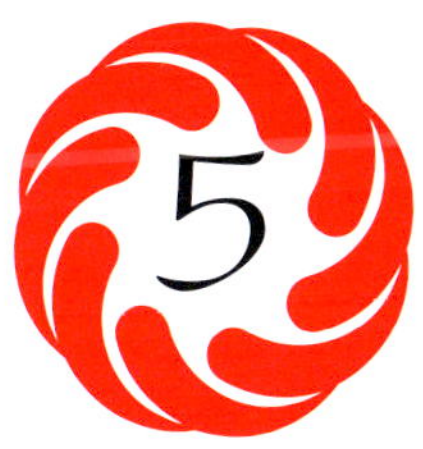

Beginn der Lebenspuls-Massage: Lebenspuls-Massage-Ablauf (Teil 1)

Die Praxis der Lebenspuls-Massage reguliert über fünfzig Pulspunkte am Körper, synchronisiert sie mit dem Rhythmus des Herzschlags und dem Puls des Nordsterns. Dieses Kapitel erklärt die Basistechniken für die Praxis und gibt einen Überblick über die Reihenfolge, in der sie eingesetzt werden sollten. Das Kapitel schließt außerdem den ersten Teil der Lebenspuls-Massage-Behandlung mit ein – das sogenannte »Pulsieren des Drachens«, das den Körper und die Blutgefäße auf die tiefere Arbeit vorbereitet.

DIE FÜNF STUFEN DER LEBENSPULS-MASSAGE

Eine Lebenspuls-Massage-Behandlung setzt sich generell aus fünf Teilen zusammen: dem Pulsieren des Drachens (Vibrationstechnik), dem Aktivieren der Hauptpulse, dem Synchronisieren der Organpulse mit den Hauptpulsen, dem Synchronisieren der peripheren Körperpulse und dem Ausgleichen der Pulse an der Rückseite des Körpers. Den Puls zu pumpen, so wie im vorhergehenden Kapitel beschrieben, kann entweder für sich allein angewendet oder in diese Stufen der Lebenspuls-Massage integriert werden. Um die besten Ergebnisse zu erzielen, wird dringend empfohlen, mit einer gesamten Chi Nei Tsang-Organmassage-Behandlung zu beginnen, um zu entgiften, entspannen und den Körper vorzubereiten.[1]

Teil 1 – Das Pulsieren des Drachens

Die Vibrationstechniken in Teil 1 sind dazu da, um den Brustkorb, den Bauch und das Becken durch Schütteln unter Einbeziehen von Druckpunkten und Kreisbewegungen zu aktivieren. Diese Übungen könnten denen, die Chi Nei Tsang praktizieren, bereits vertraut sein. Mit diesen Techniken werden Beine, Arme und der Kopf in Schwingung versetzt, sodass die Meridiane entlang der Extremitäten mobilisiert werden. Die Praxis aus Teil 1 wird in der zweiten Hälfte dieses Kapitels näher beschrieben.

Teil 2 – Das Aktivieren der Hauptpulse

Teil 2 beginnt mit mehr Chi Nei Tsang-Techniken, einschließlich des Klärens und Zentrierens von Nabel- und Aortenpuls und des Öffnens der acht Windtore. Im Anschluss aktivieren wir das Nabelzentrum und den Tan Tien-Puls. Die Praxis von Teil 2 wird in Kapitel 6 beschrieben.

Teil 3 – Synchronisieren der Organpulse mit den Hauptpulsen

In Teil 3 werden die Organpulse individuell mit den Hauptpulsen synchronisiert. Teil 3 wird in Kapitel 7 genau erklärt.

---

1 Details der Praxis sind auch im Buch *Chi Nei Tsang: Chi Massage for the Vital Organs* von Mantak Chia (Rochester, Vt.: Destiny Books 2007) beschrieben.

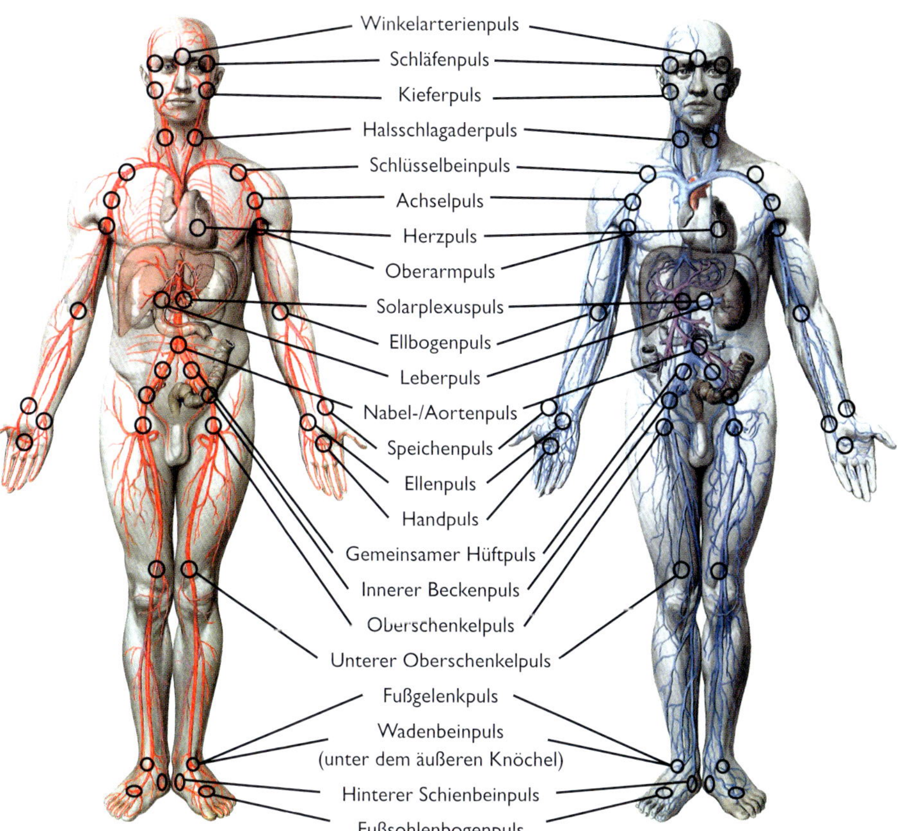

Abb. 5.1. Arterien- und Venenpulspunkte an der Vorderseite des Körpers

Teil 4 – Synchronisieren der peripheren Körperpulse mit den Hauptpulsen

In Teil 4 wird Lymphgefäß für Lymphgefäß zur Synchronisierung der peripheren Körperpulse mit dem Hauptpuls bearbeitet. Wir fangen mit dem linken Arm an, gehen dann zum rechten, linken und rechten Bein und enden mit Kopf und Nacken. Teil 4 finden Sie in Kapitel 8.

Teil 5 – Balancieren der Pulspunkte an der Rückseite des Körpers

In Teil 5 liegt der Fokus auf den Pulsen an der Wirbelsäule, und der Behandelnde beginnt damit, den Kreuzbeinpuls und anschließend den Puls des Ming Men zu verstärken und zu aktivieren. Wenn diese Pulse einmal eingerichtet sind, können sie als Referenzpunkte zum Ausgleichen aller Pulse an der Wirbelsäule verwendet werden. In diesem Teil werden auch alle Pulse am hinteren Becken verstärkt und aktiviert. Teil 5 wird in Kapitel 9 beschrieben.

DIE PULSPUNKTE

Die Lebenspuls-Massage klärt, aktiviert und schafft einen harmonischen Ausgleich bei über fünfzig Pulsstellen im Körper, um den Fluss des Blutes zu verbessern und zu harmonisieren. (Abb. 5.1.) Diese Pulspunkte werden sowohl auf den Arterien und Venen als auch an der Vorder- und Rückseite des Körpers gefunden.

DIE TECHNIKEN

Bei der Lebenspuls-Massage werden eine Reihe von Handtechniken eingesetzt, um den Körper zu entspannen und die Pulse zu regulieren.

Vibrationstechniken

Viele der Vibrationstechniken sind die gleichen wie die Handtechniken aus der Basispraxis im Chi Nei Tsang.

Schaukeln: Schaukeln und Vibrieren zur Entspannung allgemeiner Verspannung

Spiralisieren: Kreisende Bewegung mit den Handflächen oder Fingern, um die Faszien um die gespannten Bereiche zu lockern

Druckpunkte: Die Faszien und Sehnen in speziellen Bereichen drücken, um diese Bereiche zu entspannen

Pulsieren: Halten und Schütteln der Extremitäten, um Energiewellen durch die Gefäße zu schicken

Mobilisieren: Die Gelenke rotieren, um Druck aus den Gelenken zu nehmen und den Blutfluss zu verbessern

Techniken für den Blutfluss

Die Techniken zur Regulierung des Blutflusses in den Adern des Probanden beinhalten Folgendes:

Pumpen: Druck ausüben und loslassen mit Ellbogen, Händen und Fingern, um die Blutgefäße zu pumpen

Zentrieren und Ausschwemmen: Man übt Druck aus und lässt los, um das Gewebe und die Arterien wieder in die richtige Position zu bringen, und man schwemmt Ablagerungen und Gifte aus der Aorta und den Hauptpulsen der Bauchorgane und Extremitäten aus.

Leiten: Man behält den Druck auf dem Pulspunkt bei, um den Blutfluss zu verbessern und in bestimmte Bereiche zu leiten.

Ausgleichen und Harmonisieren: Man synchronisiert die peripheren Pulse mit den Hauptpulsschlägen und gleicht sie über den ganzen Körper aus.

Das Pumpen der Pulse wurde im vorigen Kapitel beschrieben; die anderen Techniken zur Verstärkung des Blutflusses werden in diesem und in den nachfolgenden Kapiteln erklärt.

Das Blut durchspülen und leiten

Die Lebenspuls-Technik, bei welcher der Druck auf bestimmte Pulspunkte gesteigert und wieder losgelassen wird, funktioniert wie eine Pumpe, die Gifte ausspült und Blockaden auflöst, verengte Gefäße wieder öffnet und den Fluss von Blut und Chi durch das Gefäßsystem und die Organe ver-

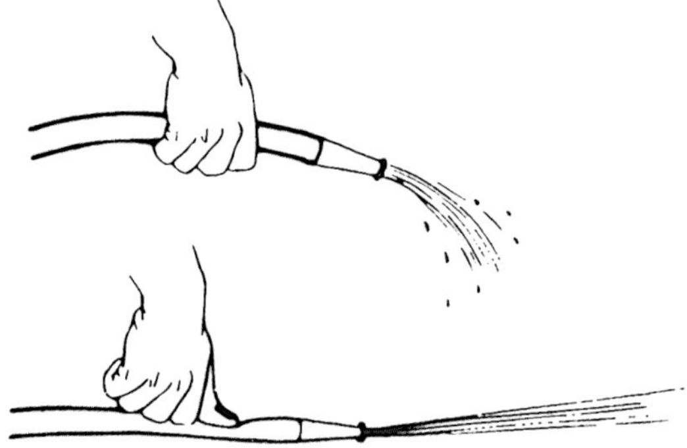

Abb. 5.2. Den Puls zu beschleunigen, verstärkt den Blutfluss, wodurch die Gefäße befeuchtet und gereinigt werden.

stärkt. So wie man Hochdruck verwendet, um ein Rohr durchzuspülen, verhilft diese einfache und äußerst effiziente Technik zum richtigen Blutfluss, kühlt die Organe und unterstützt bei der richtigen Ausrichtung und Balance der Faszien im Körper. (Abb. 5.2.)

Warnung und Vorsicht: Es ist äußerst wichtig bei allen Lebenspuls-Techniken, besonders bei denen zur Leitung des Blutes, dass man vorsichtig und sanft arbeitet. Gehen Sie sehr langsam vor und sprechen Sie mit den Probanden, bitten Sie um Rückmeldung, während Sie an ihnen arbeiten. Versichern Sie sich der medizinischen Vorgeschichte der Patienten, lassen Sie sich sorgfältig Fragen auf einem Fragebogen beantworten.

Wenden Sie diese Technik nicht bei Personen an, die Bluthochdruck haben oder einen Schlaganfall, Herzleiden, Kreislaufprobleme, Netzhautablösung, Aneurysma (arterielle Aussackung eines Blutgefäßes), Neuralgien oder einen Bandscheibenvorfall hatten. Arbeiten Sie nicht an Menschen mit Krampfadern, Thrombosen (Blutgerinnsel in den Blutgefäßen) oder Venenentzündungen. Führen Sie die Technik auch nicht bei schwangeren Frauen durch.

Bevor Sie einen Termin zu einer Lebenspuls-Sitzung vereinbaren, erfragen Sie, ob die Person normale Übungen machen kann, wie schwimmen, Rad fahren, laufen und Treppen steigen oder einen Hügel hinauf gehen. Wenn nicht, dann könnte dies auf hohen Blutdruck hinweisen.

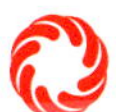

Den Puls in drei Phasen durchspülen

1. Drücken Sie für 3 bis 6 Sekunden auf den Pulspunkt, um eine Art Damm zu erzeugen, an dem sich Blut anstaut. Dies baut Druck auf das Blut auf, sodass es tiefer und stärker in das kapillare Netzwerk über dem Druckpunkt eindringen kann.
2. Hierdurch wird augenblicklich die Blutversorgung im Bereich hinter dem Druckpunkt reduziert, und es entsteht ein Saugeffekt in den Gefäßen.
3. Lösen Sie den Pulspunkt wie bei einem Damm, um den Druck abzuleiten. Das angesammelte Blut flutet anschließend das Vakuum in den Gefäßen unterhalb, um Gifte, Stau und Ablagerung aus- und wegzuspülen. Dadurch wird das Netzwerk von Arterien und Kapillaren in diesem Bereich ausgiebig befeuchtet.

Dieses grundsätzliche Prinzip des Durchspülens kann vielfältig verwendet werden, um die Pulse zu leiten, pumpen und synchronisieren, wodurch die Energieversorgung der vitalen Organbereiche oder spezieller Körpergewebe verbessert wird. Bei diesen Techniken halten und drücken beide Hände im Wechsel mit einer sanften, pumpähnlichen Bewegung und leiten das Blut von der Aorta in die Arterienzweige.

Techniken zur Pulsbeobachtung

Es gibt viele Möglichkeiten, die Eigenschaft eines Pulses wahrzunehmen. In vielen Fällen funktioniert das Erhorchen des Pulses gleichzeitig auch als Behandlung des Pulses. Die gebräuchlichste Technik aus diesem Bereich ist die des Testens des Pulsreflexes.

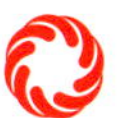

Den Reflex eines Pulses testen

Der Reflex eines Pulses zeigt an, wie schnell der Pulspunkt auf einen Wechsel des arteriellen Drucks reagiert. Man testet den Reflex, indem man den Puls hält, hinhört (spürt) und seinen Druckpunkt aktiviert. Der Druck sollte sanft, stabil, zunehmend und gleichmäßig ausgeübt werden, damit die Arterie reagieren und sich weiten kann, um mehr Blut durchfließen zu lassen.

1. Finden Sie den Pulspunkt mit einer fließenden, sanften und fokussierten Absicht. Drücken Sie leicht darauf und spüren Sie den Puls unter Ihren Fingern schlagen.
2. Testen Sie die Reaktion des Pulspunktes, indem Sie sanft und fest mit drei Fingern aus dem Zentrum Ihres Körpers darauf drücken und ihn für 3 bis 36 Schläge halten. Zählen Sie die Anzahl der Pulsschläge, bis Sie spüren, wie die Arterie reagiert und sich eine warme, elektromagnetische Empfindung unter Ihren Händen ausbreitet. Wenn ein Puls nicht unmittelbar reagiert, ergänzen Sie bis zu drei kurze Druckphasen in einer pumpenden Art.
3. Lassen Sie los und wiederholen Sie es 3 bis 6 Mal.

In der Praxis ist das Testen einer Arterie gleichzeitig ihre Behandlung. Der Puls sollte stärker oder langsamer werden oder seinen Takt wie benötigt regulieren. Benutzen Sie die folgende Liste, um den Reflex eines Pulses zu deuten.

Blockade: Wenn keine Reaktion erfolgt, weist dies auf ein größeres Problem hin, entweder an der geprüften Stelle oder distal (entfernt).

Fehlfunktion: Wenn die Reaktion schwach, träge oder unregelmäßig ausfallen sollte und nicht synchron mit dem Aortenpuls ist, zeigt das ein funktionelles Problem an.

Energetische Unausgeglichenheit: Wenn der Puls plötzlich auftaucht, aber gespannt, unregelmäßig und nicht synchron mit dem Aortenpuls ist, besteht ein energetisches Problem.

Balance: Wenn der Puls schnell gefunden wird, ausgeglichen ist und synchron mit dem Aortenpuls schlägt, zeigt dieser Reflex gute Gesundheit und Vitalität an.

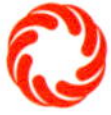

Die Qualität eines Pulses prüfen

Der sanfte Druck auf einen Puls, so wie oben beschrieben, ist eine wichtige Phase des »Abhorchens« eines Gewebes mit den Fingern, um physische und psychische Blockaden zu lösen. Den Puls auf diese Weise zu drücken, ist auch eine Art, die Qualität eines Pulses zu erfassen: Ist er schwach, stark, asymmetrisch, unregelmäßig oder nicht synchron mit dem Aortenpuls. Üben Sie häufig, um diese Qualitäten erspüren zu können und die Bewegung und Elastizität des Gewebes zu erfassen. Dies ermöglicht es Ihnen auch, noch subtilere Pulsschläge zu entdecken. Es ist wichtig, diese Techniken an sich selbst zu üben, um die Empfindungen am eigenen Körper wahrzunehmen und eine bessere Wahrnehmung aller Pulse zu entwickeln.

1. Erspüren Sie die Qualität des Pulses, stellen Sie fest, ob er schwach, inaktiv oder kalt ist oder ob es ein Problem oder eine Blockade gibt, die mehr Aufmerksamkeit erfordern.
2. Wenn das der Fall ist, dann arbeiten Sie um den Pulsbereich herum, gehen zunehmend tiefer und beseitigen jegliche Staus. Falls nötig, schütteln oder vibrieren Sie und setzen Drachenpuls-Techniken ein, um mögliche vorhandene Blockaden zu lösen.
3. Fühlen Sie den Puls ein weiteres Mal, halten Sie ihn und spüren Sie in die Verbindung zwischen dem Puls und dem Bereich um ihn herum. Wenn der Puls in Ordnung ist, sollte es sich anfühlen wie ein warmer, elektromagnetischer Strom, der durch ihre Hand geht.
4. Horchen Sie den Puls ab und fahren Sie mit dem Druck fort, beobachten Sie die Anzahl der Schläge pro Minute.
5. Lockern Sie den Druck langsam, sodass ein sogartiger Eindruck entsteht, der einen vakuumartigen Raum öffnet, der die Absorptionsphase des Blutes erzeugt. Der Puls sollte sich verstärken und ausdehnen, sich zunehmend hinunter entlang der Arterie ausbreiten. Jede Unregelmäßigkeit des Rhythmus sollte verschwinden.
6. Wenn ein Puls zu schwach, inaktiv oder tief versteckt sein sollte, vielleicht nicht greifbar ist oder nicht darauf reagiert, wenn Sie versuchen, ihn zu klären, dann wenden Sie das Pulsieren des Drachens an, wie später in diesem Kapitel beschrieben.

Chinesische medizinische Pulsdiagnose

Obschon es nicht nötig ist, kann das Wissen um das Pulslesen am Handgelenk sehr hilfreich sein (siehe Anhang 1).

Man kann den Puls diagnostizieren und dann das Blut zu einem bestimmten Organ leiten, anschließend den Puls dieses Organs noch einmal prüfen, um Veränderungen zu erfühlen. Das ermöglicht es, eine weitere Einstellung der Organenergie vorzunehmen.

Üben an sich selbst – Lernen, wie an den Bauchpulsen gearbeitet wird

An sich selbst zu üben hilft, mit den Techniken der Lebenspuls-Massage vertraut zu werden. Man lernt, die Lage der Pulse zu finden, sie zu klären und aktivieren und durchzuspülen.

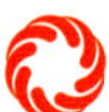

An sich selbst üben

1. Untersuchen Sie den Nabelbereich in alle Richtungen und beobachten Sie die Empfindungen. Benutzen Sie den Daumen, um Ihren Darm zu bewegen, und arbeiten Sie sich wie bei einer Massage mit den Fingern hinein. Manchmal können Sie Ihren Aortenpuls tief in Ihrem Bauch spüren. (Abb. 5.3.) Wenn dieser nicht im Zentrum ist, zentrieren Sie ihn mithilfe der Zentrierungstechnik der Nabelmassage. Es ist möglich, alles wieder auszurichten, wenn Sie dabei ganz ruhig vorgehen. Manchmal mag es mehrerer Korrekturen bedürfen, bevor Sie den Puls wieder richtig zentriert haben. Wenn Sie dann einen zufriedenstellenden Puls erreicht ha-

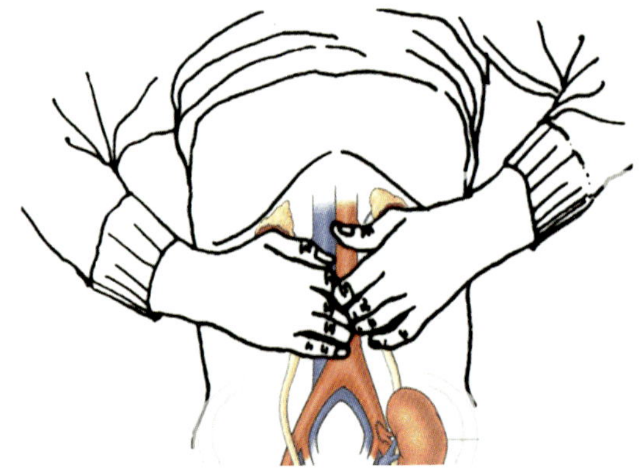

Abb. 5.3. Die Suche nach dem eigenen Aortenpuls

ben, gehen Sie nach den unten aufgeführten Techniken vor, vergleichen, unterscheiden und gleichen ihn den anderen Körperpulsen an.

2. Vergleichen Sie den Handgelenkpuls mit anderen Pulsen. Halten Sie die linke Hand auf dem Hauptpuls am Nabel und erspüren den Radialpuls mit den Fingern der rechten Hand. Halten Sie den Puls so lange, bis er sich mit dem Hauptpuls der Aorta synchronisiert. Wechseln Sie die Hände und erspüren den rechten Handgelenkpuls. Das wird Sie mit der Technik vertraut machen. Mit den Pulsen im Bauch und am übrigen Körper zu arbeiten, ist eine gesunde Praxis, die jeder durchführen kann. Sie können sofort damit beginnen, die Reise ins Zentrum Ihres Lebenspulses anzutreten.

LEBENSPULS-MASSAGE TEIL 1 – PULSIEREN DES DRACHENS

Teil 1 der Lebenspuls-Massage stimuliert allgemein die Durchblutung vom ursprünglichen Puls am Nabel bis in die Extremitäten. Es wird Vibration angewendet, um Spannung zu entladen und den Blutfluss zu aktivieren, um den Körper auf gezielte Arbeit vorzubereiten. Das Pulsieren des Drachens mobilisiert die Körpersysteme von Gefäßen, Nerven, Hormonen und Organen. Es regt die Flüssigkeiten, Sehnen und das Knochenmark an. Man kombiniert dies mit der Technik des Drückens und Loslassens, um das Nervensystem zu beruhigen. Das Pulsieren des Drachens mildert Stress in den Blutgefäßen und verbessert die Zirkulation der Flüssigkeiten in den Zellzwischenräumen und innerhalb der Zellen.

Die vibrierenden, schüttelnden Techniken des Pulsierens des Drachens setzen die Schwerkraft ein, um ein Gefühl der tiefen Entspannung und des Loslassens zu erzeugen. Dies ruft mehr Bewusstsein für die beruhigende Präsenz des Erdpulses hervor und stärkt die Verbundenheit von Körper und Geist. (Abb. 5.4.)

Der allgemeine Ablauf verläuft entlang des ganzen Körpers, fängt mit dem Brustkorb und dem Bauch an und geht dann hinunter zum Becken und den Beinen, danach zu Armen und Kopf. Der Proband erfährt so im

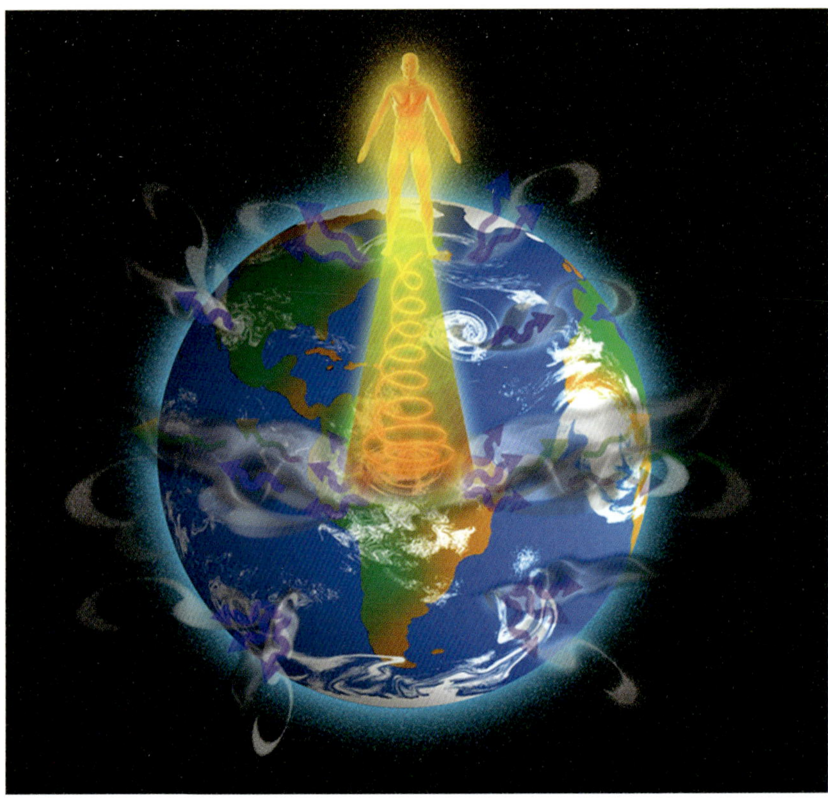

Abb. 5.4. Die Verbindung zum Erdpuls

Wechsel leichte und tiefe Berührungen, wobei die die Handtechniken aus dem Chi Nei Tsang, wie unten beschrieben, angewendet werden.[2]

Schütteln

Beginnen Sie im Zentrum des Körpers und aktivieren Sie eine schaukelnde, wellenförmige Schüttelbewegung, um einen dynamischen, pen-

2 Für weitere und vertiefende Erklärungen dieser Praxis siehe Kapitel 5 im Buch *Chi Nei Tsang*.

delnden Rhythmus zu erzeugen. (Abb. 5.5.) Diese schaukelnde Bewegung verbreitet energetische Wellen, welche die Körperflüssigkeiten, das Knochenmark und die Gelenke dazu anregen, Faszien und muskuläre Spannung zu lockern.

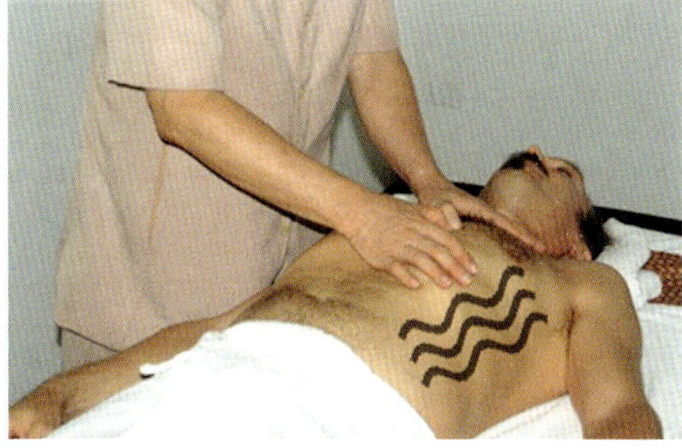

Abb. 5.5. Schütteln

Tasten und Pumpen

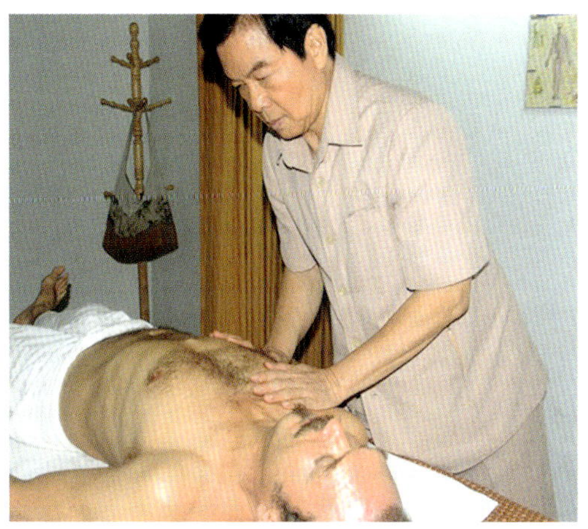

Abb. 5.6. Tasten

Schütteln Sie weiter und üben Sie gleichzeitig leichten Druck entlang der Blutgefäße aus, um sie zu wärmen und auf weitere Bearbeitung vorzubereiten. (Abb. 5.6.) Sie können auch die Puls-Pump-Technik, wie in Kapitel 4 beschrieben, ergänzend einsetzen. Drücken und wieder Loslassen erzeugt einen Sogeffekt, der mehr Blut anzieht und den Blutkreislauf anregt.

Das Spiralisieren und der Einsatz von Druckpunkten

Lösen Sie alle Knoten und Verschlingungen durch Schütteln des Körpers mit einer Hand, während die andere Hand präziser drückt, schüttelt und um die Bereiche der Pulspunkte herum kreist. (Abb. 5.7.) Diese Arbeit lässt das Gewebe abschwellen, entzerrt verknotete Fasern, Gefäße und

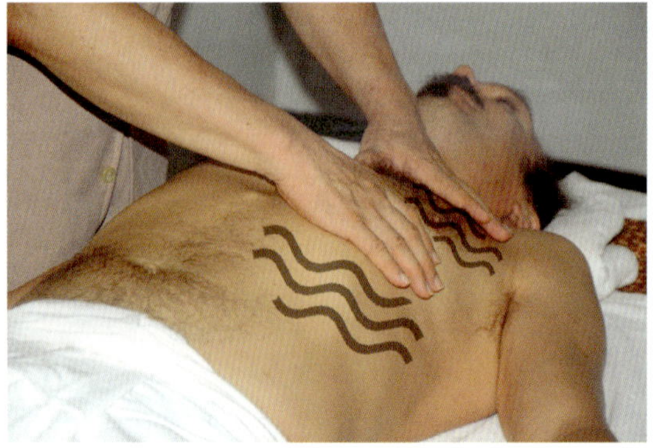

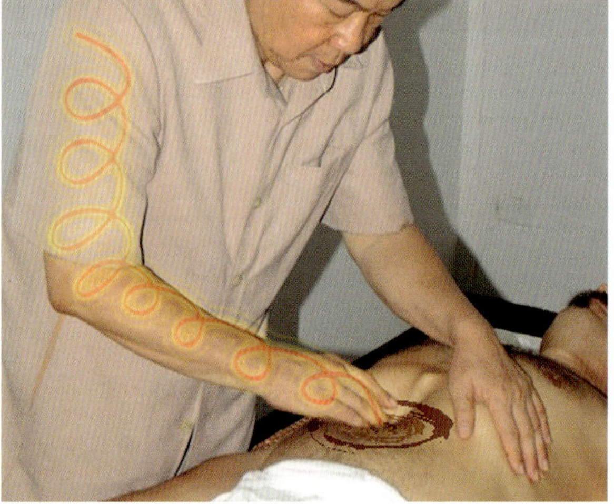

Abb. 5.7. Die Druckpunkte und das Spiralisieren einsetzen, um Knoten und Gewirr aufzulösen

Nerven und bringt den Puls an die Oberfläche des Körpers, sodass man leichter daran arbeiten kann.

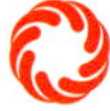 Das Pulsieren des Drachens in der Bauchlage

Das abwechselnde Bewegen zwischen Schaukeln und Pumpen löst den inneren Druck des Gefäßsystems und entspannt die Faszien, Muskeln und die Organe und schafft Raum für mehr und tiefere Atmung. Eine Hand schaukelt

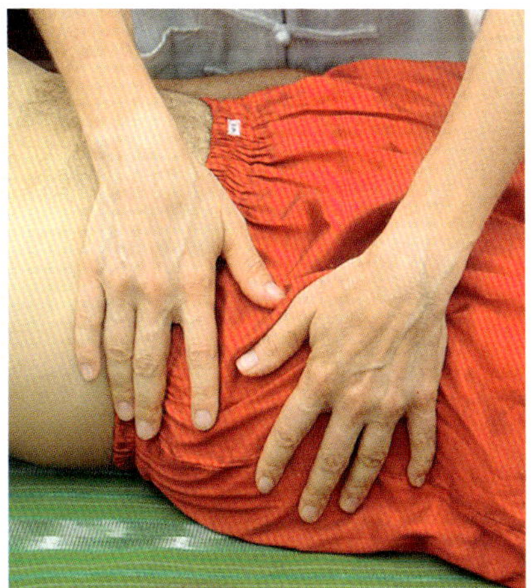
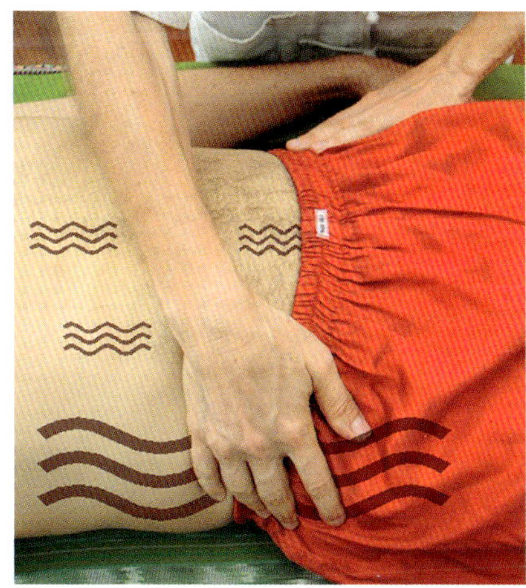

Abb. 5.8. Schütteln der Hüftgelenke und des Beckenbereichs

den Brustkasten, während die andere Hand sanften Druck ausübt, um das Gewebe um das Zwerchfell zu lockern. Man arbeitet von den seitlichen Ecken des Brustkorbs über den Bauch bis hin zu den Hüftknochen.

1. **Brustkorb:** Legen Sie die Hände auf die Brustbeinspitze, schütteln Sie den Brustkorb mit dem Gewicht ihres Körpers, um Spannungen um das Zwerchfell aufzulösen. Entspannen Sie Herz und Lunge, um die Gefäße zu öffnen und die Herz-Kreislauf-Funktionen zu verbessern. Wechseln Sie dabei zwischen linker und rechter Seite des Brustkorbs.
2. **Bauch:** Legen Sie die Hände auf Nabel und Aorta, schütteln den Bauchraum sanft, aber fest, benutzen das Gewicht Ihres Körpers, um Spannungen um den Nabel aufzulösen, wodurch der Puls in den Hautschichten, in der Muskulatur und in den Gefäßen des Bauches verstärkt wird.
3. **Hüftgelenke und Becken:** Legen Sie beide Hände auf eine Hüftseite und ziehen Sie sie an sich heran, benutzen Sie dabei Ihr Körpergewicht. (Abb. 5.8. A.) Lassen Sie leicht los und spüren, wie das Zentrum der Schwerkraft der Hüften wieder auf die Liege sinkt. Dann legen Sie Ihre Hände auf beide Seiten der Hüfte. (Abb. 5.8.B.) Fahren Sie mit dem Schütteln fort und variieren zwischen Stärke und Schnelligkeit, um tiefe Verspannungen in den Hüftgelenken und in den Beckenverbindungen zu lösen und Blockaden in den Beckenorganen zu klären.

Pulsieren und mobilisieren

Heben Sie die Beine und Arme an, indem Sie jeden Zeh und jeden Finger hochziehen und mit unterschiedlicher Intensität schütteln – von sanft bis kräftig. Das regt den Blut- und Chi-Fluss an. (Abb. 5.9.) Es kann mehrere Minuten dauern, bis ein warmes Gefühl des Loslassens durch den Körper geht.

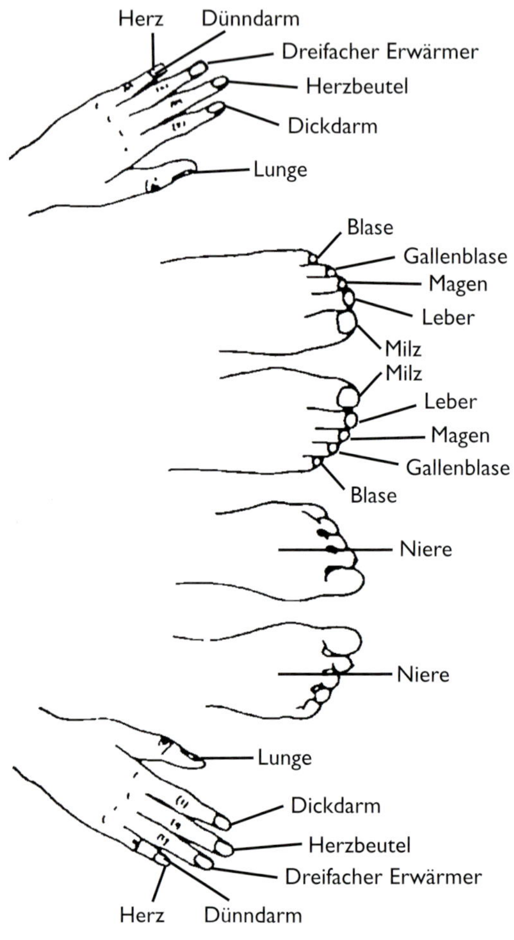

Abb. 5.9. Meridianenden an Zehen und Fingern

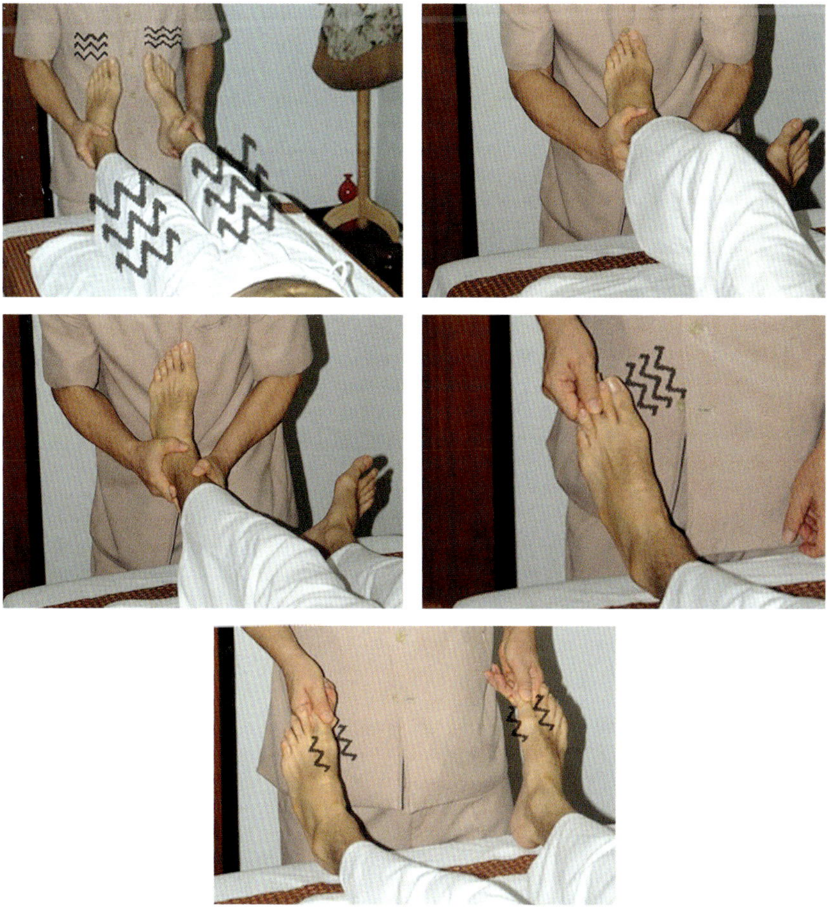

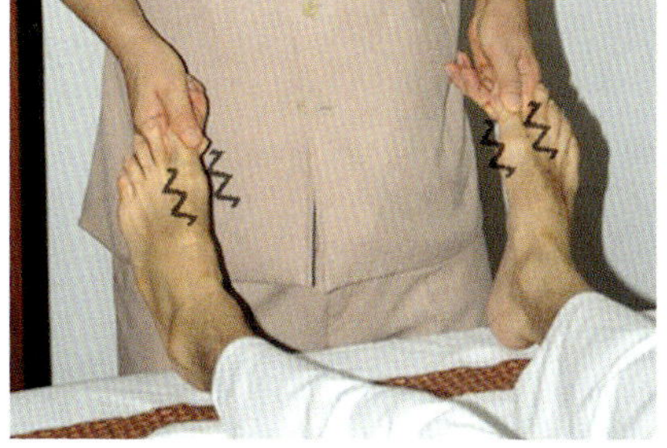

Abb. 5.10. Pulsieren und Mobilisieren von Beinen und Füßen

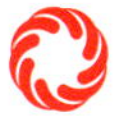

Das Pulsieren und Mobilisieren von Beinen und Füßen

1. Halten Sie die Füße mit beiden Händen an den Fersen und schütteln Sie sie hin und her in seitlicher Richtung, bis eine Welle von Bewegung alle Teile des Körpers aktiviert, von den Füßen bis zum Kopf. (Abb. 5.10.)
2. Dann halten Sie nur je ein Bein, biegen und strecken die Verbindungen von Knie und Knöcheln und Hüftgelenken in einer fließenden Bewegung. Ent-

wickeln Sie die Bewegung aus dem Schütteln der drei Beingelenke und leiten Sie die Vibrationen von den Füßen zu den Hüftgelenken.

3. Halten Sie jeden Zeh, heben dabei das Gewicht des Beines an, wobei auch jeder Meridian geschüttelt und vibriert wird.

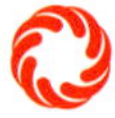

Das Pulsieren und Mobilisieren von Armen und Händen

1. Halten Sie einen Arm am Handgelenk und Ellbogen mit beiden Händen und schütteln Sie ihn seitlich hin und her, bis eine Welle der Bewegung durch alle Teile des Körpers geht, von den Armen bis zum Kopf und hin zu den Füßen. (Abb. 5.11.)
2. Halten Sie nur je einen Arm, biegen und strecken Sie die Verbindungen von Ellbogen, Handgelenk und Schulter in einer fließenden Bewegung. Entwickeln Sie die Bewegung aus dem Schütteln der drei Armgelenke und leiten Sie die Vibration vom Handgelenk zur Schulter.
3. Halten Sie jeden Finger, und heben Sie dabei das Gewicht des Armes, wobei auch jeder Meridian geschüttelt und vibriert wird.

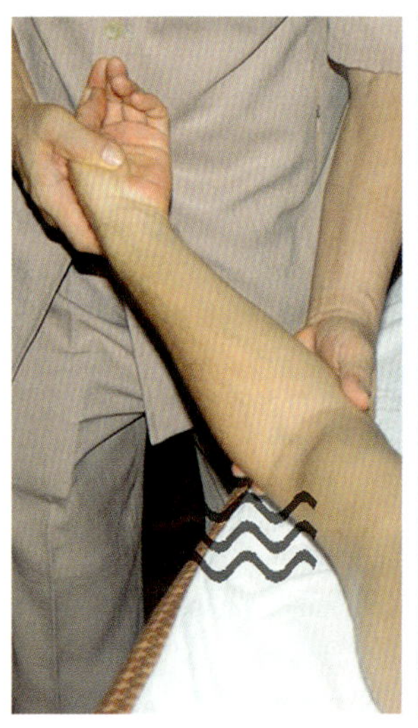
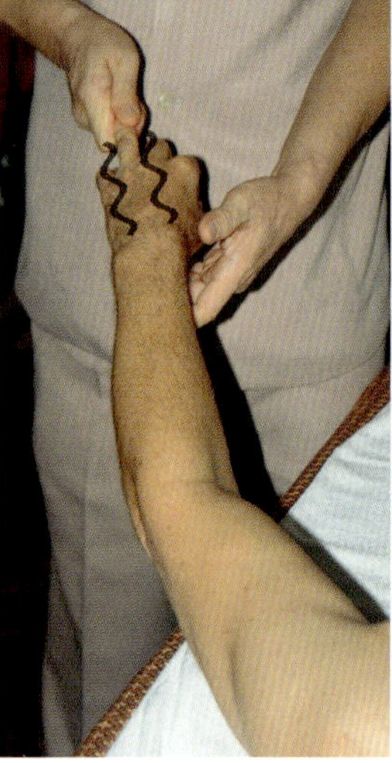
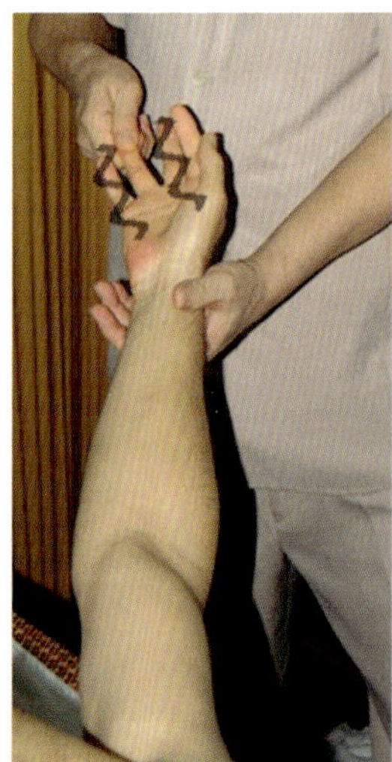

Abb. 5.11. Pulsieren und Mobilisieren von Armen und Händen

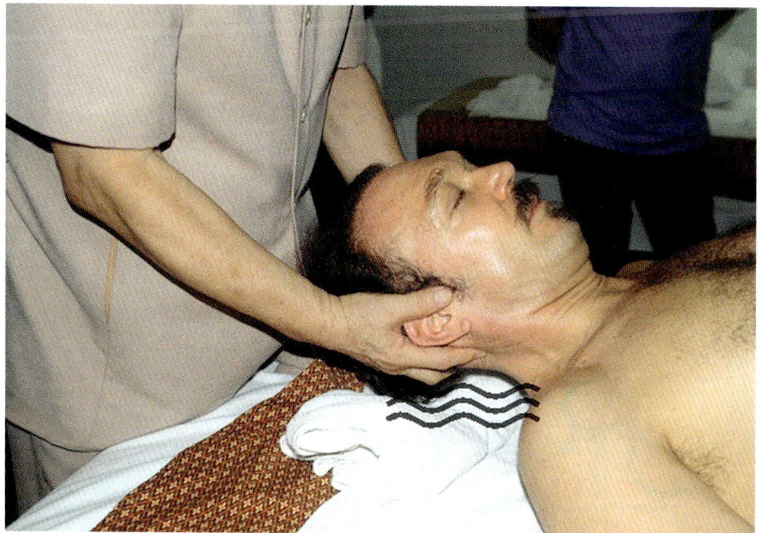

Abb. 5.12. Mobilisieren von Kopf und Nacken

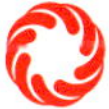 Das Pulsieren und Mobilisieren von Kopf und Nacken

1. Legen Sie beide Hände auf die Liege und heben Sie mit den Fingern den Kopf an der Schädelbasis an, rollen Sie den Kopf dabei sanft und langsam von links nach rechts hin und her, um die Nackengelenke und die Halswirbel zu lockern, wobei auch das Gehirn unwillkürlich leicht hin und her bewegt wird. (Abb. 5.12.)
2. Legen Sie Ihre Hände in das Hinterkopfgelenk zwischen Schädelbasis und dem ersten Halswirbel und lassen Sie das Gewicht des Kopfes auf Ihren Fingern ruhen, was eine Spannkraft zum besseren Durchfluss erzeugt und die Flüssigkeiten besser die Wirbelsäule entlang bis zum Kreuzbein fließen lässt.
3. Fahren Sie mit dem Schütteln des Kopfes von Seite zu Seite fort, um die Wirbelsäule bis hin zum Kreuzbein zu lockern.

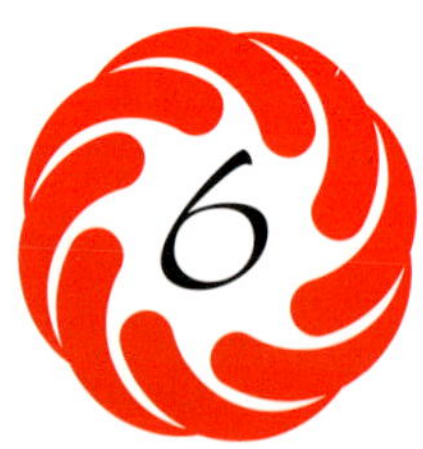

Aktivierung des Hauptpulses: Lebenspuls-Massage-Ablauf (Teil 2)

Die Hauptpulspunkte kontrollieren die größten Arterien, die sich vom Oberkörper in alle Extremitäten des Körpers erstrecken. Die zentralen Pulse schließen den Puls der Aorta, des Sonnengeflechts, des Nabels, des Tan Tien, der Oberschenkel, der Achseln und den Puls der Halsschlagadern ein. (Abb. 6.1.) Teil 2 der Lebenspuls-Massage klärt und aktiviert die Hauptpulse, sodass sie in einem synchronisierten System funktionieren. Wir beginnen mit der Arbeit am Bauch, um das Gewebe und die Arterien zu erfassen, dann konzentrieren wir uns auf das Zentrieren der Energie, gleichen die Zeitabstimmung an und nutzen den Blutfluss, um Ablagerungen und Gifte herauszuspülen.

DIE PULSE DES BAUCHRAUMS KLÄREN

Am Anfang der embryonalen Entwicklung ist der Nabel das verbindende Netz, das sich vom Bauch aus über den ganzen Körper entfaltet. Jeder Stau und jede Behinderung in diesem Bereich haben Auswirkung auf den Blutfluss und die Funktion von vitalen Organen und über den gesamten Körper. Sogar Menschen mit generellen Gesundheitsproblemen oder Schmerzzuständen werden, wenn der Blut- und Energieflusses um den

Nabel herum und im Bauch verbessert wird, eine Linderung ihrer Probleme feststellen. Wenn der Patient auf Gesundheitshygiene achtet und taoistische Meditation, Yoga-Dehnungsübungen oder Chi Kung-Übungen ausübt, hilft dies, seine Symptome weiter zu reduzieren. Vor allem Verdauungs-, Gewichts- und Rückenprobleme sind direkt mit dem Blutfluss im Bauchzentrum verbunden.

Im ersten Schritt arbeiten wir mit dem Zentrum des Nabels, um die Pulse der Aorta und des Nabels zu klären. (Abb. 6.1.) Während Sie arbei-

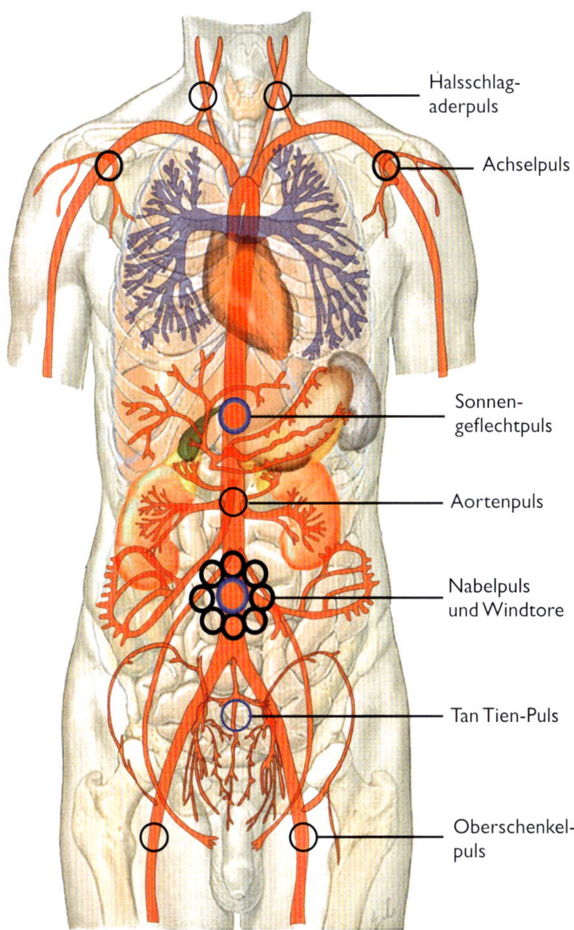

Abb. 6.1. Die Hauptpulse

ten, bitten Sie den Probanden, eine tiefe Bauchatmung durchzuführen, um die Muskeln zu lockern und mehr Chi in die Gefäße zu bringen.

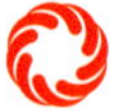

Aorta, Hohlvene und Nabel klären

Eine genauere Beschreibung dieser Abläufe finden Sie in der amerikanischen Originalausgabe von ***Chi Nei Tsang I*** auf den Seiten 193 bis 197 und 268 bis 272.

1. Sorgen Sie dafür, dass der Nabelbereich weich und entspannt ist. Dazu können Sie mit den Daumen, den Fingern oder den Handflächen drücken, ziehen und oder schaufeln. Arbeiten Sie an den Schichten der Haut, der Faszien, der Muskeln und der Sehnen.
2. Beobachten Sie, ob der Nabel verzogen oder aus der Form geraten ist. Strecken und rotieren Sie den Nabel sanft, bis er rund und zentriert ist.
3. Lösen Sie alle Knoten in diesem Bereich und arbeiten Sie dabei vom Nabelzentrum aus. Manchmal haben Knoten und Knäuel einen Kopf und einen Schwanz. Der Kopf befindet sich nahe am Nabel und der Schwanz weist davon weg.
4. Arbeiten Sie ganz besonders an der Hohlvene und den Venen, die Abfallstoffe enthalten, welche die Zirkulation blockieren und den Puls beeinträchtigen können. (Abb. 6.2.)

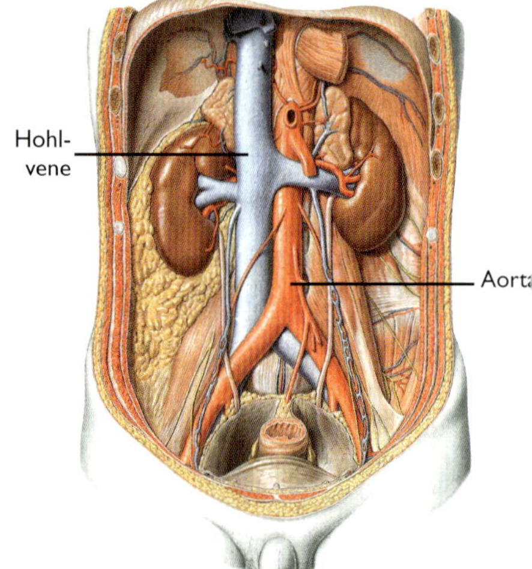

Abb. 6.2. Zentrale Aorta und Hohlvene

5. Fahren Sie mit der Arbeit entlang der Aorta und des Rumpfstamms (der Arterie, die Blut in die Brusthöhle bringt) fort, kreisen Sie spiralförmig im und gegen den Uhrzeigersinn, bis Sie spüren, dass sich die Muskeln und Faszien entspannt haben.

DEN HAUPTPULS REGULIEREN – ARBEITEN MIT DER AORTA

Nachdem Sie den Bauch von Knoten und Knäuel befreit haben, ist der nächste Schritt, den Puls der Aorta aufzufinden und zu zentrieren. Die Aorta geht von der linken Herzkammer aus und setzt sich dann am Rumpf nach unten in den unteren Bauch fort. Sie ist die größte Arterie des Körpers und teilt sich in vier Abschnitte auf, aus denen viele kleinere Arterien abzweigen.

- Die **aufsteigende Aorta** verläuft vom Herzen an nach oben, zweigt in die Koronararterie ab.
- Der **Aortenbogen** biegt sich über dem Herz. Seine Äste versorgen Kopf, Nacken und Arme.
- Die **absteigende Aorta** führt hinunter in den Brustkorb. Ihre Äste bringen Blut zu den Rippen und in die Brust.
- Die **Bauchaorta** fängt am Zwerchfell an und setzt sich nach unten fort. Dort teilt sie sich in zwei Beckenarterien, die in den unteren Bauch und in die Beine gehen. Viele der Hauptorgane erhalten Blut aus den Ästen der Bauchaorta.

Jeder Mensch hat unterschiedliche Aortenpulse. Der Puls kann stark und dicht unter der Haut sein, aber es kann auch sein, dass er tief liegt und nur schwer zu finden ist. Er kann langsam oder schnell sein. Gesunde Menschen haben ganz verschiedene Pulse.

Es gibt bei Menschen keinen einheitlichen gesunden Aortenpuls. Bei manchen kann sogar eine rhythmische Ungleichheit zwischen dem Nabelpuls und anderen Pulsen im Körper auftreten. Als Beispiel sei hier der Puls eines Patienten mit Fieber oder mit einem zeitlich bedingten unausgeglichenen Puls genannt. Ein nicht synchroner Puls kann auf einen entzündlichen Prozess, ein nervliches Problem, auf ein strukturelles Problem mit dem Herzen oder auf Bluthochdruck hinweisen. Ein gesunder oder neutraler Puls sollte langsam, sanft, flexibel, reichhaltig, großzügig und verbreitet sein.

Zeichen der Unausgeglichenheit können sein, dass der Puls oberflächlich, rasend, leicht, dünn oder schlagend ist. Andere Pulsarten können wiederum auf psychologische Störungen hinweisen, wie Traurigkeit, Angst, Kummer und Wut. Es gibt so viele Arten von Pulsen, wie es unterschiedliche Menschen gibt.

Den Aortenpuls zu lesen, ist ein Weg, den emotionalen Zustand eines Menschen zu erfassen. Es ist wichtig, mit dem Puls in Kontakt zu bleiben, damit er sich selbst wieder ausgleichen kann.

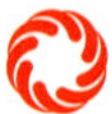

Den Aortenpuls zentrieren

Um den Aortenpuls zu finden, legen Sie Ihre Hand direkt über dem Nabel auf die Aorta. Die richtige Position der Aorta befindet sich leicht links von der Körpermittellinie.

1. Um den Aortenpuls zu zentrieren, üben Sie leichten Druck von beiden Seiten aus und schieben die Aorta Richtung Mitte. Halten Sie sie an dieser Stelle für 1 bis 3 Minuten fest. Führen Sie die Bewegung langsam und sanft durch. Wenn eine Aorta sich nicht zur Mittellinie bewegen lässt, erzwingen Sie es nicht!
2. Spüren Sie an der Mittellinie entlang hinauf und herunter, ob es Spannungen oder Stau gibt, die auf Knäuel oder Knoten hinweisen, welche die Aorta und den Puls aus dem Zentrum ziehen. Lösen Sie diese und wiederholen Sie das Zentrieren und Halten 3 bis 6 Mal. Diese Haltetechnik verhilft den Faszien, wieder in einen befeuchteten Zustand zu kommen und sich frei zu bewegen. Es schmiert auch die Organe und Gewebe und stellt den freien Fluss von Chi und Blut wieder her.

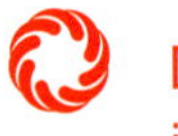

Die Beweglichkeit der Aorta in acht Richtungen prüfen

Jede Arterie ist umgeben und gehalten von einem Netz von Faszien, in der sie sich frei bewegen können sollte. Wenn der Raum um einen Puls einmal von Stau geklärt ist, kann die Beweglichkeit und die Bewegungsfreiheit der Arterie anhand von subtilen rutschenden und rollenden Bewegungen überprüft werden.

1. Legen Sie Ihre Finger entlang der Aorta zwischen den Nabel und den unteren Rändern des Brustkorbs. Arbeiten Sie sich daran entlang und drücken Sie leicht, um sich mit der elastischen, rohrähnlichen Struktur zu verbinden. Überprüfen Sie die Regelmäßigkeit des Pulsschlags.
2. Halten Sie den gleichen Druck aufrecht und fahren Sie mit dem Freimachen der Arterie fort, indem Sie auf ihr weiterhin gleitende und rollende Bewegungen ausüben.
3. Testen und mobilisieren Sie die Aorta mit acht Basisbewegungen, folgen Sie dabei der Achse der zentralen Tai Chi-Linie:
   hinauf – hinunter
   rechts – links
   vor – zurück
   Rechtsbewegung – Linksbewegung

Der Puls sollte in allen Richtungen stets konstant bleiben. Wenn eine Bewegung in eine bestimmte Richtung geht und der Puls stabil bleibt, ist das ein gesundes Zeichen. Wenn sich der Puls aber verringert, gibt es ein Problem in der Achse. In diesem Fall fahren Sie mit dem Wechsel von Pressen und Loslassen fort, um das Blut zu klären, durchzuspülen und zu leiten, damit Hindernisse und Spannungen in den Gefäßen beseitigt werden.

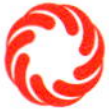

Den Reflex des Aortenpulses testen

Testen Sie den Reflex des Pulses, indem Sie ihn halten, hinhorchen und ihn aktivieren. Ihr Druck sollte sanft, beständig, zunehmend und gleichmäßig bleiben, damit die Arterie reagieren und sich weiten kann und mehr Blut durchfließen lässt.

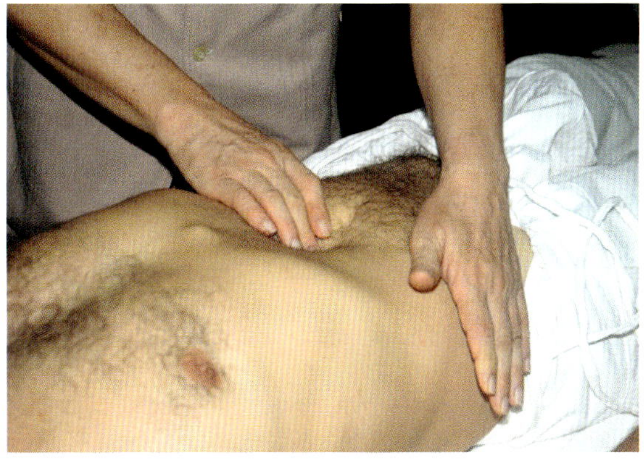

Abb. 6.3. Den Reflex des Aortenpulses prüfen

1. Finden Sie den Pulspunkt mit einer fließenden, sanften und fokussierten Absicht. Drücken Sie sanft und spüren Sie den Pulsschlag unter Ihren Fingern.
2. Testen Sie die Reflexreaktion des Pulspunktes, indem Sie mit drei Fingern aus Ihrem Körperzentrum heraus sanft und fest drücken, und halten Sie 3 bis 36 Sekunden. Zählen Sie die Anzahl der Schläge, bis Sie die Reaktion der Arterie spüren (Abb. 6.3.), die sich in einer warmen, elektromagnetischen Empfindung unter Ihrer Hand ausbreitet. Wenn ein Puls nicht unmittelbar reagieren kann, fügen Sie bis zu 3 kurze Druckphasen mit einer Pumpbewegung hinzu.
3. Lassen Sie los und wiederholen Sie es 3 bis 6 Mal.

In der Praxis ist dieses Testen der Arterie gleichzeitig eine Behandlung. Der Puls sollte dadurch eine Verbesserung zeigen, indem er stärker wird, langsamer wird oder sein Tempo je nach Bedarf verändert. Nutzen Sie die Liste im Anschluss, um den Reflex eines Pulspunktes zu interpretieren.

Blockade: Keine Reaktion weist auf ein größeres Problem hin, das lokal oder weiter entfernt sein kann.

Fehlfunktion: Wenn die Reaktion langsam oder unregelmäßig ist, bedeutet dies, dass es ein funktionelles Problem gibt.

Energetische Unausgeglichenheit: Wenn der Puls schnell aber unregelmäßig auftaucht, liegt das Problem in der Energie.

Ausgeglichenheit: Wenn der Puls schnell auftaucht und ausgeglichen ist, ist die ein Beweis für gute Gesundheit und Vitalität.

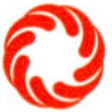

Die Eigenschaft der Aorta prüfen

1. Erspüren Sie die Qualität des Pulses, beobachten Sie, ob er schwach, inaktiv oder kalt ist oder ob es ein Problem oder eine Blockade gibt, die mehr Aufmerksamkeit bedarf.
2. Wenn ja, arbeiten Sie um den Pulsbereich herum und gehen Sie dabei zunehmend tiefer und schaufeln vorhandene Staus heraus. Setzen Sie, wenn nötig, die schüttelnde, schwingende Technik des Pulsierens des Drachens ein, um Blockaden zu lösen. (Abb. 6.4.)

3. Fühlen Sie den Puls wieder, achten Sie dabei auf seine Verbindung zum Bereich um ihn herum. Wenn der Puls klar ist, sollten Sie einen warmen, elektromagnetischen Stromfluss durch Ihre Hände spüren.
4. Horchen Sie auf den Puls, behalten Sie den Druck bei und achten Sie darauf, wie oft er in der Minute schlägt.

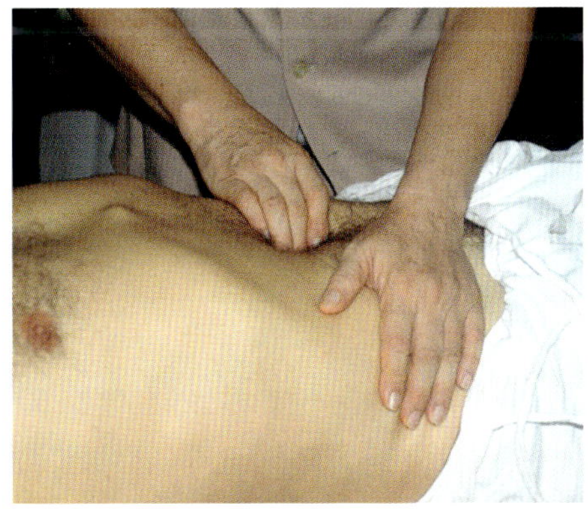

Abb. 6.4. Am Aortenpuls arbeiten

5. Lassen Sie den Druck ganz langsam los, wodurch Sie eine sogähnliche Reaktion erzeugen und den luftleeren Raum öffnen, der die stärkere Absorptionsphase des Blutes hervorruft. Der Puls sollte sich verstärken und sich zunehmend entlang der Arterie ausbreiten. Jegliche Unregelmäßigkeiten sollten verschwinden.
6. Wenn ein Puls zu schwach, inaktiv oder tief verborgen ist, nicht fassbar oder nicht reagiert, während Sie versuchen, ihn zu klären, dann kehren Sie zu Teil I des Ablaufs der Lebenspuls-Massage zurück und klären den Puls nochmals mit dem Pulsieren des Drachens (s. Kapitel 5).

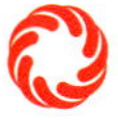

Die Flöte spielen – das Blut über und unter den Nabel leiten

Sowohl die oberen als auch die unteren Organarterien entstammen der Hauptschlagader/Aorta zwischen Nabel und Brustbein. Wenn man das Blut in der Aorta weiter herunterdrückt, verstärkt dies die Blutversorgung der unteren Bauchorgane und des Beckenbereichs. Drückt man mit gleichbleibendem Druck dann wieder leicht nach oben, führt das zu mehr Druck und Volumen. Diese Verstärkung setzt sich dann in die obere Aorta und in ihre Äste fort, dann weiter in die Organe und Gewebe und durchspült dort diese Bereiche, die bei normalem Blutvolumen und -druck nicht durchspült würden. Das ermöglicht Ihnen, das Blut in die oberen Bauchorgange zu leiten.

1. Lokalisieren Sie den Aortenpuls direkt hinter dem Nabel, ganz leicht links von der Mittellinie aus. Legen Sie Ihre Finger (einen, zwei, den Daumen oder alle Finger, je nachdem, was für Sie und den Patienten am bequemsten ist) direkt über den Nabel und üben Sie so viel Druck aus, bis Sie den Pulsschlag in den Fingerspitzen spüren. Stellen Sie sicher, dass Ihre Finger entspannt und feinfühlig bleiben.
2. Erhöhen Sie allmählich den Druck, um die Arterie etwas zusammenzupressen, bleiben Sie so für 9 bis 36 Schläge und lassen Sie wieder los, sodass der Blutfluss die Ablagerungen und Gifte ausspülen kann.
3. Platzieren Sie Ihren Daumen horizontal direkt über dem Nabel und drücken Sie sanft ungefähr bis zu einem Drittel zur Aorta. Lassen Sie den Daumen dort und vertiefen Sie mit dem zweiten Daumen direkt über der Faust den Druck, um diesen zu verstärken.
4. Lassen Sie mit dem ersten Daumen los und platzieren Sie ihn direkt über dem zweiten Daumen und wiederholen den Ablauf. Das nennt man »die Flöte spielen«, weil es wie das Spielen einer Tonleiter ist. Das Blut fließt wie der Atem, bewegt sich fortlaufend durch die Aorta, wäh-

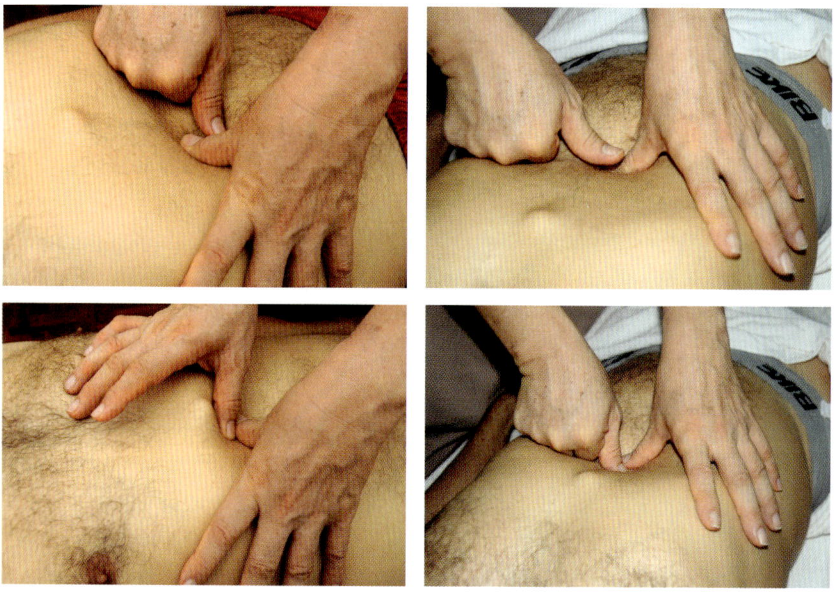

Abb. 6.5. Mit den Daumen entlang der Aorta vom Nabel bis zum Brustbein pumpen

rend die Daumen es immer wieder einfangen, auf jede Note drücken, um den Druck und die Richtung des Blutflusses in die anderen Arterien zu verändern. (Abb. 6.5.)

5. Fahren Sie mit der Arbeit an der Aorta fort, drücken und lösen Sie an jeder Position, bis Sie direkt unter dem Schwertfortsatz, der Brustbeinspitze, angelangt sind.

Arbeiten Sie sanft, verstärken Ihren Druck leicht, um den Blutfluss in die Organarterien zu verbessern. Manchmal kann schon ein kleiner Ruck Staus, Gifte, Steine und totes Gewebe klären. Das ist eine sehr wirkungsvolle Technik.

DIE ACHT WINDTORE UND DEN TAN TIEN-PULS KLÄREN UND ÖFFNEN

Wenn man die Windtore öffnet, aktiviert das die Energie im Bauch und lockert die Spannung im Nabelbereich. Es ist wichtig, am Anfang jeder Sitzung die Winde zu klären, damit kranken Winden die Möglichkeit gegeben wird, aus dem Blut durch den Nabel herausgelassen zu werden. Indem Punkte um den Nabel herum geöffnet werden, wird tieferes Gewebe von Aorta und Lendengeflecht aktiviert und zieht die Winde aus den Organen und aus anderen Teilen des Körpers.

Die Zahlen 1 bis 8 in Abb. 6.6. listen die Abfolge der Technik auf und zeigen, welche Organe damit behandelt werden. Nachdem Sie jeden Punkt so lange gedrückt haben, wie in der Tabelle angegeben, halten Sie still, sodass der Effekt einsetzen und die Energie sich etablieren kann. Beachten Sie, dass die Punkte seitlich des Nabels sind und nicht im Nabel.

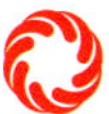

Das Öffnen der Windtore

Benutzen Sie die Zahlen in der Tabelle für das Zählen der Pulsschläge, während Sie jeden Punkt halten.

1. Üben Sie mit Ihrem Daumen mäßigen Druck auf jeden Windtorpunkt aus, bis Sie den Puls spüren. Halten Sie dann für so viele Pulsschläge, wie in der Tabelle ausgewiesen, danach lassen Sie los.
2. Arbeiten Sie zuerst an Punkt 1 (Blase und Genitalbereich), dann an Punkt 2 (Herz) und anschließend an den Punkten 3 (rechte Niere), 4 (linke Niere), 5 (Milz und Magen), 6 (Darm) 7 (Leber), 8 (Darm).

Anzahl der Pulsschläge zum Öffnen der Windtore

Punkt # / Tag	Tan Tien (Punkt unterhalb des Nabels)	1	2	3	4	5	6	7	8
Montag	15	8	17	19	21	10	12	6	15
Dienstag	8	17	19	21	10	12	6	15	8
Mittwoch	17	19	21	10	12	6	15	8	17
Donnerstag	19	21	10	12	6	15	8	17	19
Freitag	21	10	12	6	15	8	17	19	21
Samstag	10	12	6	15	8	17	19	21	10
Sonntag	6	15	8	17	19	21	10	12	6

Die Tabelle zeigt die Reihenfolge auf, nach der Sie die Windtore öffnen sollten. Sie enthält auch die Anzahl der Pulsschläge, die Sie auf den gehaltenen Punkten verweilen, was wiederum vom Wochentag abhängt. Die Zahl für die unterschiedlichen Wochentage bezieht sich auf die taoistische Praxis der Numerologie zum Öffnen der Windtore. Falls Sie an einem Punkt keinen Puls finden können, zählen Sie einfach die Zahl des aktuellen Wochentages herunter.

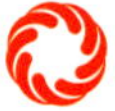

Den Tan Tien-Puls öffnen – den See des Chi erwecken

Möglicherweise müssen Sie diese Praxis ein paar Monate lang üben, bevor Sie den Tan Tien-Puls erkennen können. Manchmal können Sie einen Puls nicht finden, und in diesem Fall können Sie nur langsam die Anzahl für den Tag sekundenweise zählen.

1. Lokalisieren Sie den Tan Tien-Puls in der Vertiefung ungefähr 3 Finger breit unterhalb des Nabels in der 6-Uhr-Position. (Abb. 6.6.)
2. Drücken Sie hinein, bis Sie einen Puls spüren. Sie fühlen dann das Echo des Aorten- und Beckenarterienpulses wie eine energetische Empfindung. Wenn Sie an jemandem arbeiten, der entweder sehr korpulent oder sehr muskulös ist, müssen Sie vielleicht den Ellbogen nehmen, um den Puls zu finden. Allerdings gilt, ob sie die Finger oder den Ellbogen benutzen, seien sie vorsichtig und rutschen nicht.

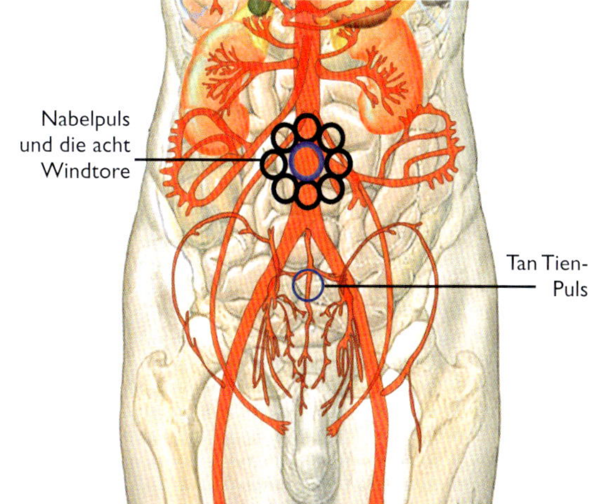

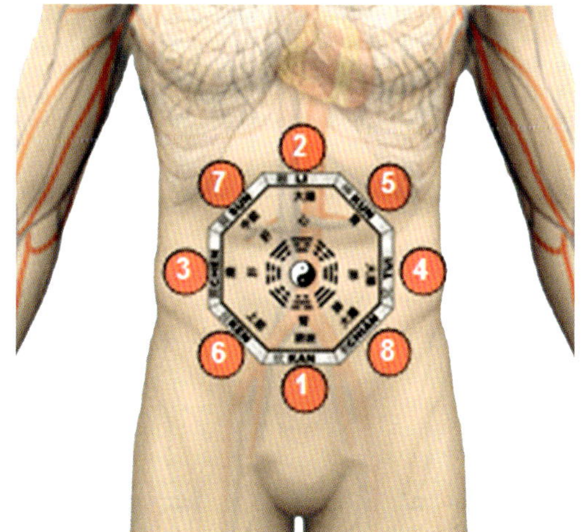

Abb. 6.6. Die Windtore und der Tan Tien-Puls

3. Schlagen Sie in der Tabelle unter »Tan Tien-Punkt unter dem Nabel« nach. An einem Montag gilt die Zahl 15, Dienstag 8, Mittwoch 17 und so weiter. Wenn Sie den Puls nicht finden können, halten Sie den Punkt einfach mit der entsprechenden Zahl des Tages.
4. Reduzieren Sie den Druck, wenn Sie gezählt haben. Der Proband sollte einen Energiefluss durch den ganzen Körper spüren.

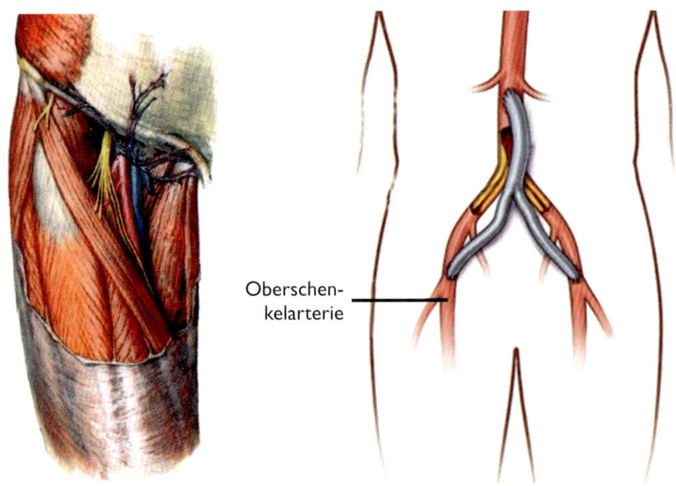

Abb. 6.7. Oberschenkelarterie

DIE HAUPTPULSE AM OBERSCHENKEL UND AN DER HALSSCHLAGADER AUSGLEICHEN

Das Arbeiten mit zwei symmetrischen Pulsen gleicht die Blutversorgung und den Blutdruck zwischen zwei verschiedenen Ästen/Kanälen aus, die aus der gleichen Quelle kommen. Prinzipiell sollten alle Pulse eines Körpers im Einklang mit Herz und Aorta schlagen, Blockaden und Verengungen können aber auf einer Seite des Körpers auftauchen, nicht aber auf der anderen, und vermindern oder verstärken den Druck auf die Gefäße. Wenn man die Pulsschläge in beiden Händen spürt, zeigt es sich manchmal, dass eine Arterie nur bei jedem dritten oder vierten Schlag mit einer anderen übereinstimmt. Diese mangelnde Synchronisation kann leicht ausgeglichen werden, indem man die Technik des Durchspülens abwechselnd mit jeder Hand anwendet. Der Anwender presst und lockert die Pulse und vergleicht, bis sie einander angeglichen sind.

Manchmal jedoch sind zwei Pulse derart verschieden, dass sie nicht in einen Rhythmus zu bringen sind. Das kann ein Zeichen für tiefere Blockaden sein, die zusätzlicher Behandlung bedürfen oder eine Untersuchung durch einen Arzt notwendig werden lassen.

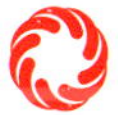

Den Oberschenkelpuls öffnen und ausgleichen – das Blut in den unteren Bauch, in das Becken und in die Beine leiten

Der Oberschenkelpuls ist eine Hauptschnittstelle zwischen vielen Blutgefäßen, den Lymphgefäßen, Sehnen und Nerven. Wenn man die Technik anwendet, das Blut in den unteren Bauchbereich zu leiten, verstärkt das den Chi- und Blutfluss in das Becken, das Kreuzbein und in die Beine. Die Behandlung verbessert immens die Gesundheit und Funktionen der Reproduktionsorgane, des Ausscheidungssystems, der Beine und Füße.

1. Beginnen Sie mit dem Entgiften und Entsorgen von Verstopfungen im unteren Bauch und im Bereich von Dünn- und Dickdarm, so wie in Kapitel 5 über Chi Nei Tsang gezeigt. (Abb. 6.8. A.)
2. Legen Sie die Hände auf die Oberschenkelpulse in der Falte zwischen Becken und Oberschenkel und vergleichen diese. Wenn ein Puls schwächer als der andere ist, benutzen Sie die Technik des Durchspülens, um sie auszugleichen: Drücken Sie auf die stärkere Seite 9 bis 36 Sekunden, um das Hindernis aufzulösen, das die andere Seite schwächt.
3. Wenn der Bereich einmal geklärt ist, sitzen oder stehen Sie auf einer Seite des Probanden und drücken mit den Kanten beider Hände in die linke und rechte äußere Hüftarterie. (Abb. 6.8. B.) Drücken Sie beide Arterien simultan für 9 bis 36 Sekunden. Das drückt das Blut zurück ins Becken und den Leistenbereich. Wiederholen Sie dies 2 bis 3 Mal.

A

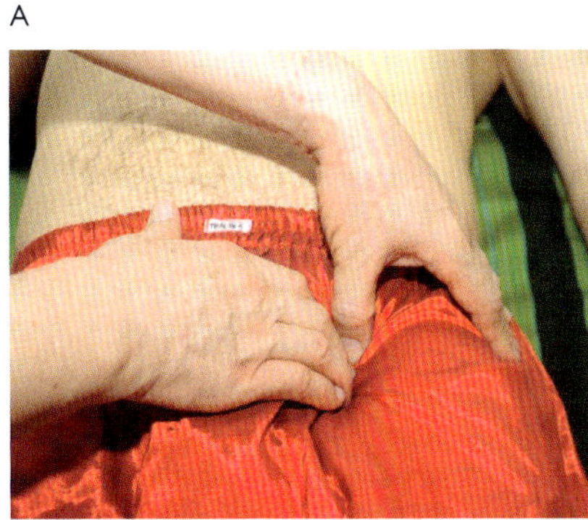

B

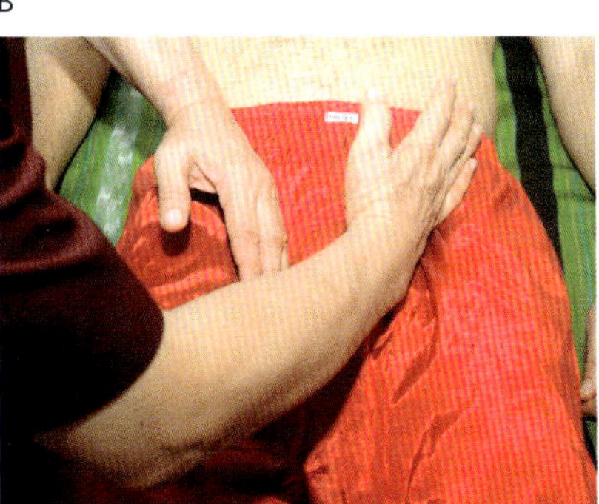

Abb. 6.8. Den Oberschenkelpuls öffnen und ausgleichen

4. Wenn Sie das Blut in das linke Bein leiten möchten, nehmen Sie den Druck aus der linken Hand. Um Blut in das rechte Bein zu bringen, lassen Sie etwas mehr an der rechten Hand los.
5. Um den Oberschenkelpuls mit dem Nabelpuls auszugleichen, bewegen Sie die rechte Hand hinauf in Richtung des Nabelpulses, während Sie mit der linken Hand auf dem linken Oberschenkelpuls bleiben. Halten Sie für 9 bis 36 Schläge, während Sie mit jeder Hand abwechselnd Blut zwischen den beiden Pulspunkten leiten und sie spülen, bis diese im gleichen Rhythmus schlagen. Wiederholen Sie das auf der rechten Seite.

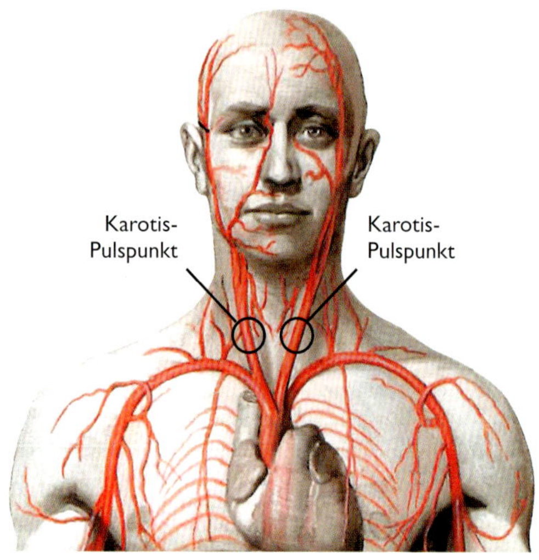

Abb. 6.9. Die Punkte an der Halsschlagader

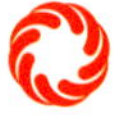 Den Halsschlagaderpuls öffnen und ausgleichen

Warnung: Da die Halsschlagadern das Gehirn befeuchten, halten Sie sie nicht länger als 3 Pulsschläge in Folge.

1. Fangen Sie damit an, dass Sie Ihre Finger jeder Hand auf die rechte und linke Halsschlagader legen. (Abb. 6.10.) Halten Sie sehr sanft, setzen Sie leichten Druck ein, um die Pulse zu spüren, dann zählen Sie bis zu 3 Pulsschlägen und prüfen, ob sie synchron sind.
2. Falls eine Seite schwächer ist, sollten Sie auf der schwachen Seite leicht loslassen und ein bisschen mehr Druck auf der starken Seite ausüben. Halten Sie für drei Pulsschläge. Kehren Sie mit beiden Händen zu gleichem Druck zurück und synchronisieren Sie die Pulse.

3. Falls die Pulse sich nicht von selbst ausgeglichen haben, wiederholen Sie den Vorgang einige Male.
   Achtung: Wenn die Pulse sich nicht ausgleichen oder Blockaden sich nicht sofort auflösen, dann sollte die Person von einem Arzt untersucht werden.
4. Um den Halschlagaderpuls mit dem Nabelpuls auszugleichen, bewegen Sie die rechte Hand hinunter Richtung Nabelpuls und halten dabei die linken Finger auf dem linken Halschlagaderpuls. (Abb. 6.11.) Halten Sie 3 Schläge lang, während Sie mit jeder Hand abwechselnd drücken und loslassen, um so das Blut zwischen zwei Pulspunkten zu leiten und die Ader zu durchfluten, bis die Pulse im gleichen Rhythmus schlagen. Wiederholen Sie den Ablauf auf der rechten Seite.

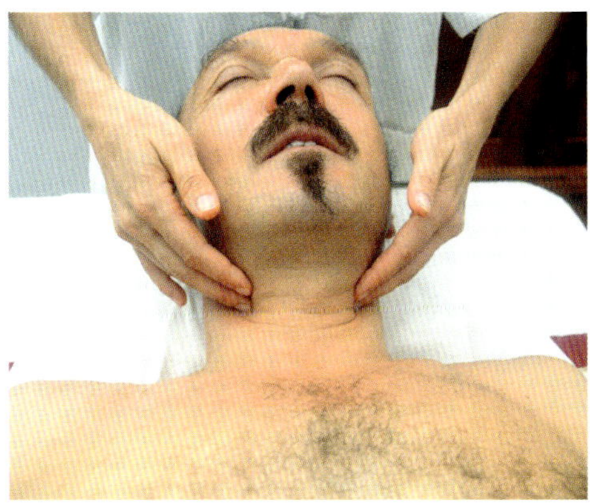

Abb. 6.10. Den Karotispuls/Halschlagaderpuls ausgleichen

Um die Achselpulspunkte zu klären und harmonisch auszugleichen, lesen Sie doch bitte die Übung in Kapitel 7 mit dem Titel: »Den Lungenpuls ausgleichen«. Die Achselpulspunkte sind auch die primären Pulspunkte für die Lunge. Auf dem Rumpf finden wir den Wurzelpuls des Herzens, der Lunge und des Verdauungssystems. Die Übungen zum Ausgleichen der Organe, die Sie weiter hinten in Kapitel 7 dieses Buches finden, arbeiten ebenfalls ausgiebig mit diesem Puls.

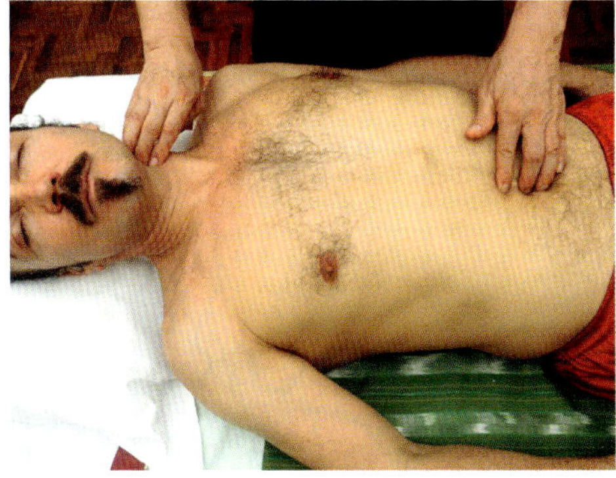

Abb. 6.11. Den Karotispuls mit dem Nabelpuls ausgleichen

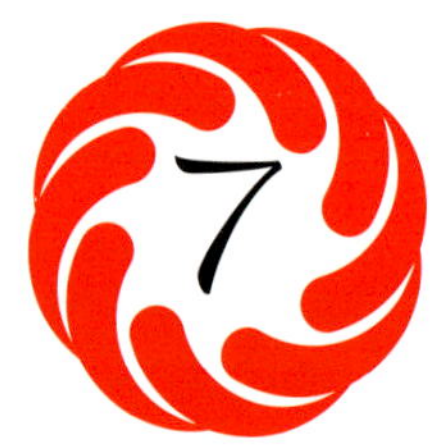

Ausgleich der Organpulse: Lebenspuls-Massage-Ablauf (Teil 3)

Wenn die Hauptpulse geklärt, durchspült, aktiviert und synchronisiert sind, kann man beginnen, tiefer mit den einzelnen Organen und ihren Pulsen zu arbeiten. Vom anatomischen Standpunkt aus ist jedes Organ durch Bänder mit der Wirbelsäule verbunden und wird auf jeder Wirbelebene durch verflochtene Äste von Arterien, Venen, Nerven und Lymphgefäßen unablässig und genügend stark befeuchtet.

Die Blutgefäße im Bauch können sich leicht verknoten, zusammenziehen oder durch angesammelte Gifte und Ablagerungen, die von Stress und Umweltfaktoren herrühren, blockiert werden. Wenn das Halten, Leiten, Spülen, Pumpen und Ausgleichen ergänzend angewendet wird, verstärkt das ihre Blutversorgung und verbessert ihre Funktion. Nutzt man die Hauptpulse, um einen Rhythmus für alle Organe festzulegen, führt das den ganzen Körper als Team zusammen.

DIE BLUTVERSORGUNG DER ORGANE

Das Blutkreislaufsystem ist wie ein Baum mit vielen Ästen und Wurzeln strukturiert, welche die Organe mit dem Stamm der Aorta, die entlang der Wirbelsäule verläuft, verbinden. (Abb. 7.1. und 7.2.) Das Herz ist das

Zentrum dieses Baums und pumpt nährstoffreiches Blut zum Stamm, zu den Wurzeln und den Ästen der Organe, bis ganz hinein in das winzig kleine Netzwerk von Kapillaren, das sie befeuchtet. Jedes Organ wird von einem Ast genährt, der aus der Aorta in der Mitte kommt, die das Blut direkt vom Herzen durch den Rumpf führt, bevor sie sich in der Leiste in die Oberschenkelarterien teilt.

Die traditionellen Pulspunkte sind normalerweise in den Bereichen angesiedelt, wo die Adern zusammenkommen: Den Wurzelpulspunkt jedes Organs findet man am Aortenstamm/Hauptschlagader direkt vor dem Ar-

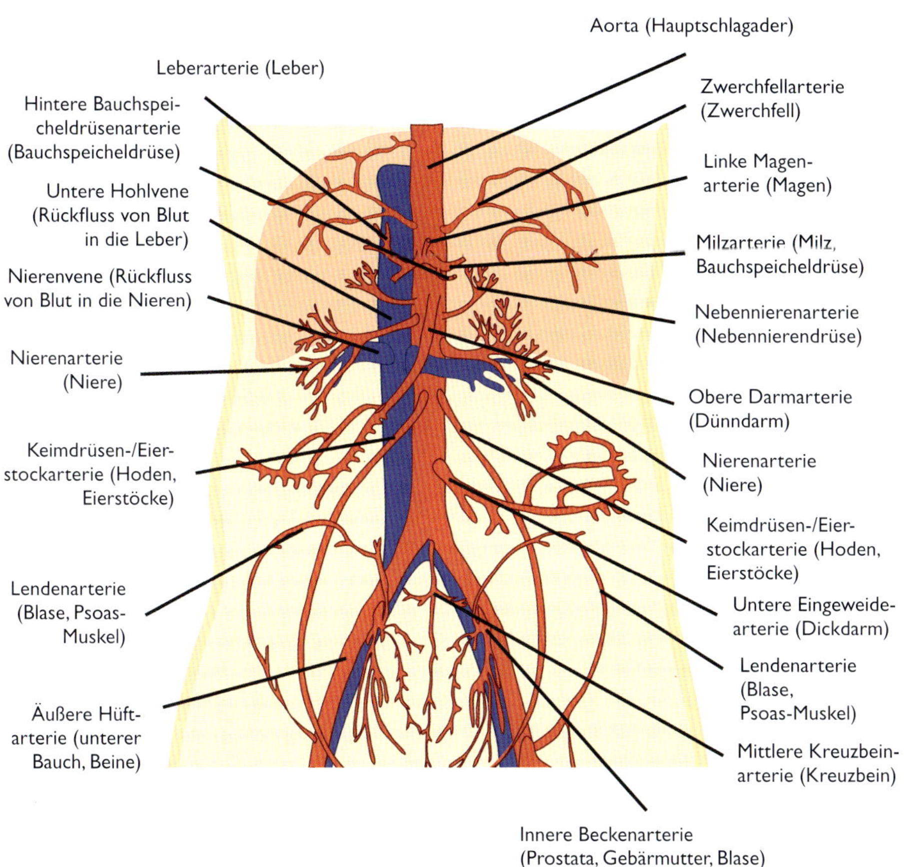

Abb. 7.1. Unterbauchadern und ihre zugehörigen Organe

terienast in Richtung Organ, den Organpulspunkt findet man direkt hinter dieser Teilung, auf der Arterie, die das Organ selbst versorgt.

Die Organpulse – *Mit dem Kleinen Kreislauf in den Kapillaren arbeiten*

Die Organpulse sind subtil und verstreut, kommen direkt aus dem Puls der Aorta. Sie sind mit tiefen Netzwerken mikroskopischer Kapillare versehen und können leichter von einem Anwender mit einem hochent-

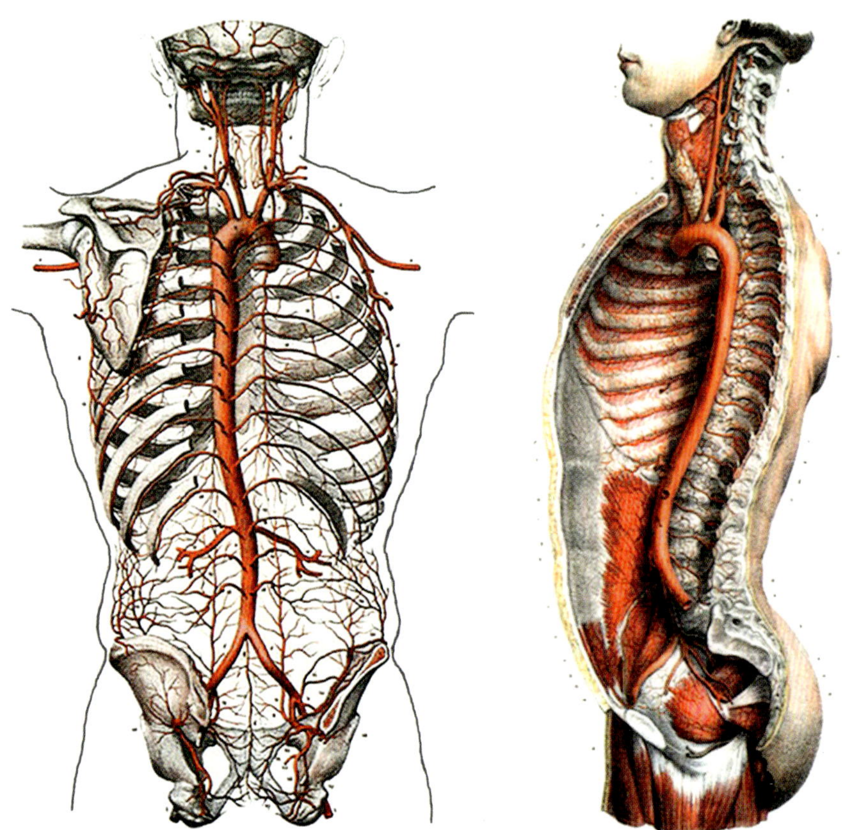

Abb. 7.2. Der zentrale Stamm der Aorta hat viele Äste.

wickelten Gespür für Wahrnehmung erfasst werden. Diese Kapillarpulse zu aktivieren bedeutet, den Fluss zwischen dem Zellinneren und dem umgebenden Gewebe wiederherzustellen und durch Unterstützung und Austausch die Zellen selbst wieder besser zu beleben.

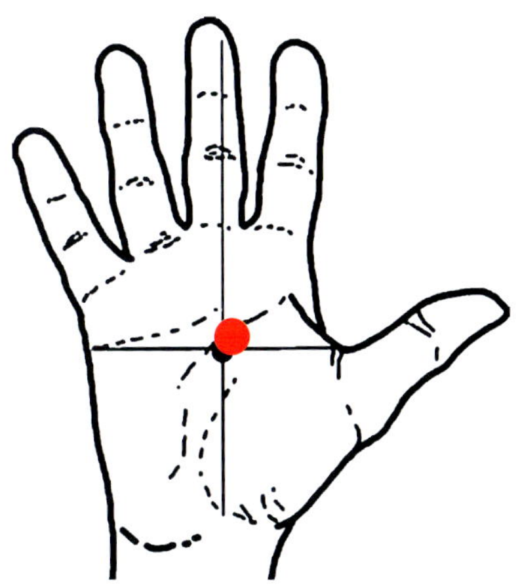

Abb. 7.3. Der Lao Gong-Punkt

Die Mikrozirkulation umfasst alle Gefäße, die kleiner als 100 Mikrometer sind – die Größe einer einzelnen Zelle. Diese Gefäße können leicht durch einzellige Bakterien, Viren oder Gifte blockiert werden. Die Mikrozirkulation zu aktivieren heißt, einem Puls, der nicht spontan schlägt oder nicht direkt über Knochen und Muskel zugänglich ist, mehr Zugang und Freiheit zu verschaffen. Dabei arbeitet man mit Resonanz, um den Blutfluss zu balancieren. Das Ausgleichen der Mikrozirkulation hat eine kraftvolle, regenerierende Wirkung, da es sich darauf konzentriert, wie Energie Materie belebt, und alle Strukturen des Körpers durchdringt.

Die Arbeit mit den mikroskopisch kleinen Kapillaren, die Haut, Faszien, Muskeln, Organe und Knochen nähren, bedarf einer subtilen Berührung. In der Lebenspuls-Massage legt der Anwender den Lao Gong-Punkt der Handinnenfläche (im Zentrum der Hand, Abb. 7.3.) auf die Haut über dem Organ, das ausbalanciert werden soll. Unter der Hand sollten Sie eine Ausdehnung des Pulses spüren, ein Gefühl der inneren Kraft der Person, die sich unter allen zehn Fingern bemerkbar macht. Während sich das Gewebe erwärmt und weich wird, werden der Austausch in den Zellen und die Regeneration wieder angeregt.

Sie können den Kontakt mit der Mikrozirkulation überprüfen, indem Sie Ihre Berührung etwas versetzen, um festzustellen, dass das Gefühl für die Mikrozirkulation aufhört und dass es einer neuen Druckzone bedarf, um den Prozess wieder zu erneuern.

DIE ORGANPULSE BALANCIEREN

Die Pulse im Bauchbereich zu entspannen, indem der Druck auf Aorta und Hohlvene simultan ausgeführt wird, hat einen generellen Effekt auf den Körper. Wenn Sie so arbeiten, können Sie Einfluss auf viele Systeme und Organe ausüben, entweder direkt oder indirekt. Wenn Sie zum Beispiel auf dem Magen in einer moderaten bis tiefen Ebene mit angemessenem Druck arbeiten, sprechen Sie auch die Aorta, die Bauchspeicheldrüse, den querverlaufenden Dickdarm und die Psoas-Muskeln (Lendenmuskeln) an, da diese Organe in Schichten dicht aneinander von vorne nach hinten ausgerichtet sind.

Die Wurzel eines jeden Organpulses finden

Da jeder Organpuls aus dem Aortenstamm entspringt, kann seine Wurzel durchaus auf der Aorta selbst gespürt werden. Während eine Hand das Organ und seinen Puls hält, kann die andere Hand die Kreuzung ausfindig machen, wo die Arterienäste des Organs aus der Aorta kommen. Indem Sie direkt unter dieser Kreuzung drücken und loslassen, können Sie den Druck verstärken und mehr arterielles Blut in das Organ umleiten.

Der Rumpfstamm ist der erste Hauptast der Bauchaorta und liegt im Bereich des Solarplexus/Sonnengeflechts. Er hat eine Länge von ungefähr 1,25 cm und ist der Wurzelpuls der Verdauungsorgane, des Herzens und der Lunge. Er ist einer von drei Hauptästen entlang der Bauchschlagader und bildet mit den unteren und oberen Darmarterien die Wurzelpulse für Dünn- und Dickdarm. Ein vierter Ast, der Keimdrüsenarterie genannt wird, ist der Wurzelpuls der Genitalorgane und der Blase. (Siehe Abb. 1.14. als Illustration für diese Wurzelpulse, die beim Fötus nach sechs Wochen entstehen.)

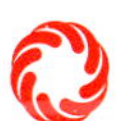

Die Organpulse ausgleichen

Beim Ausgleichen der Organpulse klärt man den Bereich, indem man den Puls aktiviert und mit dem Aortenpuls synchronisiert. Die dazu erforderlichen Schritte sind im Folgenden zusammengefasst.

Stellen Sie sicher, dass Ihre Hände jedes Mal energetisiert sind, wenn Sie ein Organ berühren und daran arbeiten!

1. **Pulsieren des Drachens:** Laden Sie Ihre Hände auf und legen Sie sie dann auf das Organ. Schütteln, Spiralisieren und die Druckpunkttechnik befreien den Bereich von Knoten und Verschlingungen.
2. **Heilender Laut:** Nehmen Sie sich Zeit, um mit dem Organ in Kontakt zu treten. Setzen Sie Ihren Atem ein sowie den entsprechenden heilenden Laut, der zum Organ gehört.
3. **Halten:** Halten Sie den Puls mit einer offenen Hand und vergewissern Sie sich, dass Sie den Kontakt über Ihren Lao Gong-Punkt in der Hand halten. Der Puls kann als Vibration an der Oberfläche empfunden werden, die langsam intensiver wird und mit Ihrer Hand in Resonanz geht. Wenn Sie den Organpuls nur als langsam, kalt oder inaktiv spüren, kann das auf eine Blockade hinweisen. In dem Fall klären und aktivieren Sie ihn, indem Sie die Technik des Pulsierens des Drachens anwenden.
4. **Leiten:** Mit der einen Hand halten Sie weiter den Organpuls und drücken mit der anderen Hand direkt unter der Wurzel der betreffenden Organarterie, genau an der Stelle, wo sie aus dem Aortenstamm tritt. Wenn Sie dort pressen, erhöht das den Druck in der Ader und leitet mehr arterielles Blut in das Organ.
5. **Durchspülen:** Drücken Sie den Wurzelpuls des Organs auf dem Aortenstamm und lassen Sie ihn dann wieder los. Halten Sie den Puls dabei für 3, 9 oder 36 Schläge.
6. **Balancieren:** Bringen Sie mehr Blut zu dem Organ, indem Sie die Technik des Drückens und Loslassens mit einer Hand auf dem Organpuls anwenden und die gleiche Technik mit der anderen Hand auf dem Wurzelpunkt des Organs. Fahren Sie damit fort, dass sie zwischen den beiden Händen wechseln, als würden sie einen Ball hin und her werfen, bis sich eine warme Vibration eingestellt hat.

7. **Pumpen:** Halten Sie eine Hand an der Wurzel des Organpulses auf der Aorta, während die andere Hand den Organpuls in einer langsamen, regelmäßig pumpenden Art zusammendrückt, am besten synchron mit der Atmung. Dieses Pumpen erweitert das kapillare Netzwerk und befördert das Blut tief in das gesamte Organ.
8. **Drücken und Loslassen in Richtung Nabel:** Halten Sie eine Hand auf dem Organpuls, mit der anderen Hand drücken und lockern Sie die Punkte die Aorta entlang bis hinunter zum Nabelpuls. Erspüren Sie dabei sämtliche Blockaden, die geklärt und ausgespült werden müssen. Während Sie sich so bis hinunter Richtung Nabel arbeiten, halten Sie den Organpuls weiter gedrückt.
9. **Ausgleichen des Organpulses mit dem Nabelpuls:** Wiederholen Sie nun die ausgleichende Technik für einen optimalen Blut- und Chi-Fluss. Halten Sie den Organpuls mit einer Hand und den Nabelpuls mit der anderen. Setzen Sie wieder die Technik des Drückens und Loslassens im Wechsel ein, um das Organ zu balancieren, bis der Puls im gleichen Rhythmus wie der Nabelpuls ist.

Sollte es in einem Organ Blockaden durch angesammelte Gifte geben, können Sie den Blutfluss zu diesem Organ hin verstärken und die Ablagerungen ausspülen. Wenn Sie ein Hindernis aufbrechen, müssen Sie die daraus resultierenden Partikel herausspülen. Nachdem Sie ein Organ durchgespült haben, überprüfen Sie noch einmal die Pulse. Normalerweise wird der Puls besser, wenn die Hindernisse aufgelöst sind.

DAS AUSGLEICHEN DER PULSE DER OBEREN RUMPFORGANE

Die oberen Rumpforgane sind das Herz, die Lunge und das Zwerchfell.

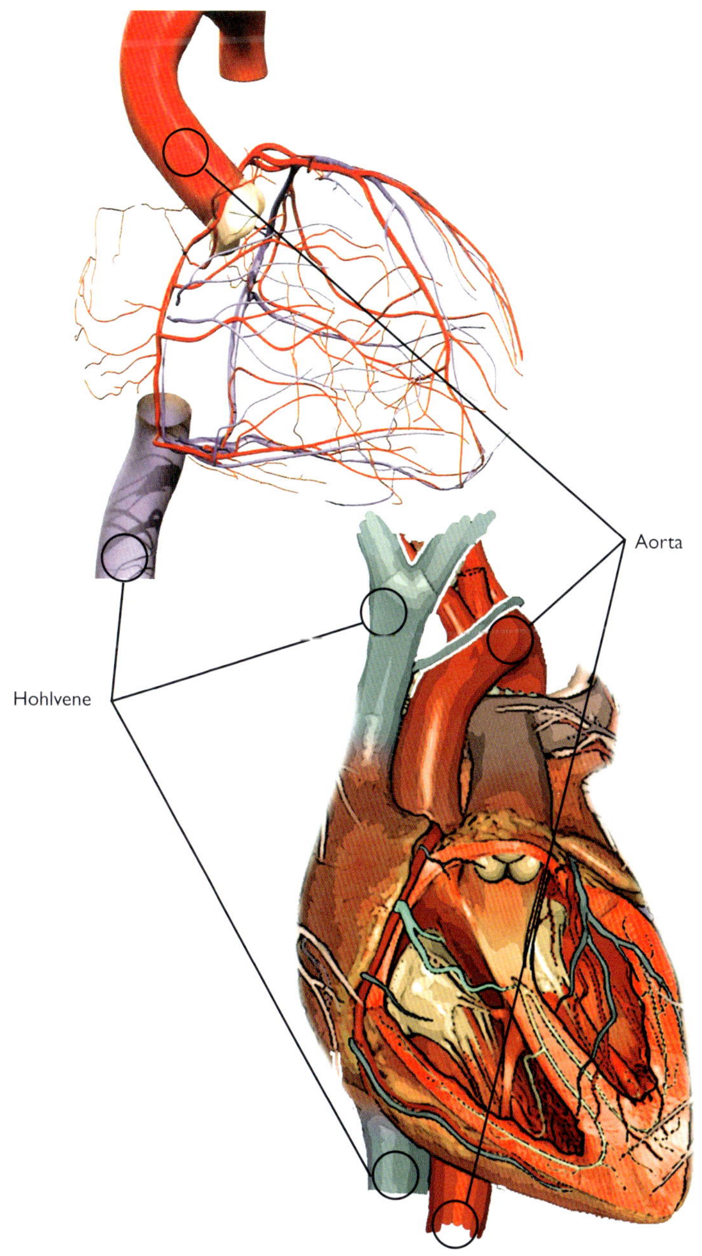

Abb. 7.4. Das Herz und seine Gefäße

Der Puls des Herzens – *Arterien der Herzspitze und des Rumpfes*

Das Herz ist die Hauptpumpe für die Arterien und braucht Blut für ihre Funktion. (Abb. 7.4.) Wenn die anderen Organe nicht richtig arbeiten, muss das Herz härter arbeiten, um den allgemeinen Fluss des Blutes in den Körper zu unterstützen. Die Herzmuskeln können sich unter diesen Umständen buchstäblich in Größe und Volumen verdoppeln, damit das Blut ständig in alle Kapillare gebracht werden kann. Diese Muskeln sind voller Blutgefäße, die leicht durch Gifte, Ablagerungen und/oder durch über die Zeit angesammelte, abgestorbene Zellen blockiert werden können. Glücklicherweise erzeugt jeder Herzschlag einen Stoßeffekt, der die Gefäße auf natürliche Weise reinigt und das Herz wieder mit frischem Blut füllt. Die Techniken der Lebenspuls-Massage helfen, die Pulspunkte des Herzens durchzuspülen und auszugleichen, und die Aorta optimiert die wichtigen Funktionen des Herzens.

Der Herzbeutel umhüllt und unterstützt das Herz mit zwei Schichten von Bindegewebe:

- Die innere Schicht scheidet Flüssigkeit aus, die das Herz befeuchtet und kühlt.
- Die äußere Schicht ist hart und faserig, um das Herz zu schützen.

Probleme des Herzbeutels schließen die Herzbeutelentzündung ein, eine Entzündung, welche die äußere Schicht davor bewahrt, sich mehr als nötig auszudehnen und auf die Kontraktion der Herzkammer und den Fluss des Blutes in den Körper Auswirkungen hat.

Bluthochdruck: Eine Störung des Herzkreislaufs

Bluthochdruck, manchmal auch arterieller Hochdruck genannt, besteht dann, wenn der Blutdruck in den Arterien erhöht ist. Zwei Messwerte geben Auskunft über die Herzmuskelkontraktionen (Systole), die den höchsten Druck erzeugen, und die Entspannung zwischen den Herzschlägen (Diastole), die etwas über den geringsten Druck aussagt. Ein normaler Blutdruck im Ruhezustand beträgt 100 bis 140 mmHg in der Systole

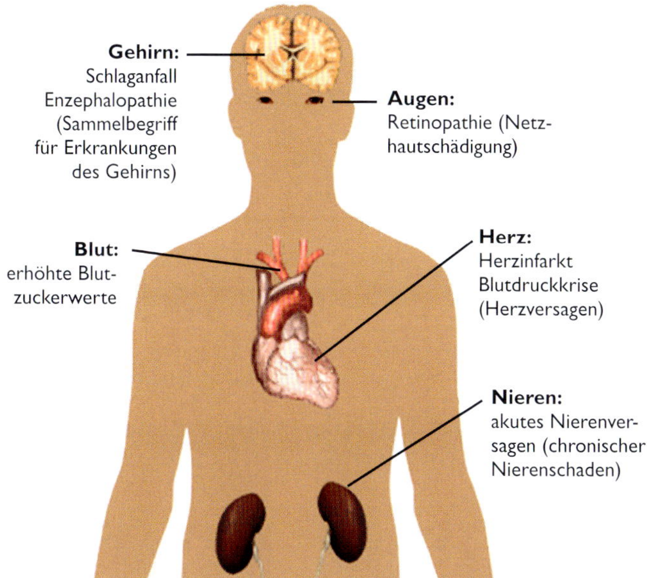

Abb. 7.5. Auswirkungen von hohem Blutdruck auf Gehirn, Herz und Nieren

und 60 bis 80 mmHg in der Diastole. Bei Bluthochdruck gehen die Werte aber oft bis weit über 140/90 mmHg hinaus.

Bluthochdruck strengt das Herz an und kann unter anderem zu Leiden wie Gefäßerkrankungen, Herzerkrankungen und Schlaganfällen führen. Bluthochdruck zeigt erst spät Symptome, kann aber Kopfschmerzen am Morgen (besonders am Hinterkopf), Benommenheit, Schwindel, Ohrensausen/Tinnitus, eingeschränkte Sehkraft oder Ohnmachtsanfälle auslösen. Diese Symptome können aber auch von emotionalem Stress statt vom Bluthochdruck selbst herrühren und sie können durchaus auch andere Ursachen haben. Auf Dauer kann Bluthochdruck das Gehirn, das Herz und die Nieren beeinträchtigen, was wiederum Kopfschmerzen, Schwindel, überempfindliche Augen oder Verwirrung auslösen kann. (Abb. 7.5.)

In Ergänzung zu einer Medikation können Diät und Veränderungen der Lebensgewohnheiten den Blutdruck verbessern. Beispielsweise kann eine natriumarme Diät mit vielen Nüssen, Schrot, Fisch, Geflügel, Obst und Gemüse den Blutdruck senken. Körperliche Übungen und Stressbewältigung sind ebenfalls äußerst wichtig.

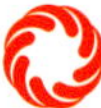

Den Puls des Herzens ausgleichen

1. **Das Pulsieren des Drachens:** Laden Sie Ihre Hände energetisch auf, dann schütteln und klären Sie mit Ihren Händen den Bereich um das Herz, um Stauungen im Herzbereich bis hinunter Richtung Nabel zu beseitigen.
2. **Öffnen Sie die Herzlinie** zwischen Brustbein und Nabel (Abb. 7.6.), indem Sie sanft ungefähr ein Drittel hinunter zur Aorta drücken, und schütteln Sie leicht von einer zur anderen Seite, um Anhaftungen und Spannungen zu lockern.
3. **Halten:** Erfühlen Sie den Pulspunkt des Herzens mit einer geöffneten Hand direkt unter dem Herzen. Der Puls kann sich wie eine Vibration an der Oberfläche bemerkbar machen, mit der Zeit tiefer werden und mehr mit Ihrer Hand schwingen. Wenn der Puls sich langsam oder blockiert anfühlt, setzen Sie die Techniken des Pulsierens des Drachens zum Klären und Aktivieren ein.
4. **Aktivieren Sie den Herzschlag**, indem Sie sanft mit dem Probanden lachen, um die Spannung und die Stagnation loszulassen und den Blutfluss wieder zu stimulieren.
5. **Heilende Laute:** Bitten Sie Ihren Probanden, tief ins Herz einzuatmen und mit dem Laut »ha-a-a-a-a-a-a« auszuatmen. Das hilft, sich von Anspannung und negativen Gefühlen wie Ungeduld, Unru-

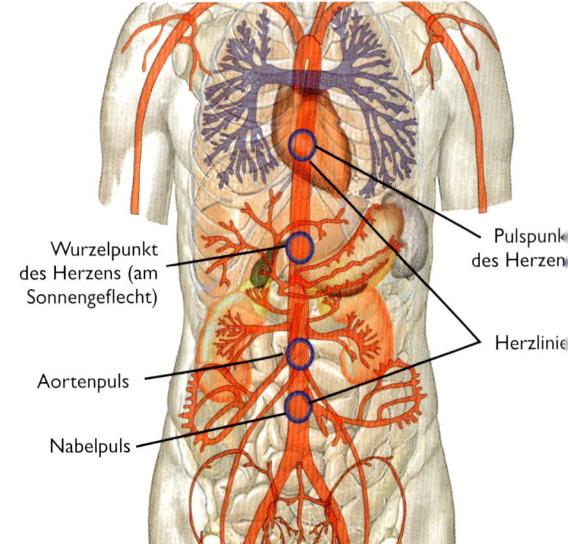

Abb. 7.6. Die Herzlinie, der Pulspunkt des Herzens und der Wurzelpunkt des Herzens

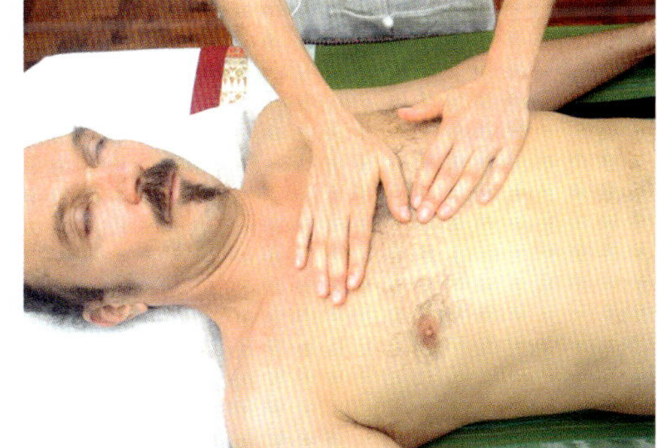

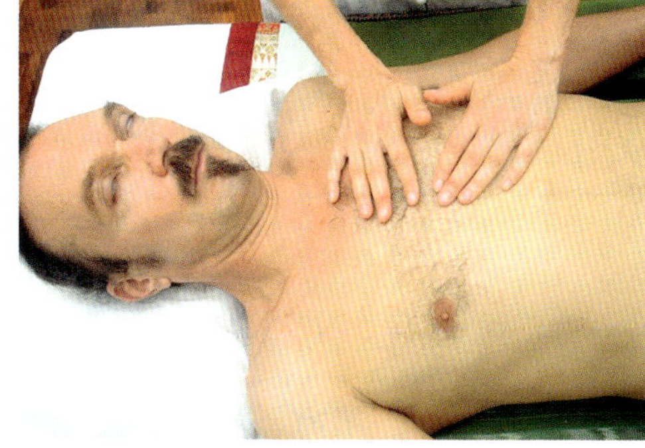

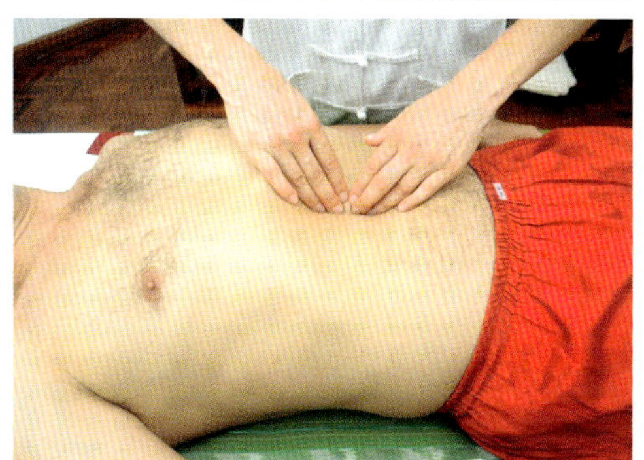

Abb. 7.7. Öffnen der Herzlinie

he und Hass zu befreien. Außerdem gleicht es diese negativen Gefühle durch positive Gefühle wie Ruhe, Liebe und Akzeptanz aus.

6. **Leiten:** Bleiben Sie mit einer Hand in Kontakt mit dem Herzpuls, während die andere Hand den Puls der Aorta, direkt darunter am Solarplexus, drückt und aktiviert. Das ist der Wurzelpuls des Herzens. Halten Sie den Druck 9 bis 36 Schläge aufrecht und bauen so einen verbesserten Fluss von Blut zum Herzen hinauf.
7. **Spülen:** Vermindern Sie den Druck, um Gifte und arterielle Ablagerungen aus Herz und Aorta hinauszuspülen.
8. **Pumpen:** Bleiben Sie mit einer Hand am Herzwurzelpuls auf der Aorta direkt unter dem Herzen am Solarplexus. Nutzen Sie die andere Hand, um den Herzpuls mit einer langsamen, regelmäßig pumpenden Bewegung sanft zu drücken. Stimmen Sie den Atem möglichst darauf ab. Dieses Pumpen befeuchtet das kapillare Netzwerk und bringt den Blutfluss tief in die Muskeln und Kammern des Herzens.

9. **Ausgleichen:** Hören Sie 9 bis 36 Schläge lang auf den Herzpuls und den Herzwurzelpuls auf der Aorta. Drücken und lösen Sie abwechselnd mit jeder Hand, um das Blut zwischen den zwei Pulspunkten zu leiten und zu durchspülen, bis sie synchron schlagen.
10. **Drücken und lösen Sie am Nabel.** Halten und durchspülen Sie wieder abwechselnd mit beiden Händen entlang der Aorta, jedes Mal für 9 bis 36 Schläge. Arbeiten Sie sich zum Nabelpuls herunter, dann halten Sie den Herzpuls in einer Hand und den Nabelpuls in der anderen. Setzen Sie wieder die Technik des Drückens und Lösens ein, um den Herzpuls auszugleichen, bis er im gleichen Rhythmus wie der Nabelpuls ist. Während das Nabelzentrum die Blutversorgung zum Herz und Herzbeutel steigert, nehmen Sie sich Zeit, einen harmonischen Fluss zwischen Herzbereich und Nabel zu spüren.

Der Lungenpuls – *Bronchial- und Achselarterie*

Die Lunge spielt eine wichtige Rolle im Herz-Kreislauf-System, tauscht sich intensiv mit dem Herzen aus, indem sie dem Blut Kohlendioxid entnimmt und es mit Sauerstoff auffüllt. Richtiges Atmen ermöglicht es

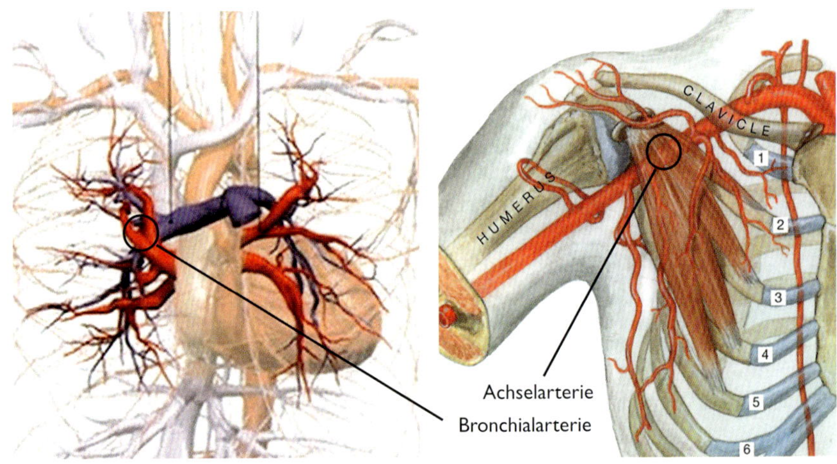

Abb. 7.8. Blutversorgung der Lunge

der Lunge, Kohlendioxid und andere Gifte, die sich im Blut aufbauen und Säure im Körper bilden, abzuspalten.

Viele Menschen haben Atemprobleme, die der Schadstoffbelastung, Stress, Mangel an Körperübungen oder emotionalen Belastungen geschuldet sind. Dies verhindert im Laufe der Zeit den lebendigen Austausch und schwächt insgesamt die Gesundheit, das Immunsystem und die Widerstandskraft. Aktiviert man nun den Lungenpuls, verbessert das den Fluss des Blutes und stärkt die Lungenkapazität, bringt mehr Chi in den Körper und unterstützt so die Gesundheit und die emotionale Ausgeglichenheit.

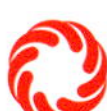

Den Lungenpuls ausgleichen

Die Lungenpulspunkte liegen auf der Achselarterie in der Mulde der Schultergelenke direkt unter dem Schlüsselbein auf beiden Seiten. (Abb. 7.9.)

1. **Pulsieren des Drachens:** Laden Sie Ihre Hände auf, dann schütteln und klären Sie den Bereich mit Ihren Händen, um Staus und Spannungen in beiden Seiten der Lunge hinunter zum Nabel zu klären.
2. **Halten:** Erspüren Sie die Lungenpulspunkte mit den Lao

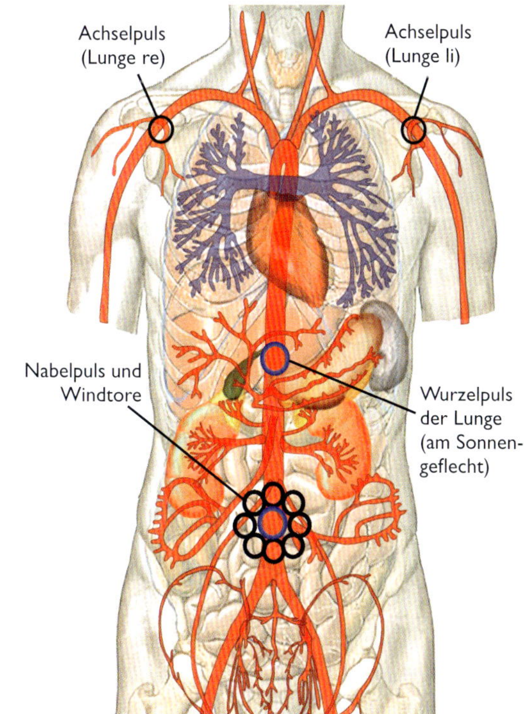

Abb. 7.9. Lungenpulspunkte

Gong-Punkten auf der Achselarterie. Der Puls kann sich an der Oberfläche wie eine Vibration anfühlen, die zunehmend tiefer wird und mit Ihrer Hand schwingt. Wenn sich der Puls langsamer oder blockiert an einer Seite anfühlt, setzen Sie die Techniken des Pulsierens des Drachens ein, um zu klären und zu aktivieren.

3. **Aktivieren der Lunge:** Anwender und Proband sollten beide gemeinsam tief atmen, um Staus und Spannung loszulassen und den Blutfluss zu stimulieren.
4. **Heilender Laut:** Nehmen Sie sich Zeit, um sich mit dem Lungenpuls zu verbinden. Bitten Sie den Probanden, tief in die Lunge zu atmen und den Laut »sss-s-s-s-s-s« (mit der Zunge direkt an den Zähnen und scharf klingend) zu machen, um Festigkeit und negative Gefühle wie Traurigkeit, Entmutigung oder Depression aufzulösen und diese mit positiven Gefühlen von Loslassen und Mut auszugleichen.
5. **Leiten und durchspülen:** Halten Sie den Druck auf dem Lungenpunkt für 9 bis 36 Schläge aufrecht. (Abb. 7.10.) Pressen Sie tiefer in die schwächere Seite, um in beiden Lungenflügeln den Blutfluss zu leiten und aufzubauen. Dann verringern Sie den Druck wieder, um Gifte und arterielle Ablagerungen aus der Lunge zu spülen. Wiederholen Sie dies 3 Mal.
6. **Pumpen:** Halten Sie mit einer Hand den Wurzelpuls der Lunge

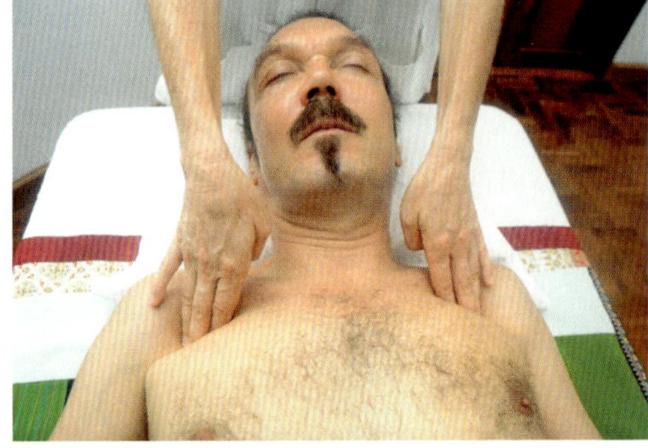

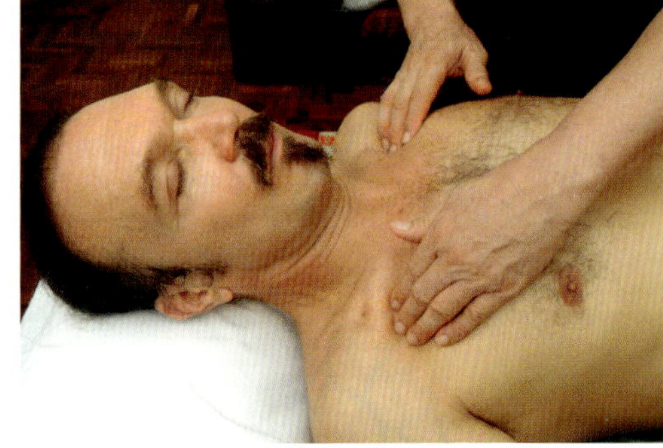

Abb. 7.10. Druck ausüben auf die Lungenpulspunkte an der Achselarterie

auf der Aorta am Sonnengeflecht, während die andere Hand jeden Lungenpulspunkt, eine Seite nach der anderen, mit langsamen, regelmäßigen Bewegungen pumpt. Dies sollte möglichst synchron mit dem Atem stattfinden. Das Pumpen befeuchtet das kapillare Netzwerk und bringt den Blutfluss tief in jede Seite der Lunge und des Brustkorbs.

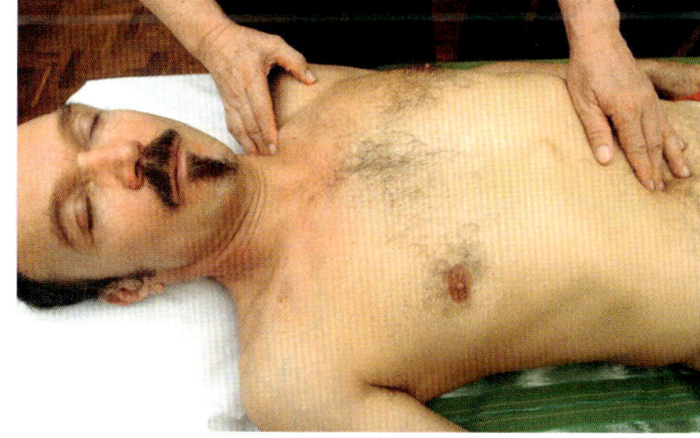

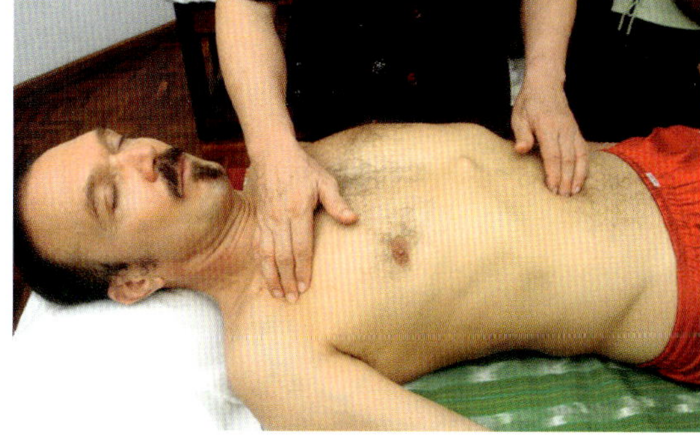

Abb. 7.11. Ausgleichen der Lungenpulspunkte mit dem Nabelpuls und der Aorta

7. **Ausgleichen:** Hören Sie auf den Lungenpuls und auf den Lungenwurzelpuls auf der Aorta und zählen 9 bis 36 Schläge lang. Pressen und lösen Sie abwechselnd mit jeder Hand, um das Blut zwischen den beiden Pulspunkten hin- und herzuleiten, bis der Rhythmus beider Pulse übereinstimmt.
8. **Pressen und Lockern des Nabels:** Halten Sie eine Hand auf dem linken Lungenpuls, während die andere Hand den Wurzelpuls drückt und löst. Arbeiten Sie sich so an der Aorta bis zum Nabelpuls herunter, bis Sie eine warme Vibration spüren. (Abb. 7.11.) Da das Nabelzentrum die Blutversorgung der Lunge verstärkt, nehmen Sie sich Zeit, einen harmonischen Fluss zu spüren, der sich zwischen Lunge und Nabel ausbreitet. Dann wiederholen Sie den Ablauf mit dem rechten Lungenpuls.

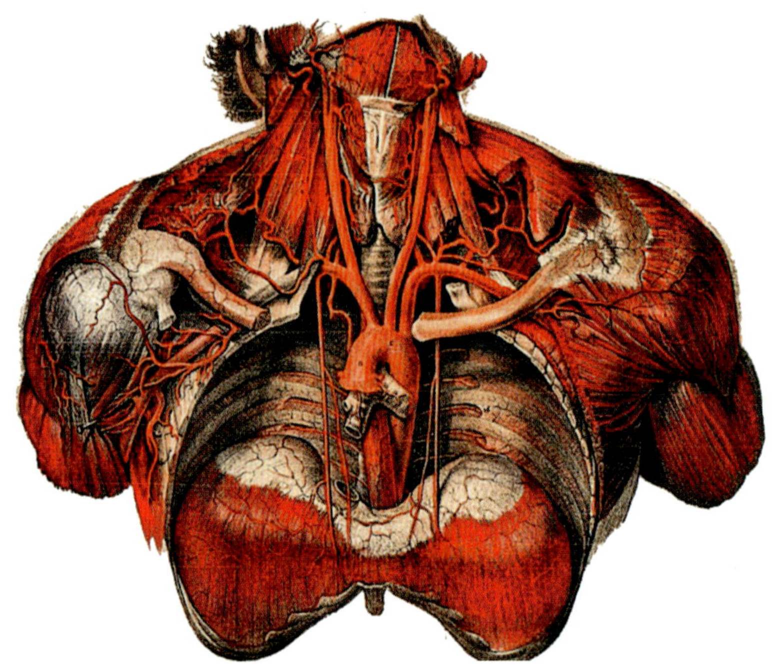

Abb. 7.12. Das Zwerchfell

Der Puls des Zwerchfells – *Innere Zwerchfellarterie*

Das Zwerchfell ist ein kuppelförmiger Muskel, der die Brusthöhle (inkl. Herz, Lunge und Rippen) von der Bauchhöhle trennt und sie voreinander schützt. (Abb. 7.12.) Das Zwerchfell hat drei große Öffnungen als Durchlass für die Aorta, die Hohlvene und die Speiseröhre.

Das Zwerchfell unterstützt die Lunge bei der Atmung. Wenn das Zwerchfell kontrahiert, vergrößert es das Volumen der Brusthöhle und zieht dabei Luft in die Lunge. Benutzt man das Zwerchfell mit voller Funktion, verstärkt dies den Prozess der Sauerstoffsättigung. Bei zu viel Stress wird das Zwerchfell jedoch fest, schränkt die Atmung und die Blutkreislauffunktion ein, was wiederum Druck im Herzen und im Gehirn aufbaut.

Tiefe Atemtechniken können die Spannung im Zwerchfell lösen und wirken damit massierend sowohl auf Herz und Lunge als auch auf die Verdauungsorgane im Bauch. Das reduziert den Druck auf das Herz und regt eine bessere Durchblutung im Gehirn, in den Armen und in den Beinen an.

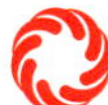

Das Zwerchfell aktivieren

Um das Zwerchfell wieder in seine volle Funktion zu versetzen, halten Sie Ihre Hände auf dem Zwerchfell und bitten den Probanden, in den Bereich unter Ihren Händen zu atmen, so als ob er einen Ballon aufblasen würde. Trainieren Sie das Zwerchfell, indem Sie die drei Haupt-Atemhöhlen einsetzen, die Brusthöhle, das Zwerchfell selbst und den Bauch. (Abb. 7.13.)

1. **Brustkorbatmung:** Halten Sie Ihre Hände auf je eine Brustkorbseite, während der Patient von der Wirbelsäule her ein- und ausatmet. Beobachten Sie, wie sich das Zwerchfell nach unten bewegt, dabei das Volumen der Brusthöhle vergrößert und eine Saugwirkung (Einat-

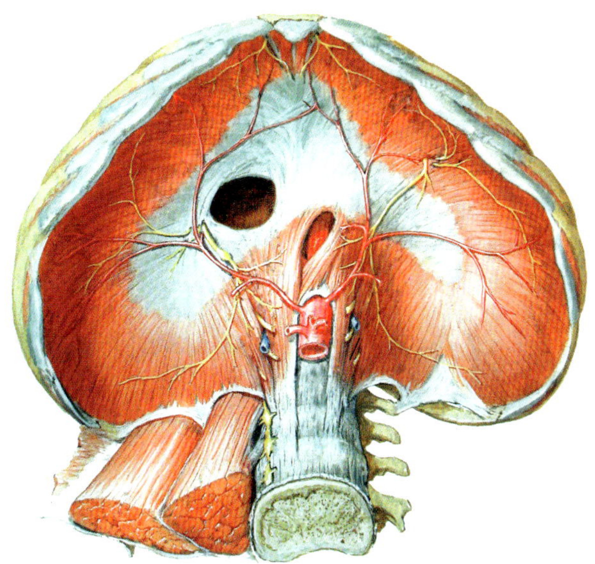

Abb. 7.13. Das Zwerchfell ist ein Muskel, der gestärkt werden kann.

mung) erzeugt. Dieser Prozess zieht Luft in die Lunge und massiert die Organe im Inneren.

2. **Zwerchfellatmung:** Halten Sie die Hände auf dem beweglichen Teil des unteren Brustkorbs, wo sich das Zwerchfell befindet, und bitten den Probanden, von der Wirbelsäule her ein- und auszuatmen. Während die zentrale Sehne zur Wirbelsäule hin gepresst wird, beobachten Sie, wie sich die unteren Rippen seitlich und nach oben ausdehnen.
3. **Bauchatmung:** Halten Sie Ihre Hände auf die Bauchhöhle, während der Patient von der Wirbelsäule her ein- und ausatmet. Spüren Sie, wie sich die unteren Rippen leicht Richtung Bauch ausdehnen. Während der Proband ein- und ausatmet, drückt die zentrale Sehne des Zwerchfells Richtung Becken, und der Bauch wölbt sich von der Lendenwirbelsäule her auf.

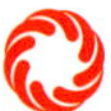

Den Zwerchfellpuls ausgleichen

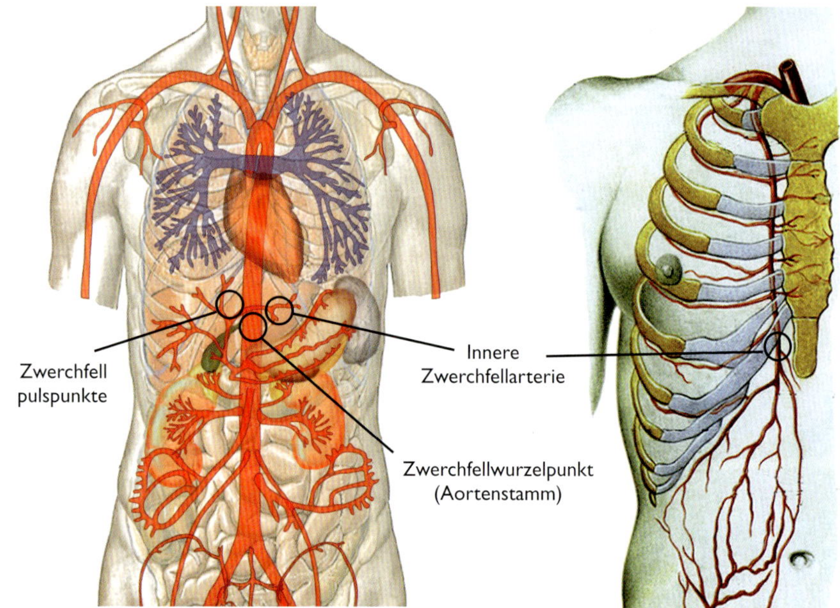

Abb. 7.14. Die Pulspunkte des Zwerchfells

Die Zwerchfellpulspunkte liegen auf den inneren Zwerchfellarterien, die sich direkt an der Innenseite des Brustkorbs in den Rippenzwischenräumen befinden. (Abb. 7.14.)

1. **Pulsieren des Drachens:** Laden Sie die Hände auf, schütteln und klären Sie dann den Bereich um beide Seiten des Zwerchfells mit den Händen, um dortige Staus aufzulösen. (Abb. 7.15.) Arbeiten Sie sich anschließend am Nabel herunter, um Anhaftungen und Spannungen zu lockern.
2. **Halten:** Erspüren Sie nun die Zwerchfellpulspunkte, indem Sie den Brustkorb mit einer Hand von oben fassen und mit der anderen entlang der inneren Zwerchfellarterien fahren, direkt innen unter dem Brustkorb in den Rippenzwischenräumen. (Abb. 7.16.) Der Puls kann als eine Vibration an der Oberfläche wahrgenommen werden, der zunehmend tiefer wird und mit Ihren Händen schwingt. Wenn sich der Puls langsam oder blockiert anfühlt, setzen Sie die Techniken des Pulsierens des Drachens ein, um dies zu klären und zu aktivieren.
3. **Aktivieren des Zwerchfells:** Anwender und Proband sollten beide tief atmen, um Staus und Spannung loszulassen und den Blutfluss zu stimulieren.

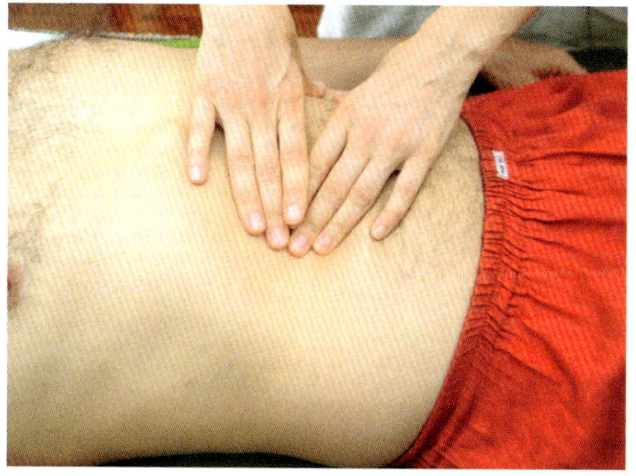

Abb. 7.15. Schütteln Sie, um Zwerchfell und Wirbelsäule zu lockern.

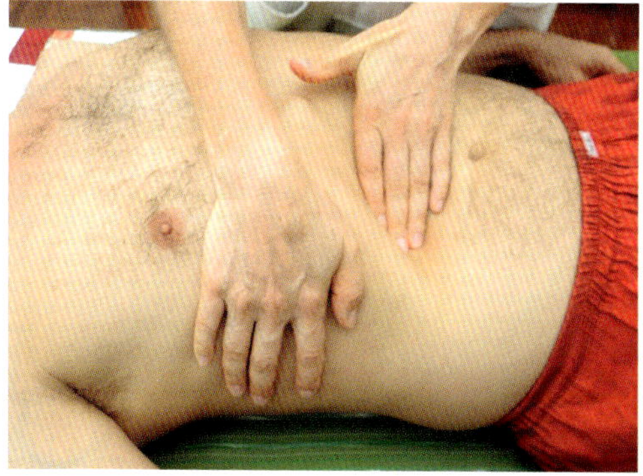

Abb. 7.16. Den Zwerchfellpuls der rechten Seite halten

4. **Heilender Laut:** Nehmen Sie sich Zeit, mit dem Zwerchfellpuls in Kontakt zu kommen. Setzen Sie den Lungenlaut »sss-s-s-s-s-s« ein, um Festigkeit und negative Gefühle wie Traurigkeit, Entmutigung oder Depression aufzulösen und mit positiven Gefühlen von Loslassen und Mut auszugleichen.

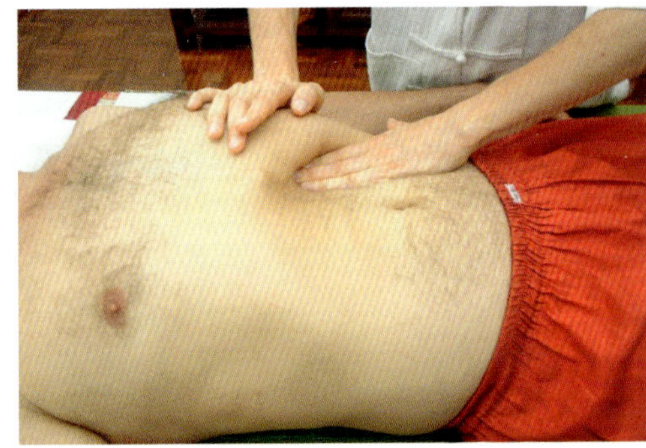

Abb. 7.17. Den Zwerchfellpuls auf der linken Seite unter dem Brustkorb pumpen

5. **Leiten und Durchspülen:** Halten Sie den Druck auf die Zwerchfellpunkte für 9 bis 36 Schläge aufrecht. Pressen Sie tiefer in die schwächere Seite, um den Blutfluss zwischen den Zwerchfellpulspunkten besser zu leiten und aufzubauen. Dann verringern Sie den Druck, um Gifte und arterielle Ablagerungen aus der Lunge zu spülen. Wiederholen Sie dies 3 Mal.
6. **Pumpen:** Halten Sie den Wurzelpunkt des Zwerchfells auf der Aorta mit einer Hand, während die andere Hand mit einer langsamen, regelmäßigen Bewegung jeden Zwerchfellpulspunkt drückt – wenn möglich, mit der Atmung synchron. (Abb. 7.17.) Dieses Pumpen befeuchtet das kapillare Netzwerk und bringt das Blut tiefer in jede Seite des Zwerchfells und des Brustkorbs.
7. **Ausgleichen:** Hören Sie auf den Zwerchfellpuls und auf den Zwerchfellwurzelpuls auf der Aorta und zählen 9 bis 36 Schläge lang. Pressen und lösen Sie abwechselnd mit jeder Hand, um das Blut zwischen den beiden Pulspunkten hin- und herzuleiten, bis der Rhythmus beider Pulse übereinstimmt.
8. **Pressen und Lockern zum Nabel hin:** Halten Sie eine Hand auf dem Zwerchfellpuls, während Sie mit der anderen Hand die Punkte entlang der Aorta bis zum Nabelpuls abwechselnd pressen und lösen. Spüren Sie Blockaden auf, die weggespült und geklärt werden müssen. Fahren Sie mit dem abwechselnden Pressen und Lockern des Organpulses

fort. Arbeiten Sie sich an der Aorta herunter bis zum Nabelpuls, bis Sie eine warme Vibration spüren. Da das Nabelzentrum die Blutversorgung des Zwerchfells verstärkt, nehmen Sie sich Zeit, bis sich ein harmonischer Fluss zwischen Zwerchfell und Nabel ausbreitet.

DIE PULSE DER BAUCHORGANE

Die Lebenspuls-Massage gleicht die Organpulse in fünf Teilen aus: Puls des Magens, der Bauchspeicheldrüse und der Milz; Puls der Leber und Gallenblase; Puls der Nieren und der Adrenalindrüsen (Nebennierendrüsen); Puls des Dünndarms und Puls des Dickdarms.

Der Puls von Magen, Bauchspeicheldrüse und Milz – *Sonnengeflechtsarterien, Milzarterie*

Der Magen liegt zwischen Zwerchfell und Zwölffingerdarm. Er ist umgeben von einem Netzwerk von Blutgefäßen und Nerven, die seine Verdauungsaktivitäten regulieren. (Abb. 7.18. und 7.19.) Durch das Kauen vermischt sich der Speichel mit der Nahrung, verhilft dem Magen mithilfe von Rezeptoren dazu, die Nahrung einzuordnen, und gibt die Information sofort an das Gehirn weiter. Die

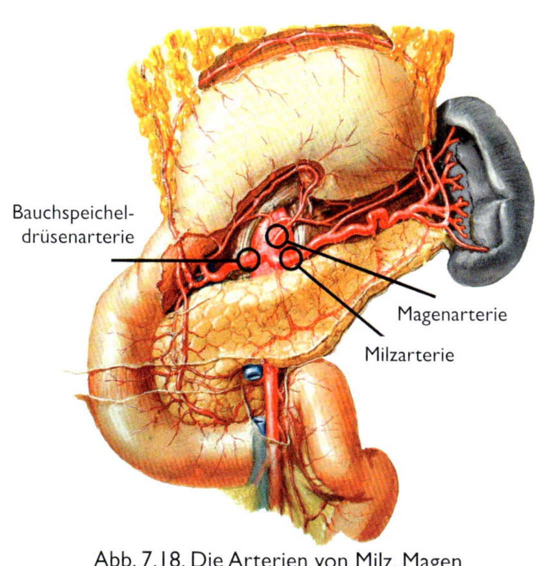

Abb. 7.18. Die Arterien von Milz, Magen und Bauchspeicheldrüse

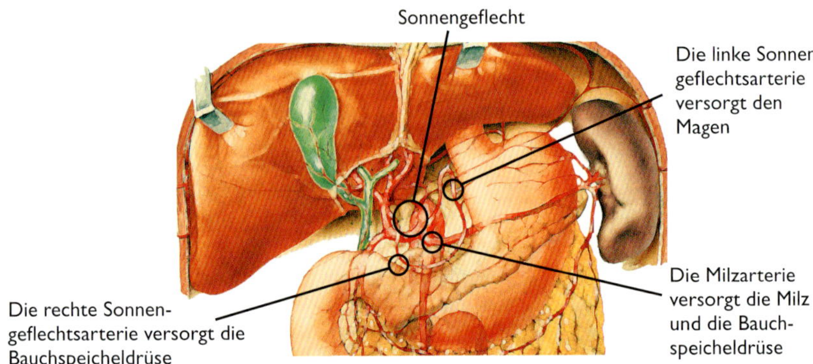

Abb. 7.19. Die Sonnengeflechtsarterie versorgt den Solarplexus und das Verdauungssystem.

Muskelkontraktionen schütteln die Nahrung durch und leiten sie weiter zum Zwölffingerdarm, der Teil des Dünndarms ist und wo das Entziehen der Nährstoffe beginnt. Abhängig von der Menge und der Zusammensetzung einer Mahlzeit kann der Magen bequem das Volumen eines Liters Nahrung aufnehmen und diese in einer Zeit von vierzig Minuten bis zu mehreren Stunden verdauen.

Die Bauchspeicheldrüse liegt unter dem Magen. Sie ist ungefähr 6 bis 10 cm lang, hat einen Kopf, der sich an den Zwölffingerdarm anlegt, einen Körper, der sich entlang des unteren Magens zieht, und einen großen Schwanz, der an der Milz endet. Die Bauchspeicheldrüse produziert Verdauungssäfte und Enzyme, welche die Verdauung und die Absorption von Nährstoffen im Dünndarm unterstützen. Sie ist auch eine Hormondrüse, die mehrere wichtige Hormone produziert wie beispielsweise Insulin, das den Blutzuckerspiegel im Körper reguliert. Sie spielt eine grundsätzliche Rolle im Ausgleich von Funktionen und energetischen Ebenen des Körpers und reagiert sehr stark auf Stressfaktoren. Unausgeglichene Aktivität und/oder unregelmäßiger Blutfluss können in der Bauchspeicheldrüse schnell viele Körperfunktionen durcheinanderbringen, daher ist es wichtig, ihr gleichmäßig Blut zuzuführen.

Die Milz liegt im oberen linken Teil des Bauches zwischen Magen und Zwerchfell. Sie erhält und filtert arterielles Blut durch die Milzarterie und entfernt Verunreinigungen und alte rote Blutzellen, die wieder aufbereitet werden können. In ihrer Funktion als Lymphknoten enthält die Milz Immunzellen – Makrophagen und Lymphozyten –, die sich um die Wiederaufbereitung des Blutes kümmern. Die Milz filtert Flüssigkeit aus dem Blut, leitet es in abgehende Lymphgefäße, die in den Milchbrustgang und in die linke Schlüsselbeinvene münden.

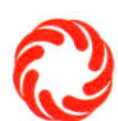

Den Puls von Magen, Bauchspeicheldrüse und Milz ausgleichen

1. **Finden Sie die Pulspunkte von Magen, Bauchspeicheldrüse und Milz.** (Abb. 7.20.) Legen Sie eine Hand auf Magen und Milz auf der linken Seite des Brustkorbs und die andere Hand auf die Bauchspeicheldrüse unterhalb der Rippen. (Abb. 7.21.) Schütteln und halten Sie sanft die Organe, drücken und lösen den Bereich, bis Sie die Pulse spüren.
2. **Halten:** Halten Sie die Pulspunkte von Milz, Bauchspeicheldrüse und Magen mit Ihren Lao Gong-Punkten. Der Puls kann wie eine Vibration wahrgenommen werden, die allmählich tiefer wird und mit Ihrer

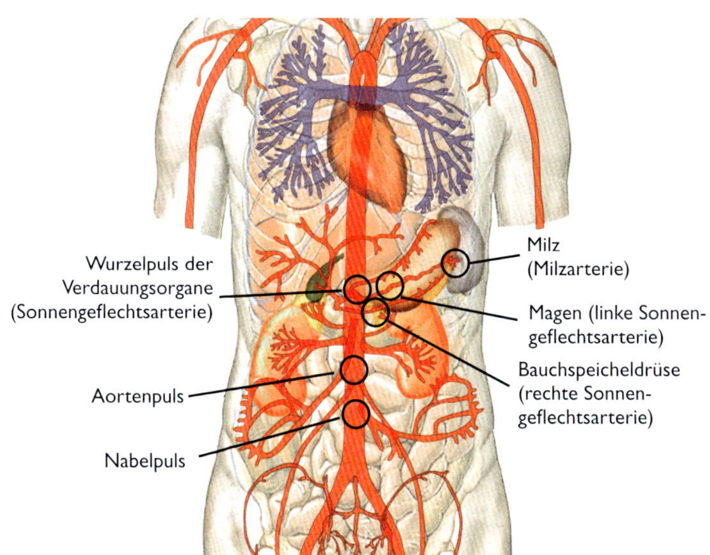

Abb. 7.20. Pulspunkte von Magen, Bauchspeicheldrüse und Milz

Hand schwingt. Wenn der Puls sich langsamer oder blockiert an einer Seite anfühlt, setzen Sie die Technik des Pulsierens des Drachens ein, um ihn zu klären und zu aktivieren.

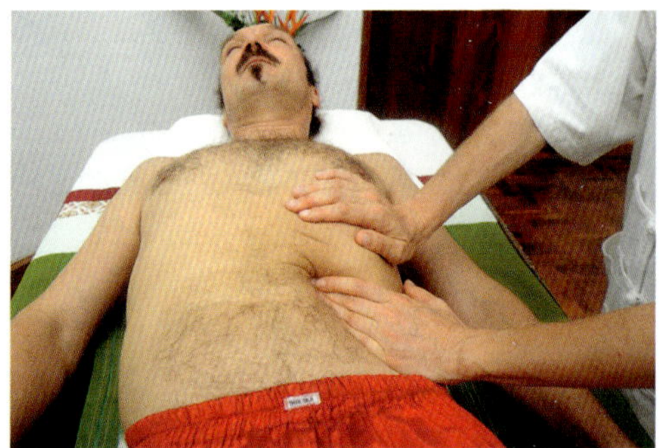

Abb. 7.21. Finden Sie die Lage der Pulse von Magen, Bauchspeicheldrüse und Milz auf der linken Bauchseite.

3. **Die Organe aktivieren:** Beide Beteiligten sollten tief in Magen, Bauchspeicheldrüse und Milz atmen, um Spannungen und Stagnation loszulassen und um das Blut zu stimulieren.
4. **Heilender Laut:** Nehmen Sie sich Zeit, um mit den drei Organen Kontakt aufzunehmen. Als Anwender bitten Sie den Probanden, tief in diese Organe hineinzuatmen und mit dem gutturalen Laut »hu-u-u-u-u« jegliche Spannung und negative Gefühle wie Sorgen, Ängstlichkeit oder Misstrauen loszulassen. Bitten Sie den Probanden, wunderschönes goldenes Licht in Magen, Bauchspeicheldrüse und Milz einzuatmen und diese mit positiven Gefühlen wie Offenheit, Vertrauen und Fairness auszugleichen.

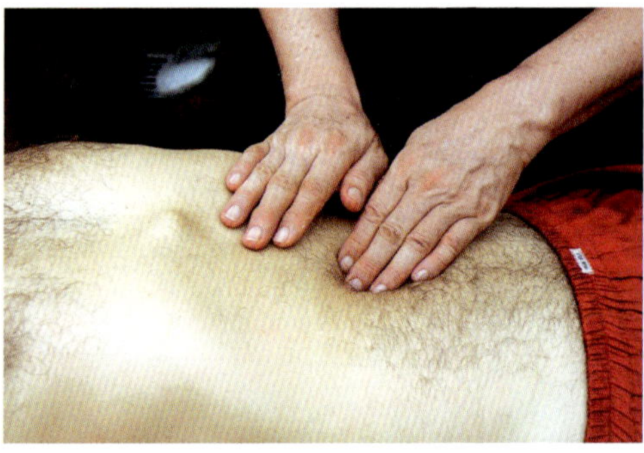

Abb. 7.22. Ertasten Sie die Lage der Wurzeln von Magen-, Bauchspeicheldrüsen- und Milzpuls auf der Aorta.

5. **Halten:** Bleiben Sie mit einer Hand in Kontakt mit Magen- und Milzpuls, pressen und aktivieren Sie mit der anderen Hand die Wurzelpulse auf der Aorta und arbeiten sich entlang der Magen- und Milzarterie. (Abb. 7.22.) Halten Sie den Druck für 9 bis 36 Schläge. Wiederholen Sie diesen Schritt mit dem Puls der Bauchspeicheldrüse.

6. **Spülen:** Während Sie mit der offenen Hand die Milz- und Magenpulse halten, drücken Sie mit der anderen Hand die Wurzeln der jeweiligen Organe dort, wo sie aus der Aorta am Sonnengeflecht kommen. (Abb. 7.23.) Indem Sie stärker pressen und wieder loslassen, erhöhen Sie den Druck und leiten mehr arterielles Blut in Magen, Bauchspeicheldrüse und Milz. Dabei werden Gifte und Ablagerungen herausgespült. Wiederholen Sie das Halten und Spülen, bis sie merken, dass der Puls sich mit mehr Blutfluss hin zu Magen und Milz ausdehnt. Wiederholen Sie diesen Schritt mit dem Puls der Bauchspeicheldrüse.

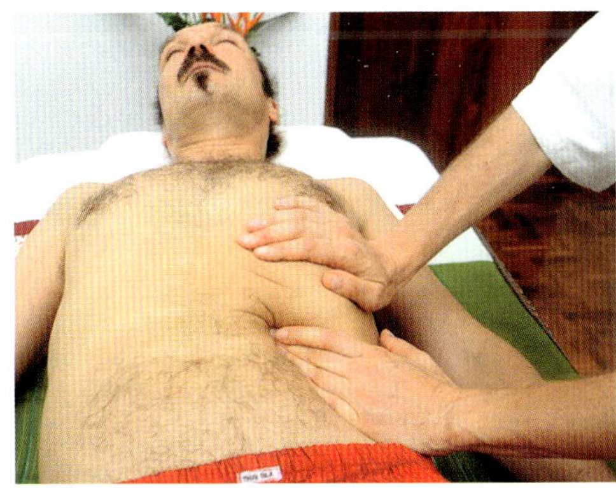

Abb. 7.23. Spülen und Leiten: Spülen Sie die Pulspunkte von Magen, Bauchspeicheldrüse und Milz mit einer Hand und leiten Sie das Blut von Aorta- und Nabelpuls mit der anderen Hand, um eine bessere Blutversorgung aufzubauen.

7. **Pumpen:** Belassen Sie eine Hand an der Wurzel des Organpulses entlang der Aorta, während die andere Hand den Milz-/Magenpuls mit einer langsamen, regelmäßigen Bewegung drückt – und dies möglichst synchron mit dem Atem. (Abb. 7.24.) Dieses Pumpen befeuchtet das kapillare Netzwerk und bringt das Blut tief in das Gewebe von Magen und Milz. Wiederholen Sie dies dann für die Bauchspeicheldrüse.

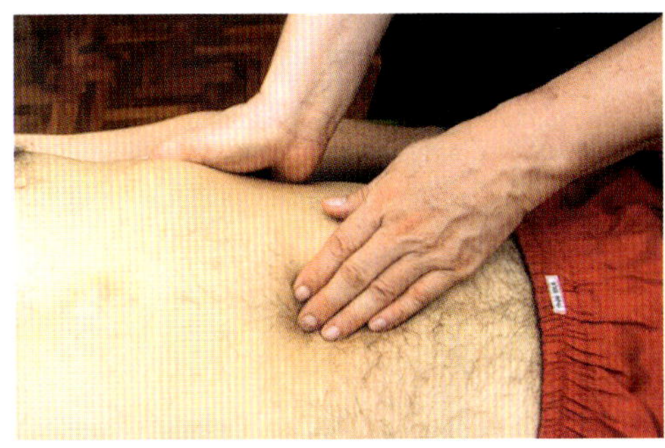

Abb. 7.24. Pumpen und Ausgleichen: Eine Hand pumpt Magen, Bauchspeicheldrüse und Milz und leitet das Blut, während die andere Hand den Druck auf Aorta- und Nabelpuls beibehält.

8. **Ausgleichen:** Bringen Sie mehr Blut in Magen, Bauchspeicheldrüse und Milz, indem Sie abwechselnd mit einer Hand die Organpulse pressen und loslassen, während die andere Hand auf gleiche Weise am Wurzelpuls arbeitet. Fahren Sie damit fort, den Puls zwischen Ihren Händen zu spüren, bis eine warme Vibration entsteht. Lassen Sie sich Zeit, diesen sich harmonisch ausbreitenden Fluss zwischen Nabel und den drei Organen, Magen, Bauchspeicheldrüse und Milz, zu spüren.
9. **Zum Nabel drücken und loslassen:** Während Sie mit einer Hand die Pulse von Milz und Magen drücken und loslassen, tun Sie dies auch mit den Punkten entlang der Aorta bis hin zum Nabelpuls. Spüren Sie Blockaden auf, die weggespült und geklärt werden müssen. Während Sie mit der Arbeit an der Aorta fortfahren, bleiben Sie beim Pressen und Lösen von Milz-/Magenpuls und lockern den gesamten Bereich um die Aorta. Wiederholen Sie den Schritt mit dem Puls der Bauchspeicheldrüse.
10. **Ausgleichen des Milz-/Magenpulses mit dem Nabelpuls:** Wiederholen Sie jetzt die Technik des Ausgleichens zugunsten eines optimalen Chi- und Blutflusses. Halten Sie den Milz-/Magenpuls in einer Hand und den Nabelpuls in der anderen. Wechseln Sie die Hände und setzen die Technik des Drückens und Loslassens jedes Mal ein, um den Organpuls auszugleichen, bis er im gleichen Rhythmus mit dem Nabelpuls ist. Wiederholen Sie das für den Puls der Bauchspeicheldrüse.

Der Puls von Leber und Gallenblase – *Leberarterie, Gallenblasenarterie*

Die Leber, direkt unter dem Zwerchfell gelegen, ist das größte innere Organ und beansprucht den Raum von der rechten Seite des Brustkorbs quer zur linken Seite, sie verläuft über dem Magen und der Bauchspeicheldrüse. Die Leber hat sehr viele Funktionen, sie filtert, entgiftet, erzeugt eine Eiweißsynthese und ist für die Verdauung zuständig. Sie spielt eine Hauptrolle beim Stoffwechsel und bei der Hormonproduktion, genauso wie bei der Aufschlüsselung roter Blutkörperchen. Die Leber produziert Gallensekret, eine basische Verbindung, die hilft, Öle und Fett

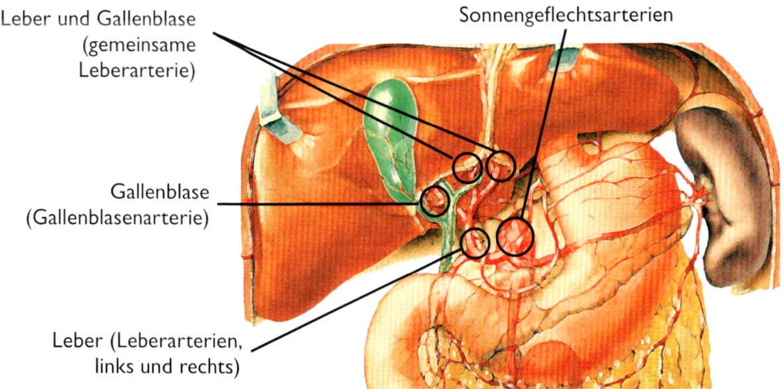

Abb. 7.25. Die Arterien der Leber und der Gallenblase

aufzuspalten. Das höchst spezialisierte Gewebe der Leber reguliert die Synthese und das Aufbrechen vieler komplexer Moleküle, was für eine vitale Funktion notwendig ist.

Die Leber erhält eine doppelte Blutversorgung, von der Leberpfortader und von den Leberarterien. Die Leberarterien liefern sauerstoffhaltiges Blut von der Aorta, während die Pfortader Blut mit bereits verdauten Nährstoffen aus dem gesamten Magen-Darm-Trakt und von Milz und Bauchspeicheldrüse bringt. (Abb. 7.25. und 7.26.) Sowohl die Leberarterien als auch die Pfortader teilen sich in Kapillare auf, welche die Leber ständig mit Blut versorgen. Um dieses Blut zu steuern, filtert die Leber etwa einen Liter pro Minute heraus und leitet den Rest in die untere Hohlvene direkt ins Herz.

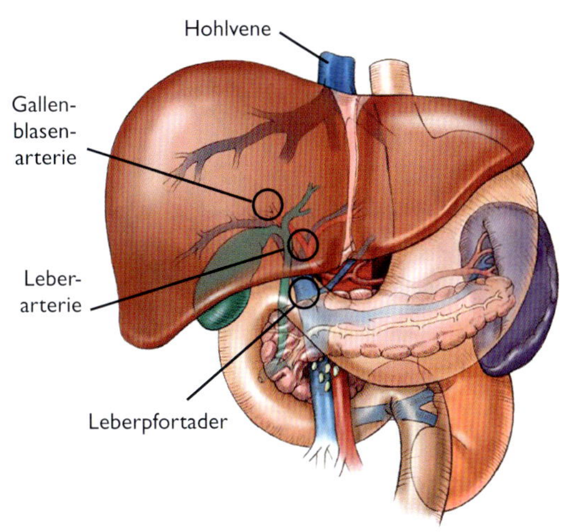

Abb. 7.26. Die Blutversorgung zu und von Leber und Gallenblase

Die Gallenblase sammelt und speichert Gallenflüssigkeit, die, wenn sie in das Verdauungssystem fließt, Fette emulgiert, damit diese vom Dünndarm besser aufgenommen werden können. Ihre Bewegung wird vom parasympathischen Nervensystem gesteuert. Die Gallenblase wird schnell durch Stress blockiert, hält dann die Gallenflüssigkeit zurück, was zur Bildung von Gallensteinen führt und emotionale Spannung verursacht. Es ist von zentraler Bedeutung, den Kreislauf in der Gallenblase freizumachen, um die gesunde Funktion im Verdauungsprozess und im Blut wiederherzustellen.

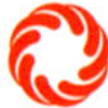

Den Puls von Leber und Gallenblase ausgleichen

1. **Pulsieren des Drachens:** Laden Sie Ihre Hände auf und schütteln und klären Sie Staus im Bereich von Leber und Gallenblase zwischen der rechten Seite des Brustkorbs und dem Nabel.
2. **Halten:** Erspüren Sie den Pulspunkt der Leber in der Mitte der Leber, ungefähr zwischen der achten und neunten Rippe auf der rechten Seite. (Abb. 7.27. und 7.28.) Finden Sie den Puls der Gallenblase, indem Sie in

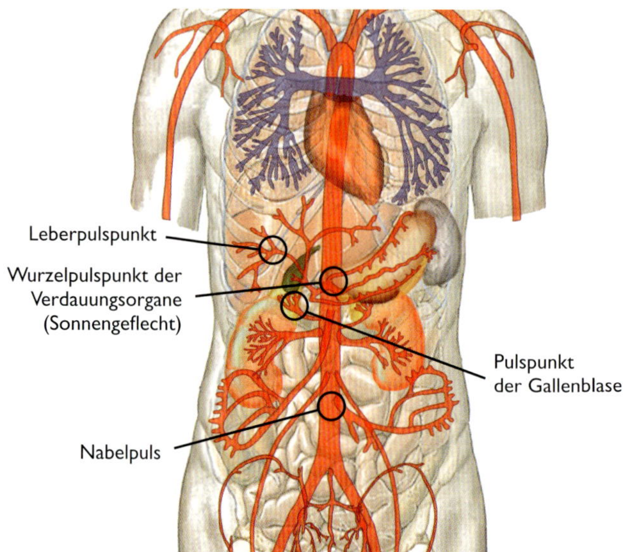

Abb. 7.27. Pulspunkte und Wurzelpunkte von Leber und Gallenblase

die Gallenblase selbst drücken, am unteren Rand des Brustkorbs. Die Pulse können an der Oberfläche als Vibration wahrgenommen werden, die in Ihren Händen allmählich tiefer wird und schließlich mit den Händen schwingt. Falls der Puls sich langsam oder blockiert anfühlt, benutzen Sie die Technik des Pulsierens des Drachens, um ihn zu klären und wieder zu aktivieren.

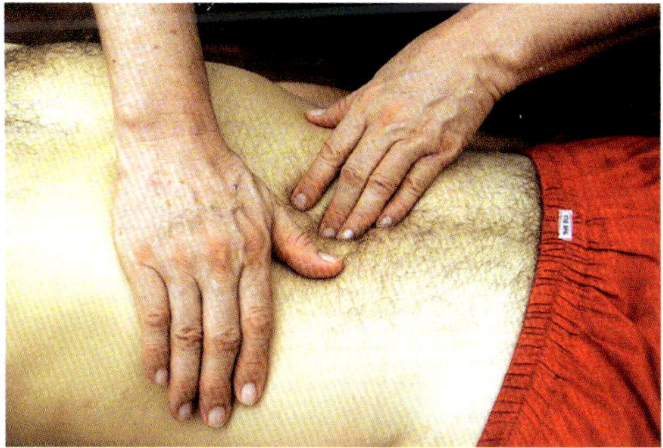

Abb. 7.28. Schütteln und lockern Sie Leber und Gallenblase, wie auch Aorta und Hohlvene, spüren Sie dann die Pulse von Leber und Gallenblase.

3. **Leber und Gallenblase aktivieren:** Bitten Sie den Probanden, tief in Leber und Galle hinein zu atmen, um Spannung und Stau zu entladen und den Blutstrom zu stimulieren.

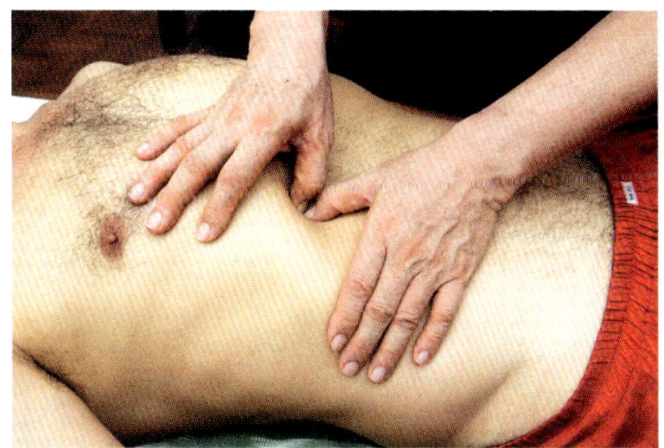

Abb. 7.29. Finden und Spülen des Leberpulspunktes auf der Aorta an der Wurzel der Leberarterie

4. **Heilender Laut:** Nehmen Sie sich Zeit, sich mit dem Puls von Leber und Galle zu verbinden. Beim Ausatmen setzen Sie den Laut »sch-h-h-h-h-h-h« ein, um Anspannung und negative Gefühle wie Frustration und Wut loszulassen, damit diese durch positive Gefühle wie Freundlichkeit, Großzügigkeit und Vergebung ausgeglichen werden können.
5. **Leiten und Spülen:** Bleiben Sie mit einer oder beiden Händen, abhängig davon, wie viel Druck Sie benötigen, bei gleichem Druck auf den Punkten von Leber und Gallenblase für 9 bis 36 Schläge. (Abb. 7.29.) Drücken Sie tiefer in den schwächeren Puls, um den Blutfluss zu verbessern und zu leiten. Dann lockern Sie den Druck wieder, um Gifte

und Ablagerungen von Leber und Gallenblase auszuschwemmen. Wiederholen Sie dies 3 Mal.

6. **Pumpen:** Drücken Sie den Wurzelpuls an der Basis des Astes der Leberarterie von Aorta und Hohlvene mit einer Hand, während die andere Hand den Pulspunkt von Leber beziehungsweise Gallenblase mit einer langsamen, regelmäßigen Bewegung pumpt, möglichst synchron mit der Atmung. Dieses Pumpen erweitert das kapillare Netzwerk und bringt den Blutfluss tief in die Organe hinein.
7. **Ausgleichen:** Hören Sie für 9 bis 36 Schläge die Pulse von Leber und Gallenblase und den Wurzelpuls ab. Drücken und lösen Sie abwechselnd mit den Händen zwischen den Pulspunkten der Aorta und der Leber und Gallenblase, um das Blut zu leiten und zu spülen, bis sie im gleichen Rhythmus schlagen.
8. **Den Nabel drücken und lösen:** Bleiben Sie mit einer Hand auf dem Leberpuls, während die andere Hand die Pulse entlang der Aorta drückt und löst. Wechseln Sie die Phasen von Drücken und Lösen zwischen Ihren Händen ab und arbeiten sich an der Aorta entlang zum Nabelpuls, bis Sie eine warme Vibration spüren. Während das Nabelzentrum die Blutversorgung verstärkt, nehmen Sie sich Zeit zu spüren, wie sich der harmonische Fluss zwischen Leber und Nabel ausbreitet. Wiederholen Sie diesen Schritt mit dem Puls der Gallenblase.

Der Puls von Nieren und Nebennieren – *Die Arterien von Nieren und Nebennieren*

Die Nieren sind bohnenförmige Organe, die innen an der Rückseite des Brustkorbs liegen, angeschmiegt an die Wirbelsäule und das Zwerchfell und geschützt von elfter und zwölfter Rippe. Die Nieren, reich ausgestattet mit Blutgefäßen, dienen dem Körper als natürliche Filter. Sie werden von den Nierenarterien mit Blut von der Aorta her versorgt.

Trotz ihrer relativ geringen Größe sind die Nieren lebendige Pumpen, die in kleinsten Bewegungen pulsieren und damit ungefähr 1.500 Liter Blut pro Tag filtern. Die Nieren filtern das Blut, wobei Wasser, Aminosäuren und Moleküle im Blut verbleiben und Abfallstoffe in die Blase

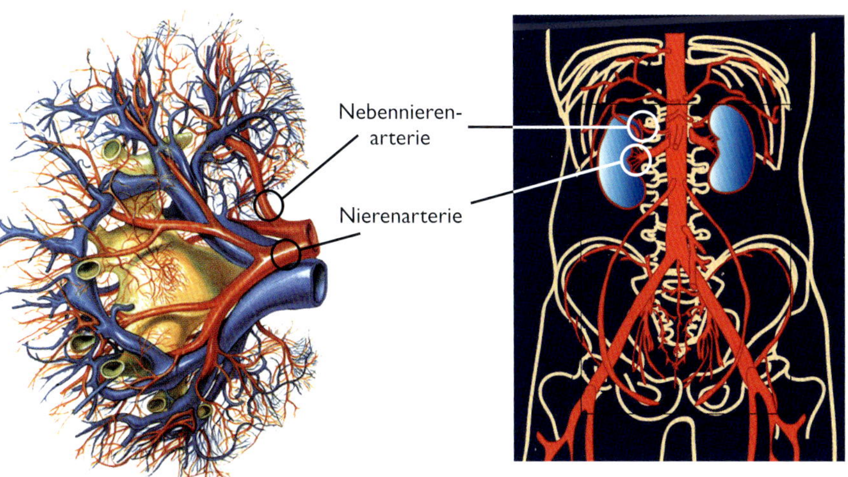

Abb. 7.30. Nieren, Nebennieren und ihre Arterien

wandern. Sie produzieren auch eine Vielzahl an Hormonen und regen die Produktion von roten Blutzellen im Knochenmark an.

Der Blutdruck wird hauptsächlich von den Nieren reguliert, die ihre Gefäße ausdehnen und zusammenziehen können und damit die Kochsalzkonzentration regeln. Der Säure-Basen-Ausgleich des Körpers wird ebenfalls von den Nieren beeinflusst, wobei besondere Moleküle zwischen Blut und Urin gefiltert und gebunden werden. Dieser Ausgleich wird vom Atem unterstützt, durch den Kohlendioxid aus dem Körper ausgestoßen wird.

Die Nebennieren liegen auf den Nieren und setzen Hormone, einschließlich Adrenalin und Cortisol, in Relation zu auftauchendem Stress frei. Die Hormondrüsen werden von der Hypophyse (Hirnanhangdrüse) und dem Hypothalamus im Gehirn gesteuert.

Neben der Schilddrüse beanspruchen die Nebennieren im Körper die größte Blutversorgung pro Gramm Gewebe. Regelmäßige Behandlung mit Lebenspuls-Massage kann einer Vielzahl von Schwierigkeiten vorbeugen, die mit Blutdruck, Flüssigkeitsansammlungen, pH-Ausgleich, Harnwegstörungen und Nierensteinen in Verbindung stehen.

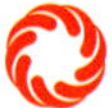

Die Pulse von Nieren und Nebennieren ausgleichen

1. **Finden Sie den Puls der linken Niere und Nebenniere** zwischen Ihren Händen, indem Sie eine Hand auf die linke Niere legen, die ungefähr 4 cm seitlich der Aorta mittig zwischen Nabel und unterer Rippenbogenkante liegt. (Abb. 7.31.) Gleiten Sie mit der anderen Hand unter den Rücken und wiegen Niere und Nebenniere innerhalb der freien Rippe.
2. **Schaukeln und halten Sie sanft**, indem Sie den Bereich drücken und loslassen, bis Sie den Puls spüren. Aktivieren Sie den linken Nierenpuls zuerst und wiederholen den Ablauf dann auf der rechten Seite. (Abb. 7.32.) Bitten Sie den Probanden, tief in die Nieren einzuatmen, und mit dem heilenden Laut »Tschu-u-u-u« jegliche Spannung und negative Gefühle wie Unbehagen, Angst oder Stress auszuatmen. Fordern Sie ihn dazu auf, dass er sich vorstellt, wunderschönes blaues Licht in die Nieren einzuatmen und die Energie der Nieren mit positiven Gefühlen wie Sanftheit, Stille und Frieden auszugleichen.

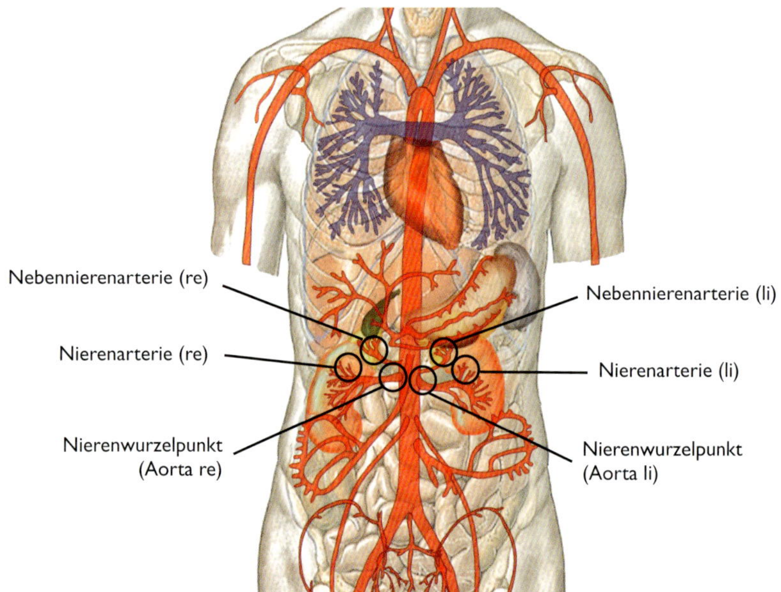

Abb. 7.31. Pulspunkte von Nieren und Nebennieren

3. **Halten:** Bleiben Sie zuerst mit einer Hand in Kontakt mit dem Puls der linken Niere und der Nebenniere und pressen Sie mit der anderen Hand den Wurzelpuls auf der Aorta entlang der Basis von Nieren- und Nebennierenarterie. Halten Sie für 9 bis 36 Schläge den Druck aufrecht. Dann wiederholen Sie dies an der rechten Niere.
4. **Spülen:** Lösen Sie den Druck, um Gifte und arterielle Ablagerungen herauszuspülen. Wiederholen Sie das Halten und Spülen, bis Sie spüren, dass der Puls den Blutfluss zu Nieren und Nebennieren ausdehnt. Der Puls kann sich an der Oberfläche wie eine Vibration anfühlen, der allmählich tiefer wird und mit Ihrer Hand schwingt.
5. **Pumpen:** Halten Sie eine Hand auf dem Wurzelpuls auf der Aorta, während die andere Hand den Nieren-

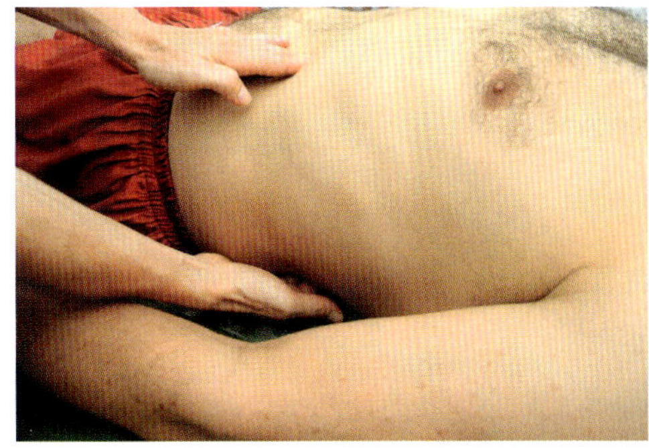

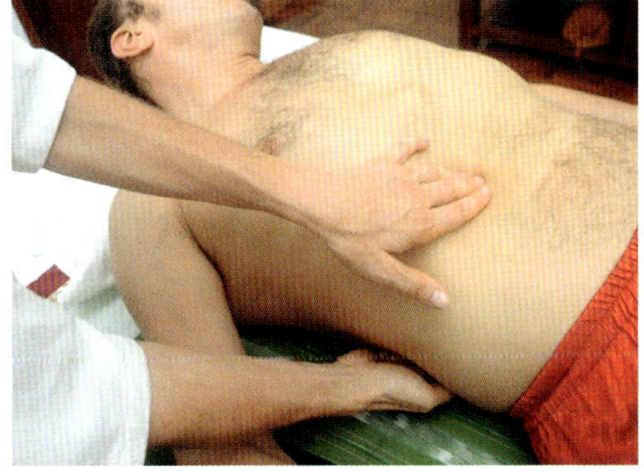

Abb. 7.32. Aktivieren des Nierenpulses (Nierenarterie, linke und rechte Seite)

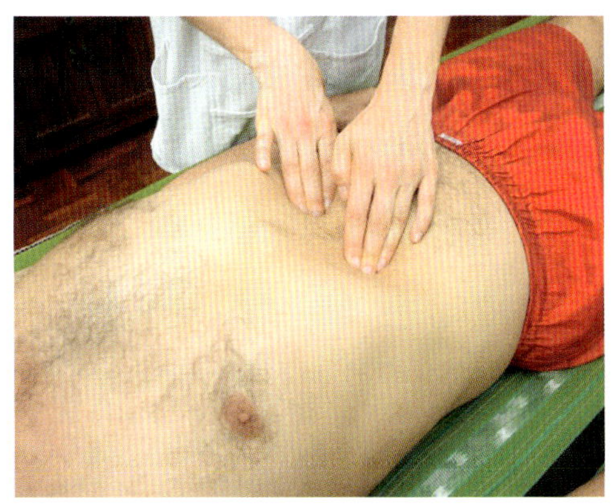

Abb. 7.33. Ausgleichen des Nierenpulses mit dem Nabelpuls

puls mit einer Hand in einer langsamen und regelmäßigen Art drückt, möglichst synchron mit der Atmung, damit das kapillare Netzwerk gut befeuchtet wird und guter Blutfluss tief in das Gewebe der Nieren und der Nebennieren gebracht werden kann.

6. **Den Nabel pressen und lösen:** Halten Sie eine Hand auf dem Nierenpuls, während Sie mit der anderen Hand den Blutfluss leiten und ausgleichen, indem Sie sich an der Aorta bis zum Nabelpuls hinunter arbeiten.
7. **Ausgleichen:** Gleichen Sie den Nierenpuls mit Aorta und Nabelpuls aus, indem Sie abwechselnd drücken und lösen, bis beide im gleichen Rhythmus sind. (Abb. 7.33)
8. **Synchronisieren:** Synchronisieren Sie die linke und rechte Niere miteinander, indem Sie ihre zugehörigen Pulspunkte jeweils drücken und lösen.

Der Puls des Dünndarms – *Die obere Eingeweidearterie und ihre Äste*

Der Dünndarm liegt in der Bauchhöhle und füllt den größten Teil des Bauches aus. Er ist der prädestinierte Ort für das Aufbrechen von Nahrung und ein bedeutender Teil des Immunsystems.

Der Dünndarm misst 2 bis 3 cm im Durchmesser, seine Länge kann bei Erwachsenen zwischen 5 bis 6 Metern variieren und wird in drei strukturelle Teile unterteilt:

- **Zwölffingerdarm:** Er empfängt Gallenflüssigkeit und Enzyme aus der Bauchspeicheldrüse, um Fett, Kohlenhydrate und Eiweiß zu Aminosäuren aufzuschlüsseln. Eisen wird in diesem Teil des Dünndarms absorbiert.
- **Leerdarm:** Der größte Teil der Nahrungsverdauung und der Aufnahme von Nährstoffen findet im Leerdarm statt. Die innere Wand, oder Schleimhaut, des Dünndarms ist mit mikroskopischem, fingerähnlichem Gewebe, Zotten genannt, ausgestattet. Jede Zotte transportiert Nährstoffe aus verdauter Nahrung durch

ein Netzwerk von Kapillaren und feinen lymphatischen Adern zu den verschiedenen Organen, wo sie benötigt werden, um komplexe Substanzen aufzubauen, so wie die vom Körper benötigten Eiweiße. Wasser, Lipide (Fette, die Kohlenwasserstoffe enthalten) und Fruchtzucker werden durch passive Verteilung im Dünndarm aufgenommen.

- **Krummdarm:** Der letzte Teil des Dünndarms ist der Krummdarm mit ungefähr 2 bis 4 Metern Länge, der eine enorme Menge von Lymphknötchen und Immunzellen enthält. Die kleinen Lymphgefäße befinden sich in den Zotten des Dünndarms, wo sie Fettsäuren, Glycerin und Gallensalze aufnehmen. Die Zotten enthalten auch ein großes Netzwerk von Kapillaren, welche die durch Verdauung entstandenen Nährstoffe, wie beispielsweise Vitamin B12, zur Pfortader und zur Leber bringen. Die restliche, nicht verdaute Nahrung geht in den Dickdarm zur weiteren Verarbeitung.

Der Dünndarm unterstützt das Immunsystem des Körpers, indem er eine große Bandbreite probiotischer Darmflora und ein umfangreiches, tiefes lymphatisches Netzwerk beherbergt.

Die Blutversorgung des Dünndarms

Es gibt zwölf bis fünfzehn Darmarterien, die aus der oberen Eingeweidearterie kommen und durch den Dünndarm gehen. (Abb. 7.34.) Diese Arterien ver-

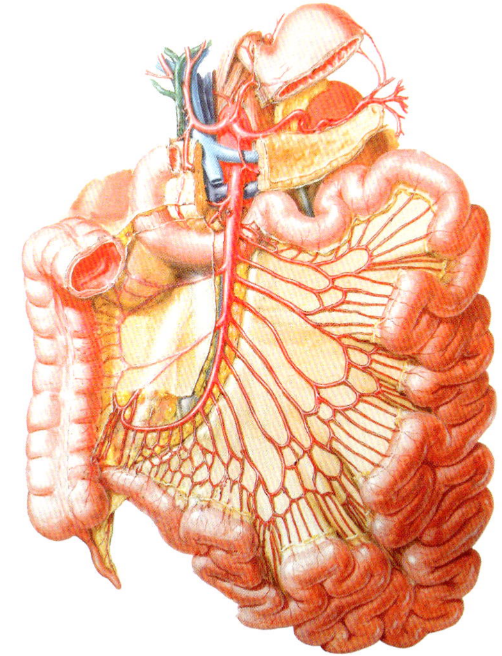

Abb. 7.34. Die obere Eingeweidearterie und ihre Äste

laufen parallel zueinander und verästeln sich in den Schichten des Bindegewebes. Jedes Gefäß verzweigt sich in zwei Äste, die einander überlappen und sich mit angrenzenden Ästen vereinen, um eine Reihe von Bögen zu bilden, die man arterielle Arkaden nennt. Diese arteriellen Arkaden werden feiner und feiner, wenn sie sich im kapillaren Netzwerk, in den Lymphdrüsen und im Immunsystem ausbreiten.

Blut fließt zum und im Dünndarm und kann durch Entzündung, durch niedrigen Blutdruck, durch Verengung der Blutgefäße oder durch Blutklumpen geschädigt werden. Den Blutfluss zu verbessern, kann daher viele Symptome reduzieren.

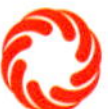

Den Puls des Dünndarms ausgleichen

1. **Pulsieren des Drachens:** Laden Sie Ihre Hände auf und schütteln und klären Staus im Bereich des Dünndarms und des Nabels. Lockern Sie Verwachsungen und Spannungen.
2. **Halten:** Erspüren Sie die Pulspunkte des Dünndarms und drücken Sie mit den Händen in die linke und rechte Seite des Dünndarms auf Höhe des Nabels. Die Punkte findet man in einem hufeisenartigen Bereich, ungefähr drei Finger breit neben dem Nabel, abhängig von der Größe des Bauches (Abb. 7.35.) Die Pulse können an der Oberfläche als Vibration wahrgenommen werden, die in Ihren Händen allmählich tiefer wird und mit den Händen schwingt. Falls der Puls sich auf einer Seite langsamer oder blockiert anfühlt, benutzen Sie die Technik des Pulsierens des Drachens, um ihn zu klären und zu aktivieren.
3. **Den Dünndarm aktivieren:** Lassen Sie den Probanden tief atmen, um Spannung und Stau loszulassen und den Blutfluss zu stimulieren.
4. **Heilender Laut:** Nehmen Sie sich Zeit, um sich mit dem Dünndarmpuls zu verbinden. Setzen Sie den Herzlaut »ha-a-a-a-a-a« ein, um Festigkeit und negative Gefühle wie Ungeduld, Aufgeregtheit oder Hass auszuleiten und mit positiven Gefühlen wie Ruhe, Liebe und Akzeptanz auszugleichen.
5. **Leiten und Spülen:** Halten Sie mit beiden Händen den Druck auf den Pulspunkten des Dünndarms für 9 bis 36 Schläge aufrecht. Drücken Sie

tiefer in die schwächere Seite, um den Blutfluss zum Dünndarm stärker aufzubauen und zu leiten. Lösen Sie den Druck, um Gifte und arterielle Ablagerungen auszuspülen. Wiederholen Sie dies 3 Mal.

6. **Pumpen:** Bleiben Sie mit einer Hand auf dem Wurzelpuls des Dünndarms. Sie finden ihn auf der Aorta über dem Nabel an der Basis der oberen und unteren Eingeweidearterien. Nutzen Sie die andere Hand, um die Pulspunkte des Dünndarms, eine Seite nach der anderen, mit einer langsamen, regelmäßig pumpenden Bewegung zu pressen, möglichst synchron mit der Atmung. Dieses Pumpen befeuchtet das kapillare Netzwerk und bringt das Blut tief in den Dünndarm.
7. **Ausgleichen:** Hören Sie für 9 bis 36 Schläge gleichzeitig auf den Dünndarmpuls und den Aortenpuls. Drücken und lösen Sie abwechselnd mit jeder Hand die zwei Pulspunkte, um das Blut zu leiten und zu spülen, bis beide Punkte im gleichen Rhythmus schlagen.
8. **Drücken und lösen Sie Richtung Nabel.** Halten Sie eine Hand auf die Pulspunkte des Dünndarms um den Nabel herum, und mit der anderen Hand drücken und lösen Sie die Wurzelpunkte auf der Aorta und

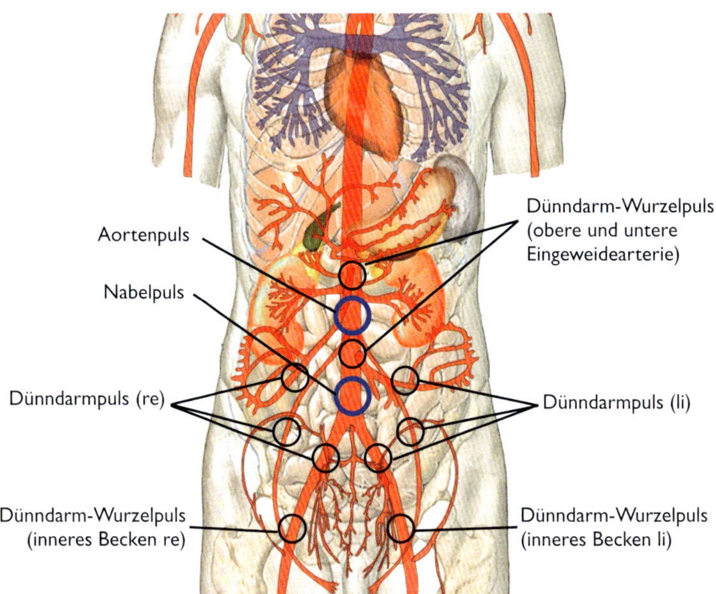

Abb. 7.35. Pulspunkte des Dünndarms

auf den Beckenarterien. Wechseln Sie die Phasen von Drücken und Lösen zwischen Ihren Händen und arbeiten Sie sich dabei entlang der Aorta und der Beckenarterien zum Nabelpuls hin, bis Sie eine warme Vibration spüren. Da das Nabelzentrum die Blutversorgung zum Dünndarm verstärkt, nehmen Sie sich Zeit zu spüren, wie sich ein harmonischer Fluss zwischen Dünndarm und Nabel ausbreitet.

Der Puls des Dickdarms – *Untere Eingeweidearterie*

Der Dickdarm bezieht seine Blutversorgung aus der unteren Eingeweidearterie (Abb. 7.36.), die aus der Aorta unterhalb der Nierenarterie auf halbem Weg Richtung Nabel abzweigt. Der Dickdarm entzieht der Nahrung Wasser und bereitet Nährstoffe auf, um das Blut wieder anzureichern. Er beherbergt über 700 Arten bakterielle Flora, die Vitamine, wie zum Beispiel Vitamin K zur Gerinnung des Blutes, und Antikörper bilden. Der Dickdarm benötigt ungefähr 16 Stunden, um die Verdauung von Nahrung abzuschließen.

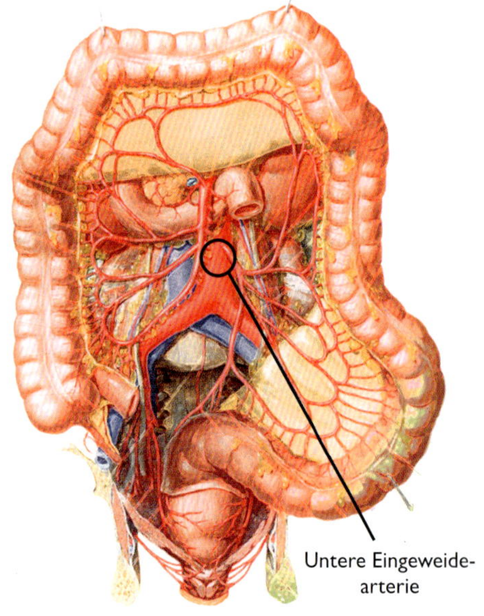

Abb. 7.36. Dickdarm

Über den Dickdarm Gifte auszuspülen und den Blutfluss zu verbessern, bringt mehr Energie und verbessert die Spannkraft des Darms und seine Funktion. Daher kann die Lebenspuls-Massage helfen, viele Probleme zu reduzieren oder ihnen vorzubeugen. Dazu gehören Bauchschmerzen, Blinddarmentzündung, Reizdarmsyndrom, Verstopfung, Durchfall, Dickdarmentzündung und Morbus Crohn.

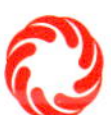

Den Dickdarmpuls ausgleichen

1. **Pulsieren des Drachens:** Laden Sie die Hände auf und schütteln und klären den Bereich des Dickdarms mit Ihren Händen, um eventuelle Verstopfungen zu lösen. Arbeiten Sie in der Beckenhöhle von der linken zur rechten Seite des Unterbauches, dann von rechts nach links im Oberbauch, unterhalb der freien Rippen. Dann arbeiten Sie Richtung Nabel im Zentrum. Lockern Sie Anhaftungen und Spannungen.
2. **Halten:** Fühlen Sie die Pulspunkte des Dickdarms in den unteren und oberen Bereichen des Bauches (direkt innen an den Beckenknochen und unmittelbar unter den elften Rippen). (Abb. 7.37.) Der Puls kann wie eine Vibration an der Oberfläche erspürt werden, allmählich tiefer werden und mit der Hand schwingen. Wenn sich der Puls langsamer oder blockiert an einer Seite anfühlt, setzen Sie die Technik des Pulsierens des Drachens ein, um dies auszugleichen und zu aktivieren.
3. **Den Dickdarm aktivieren:** Bitten Sie den Probanden, tief in den Dickdarm hinein zu atmen, um Spannung und Stau zu lösen und den Blutfluss zu stimulieren.

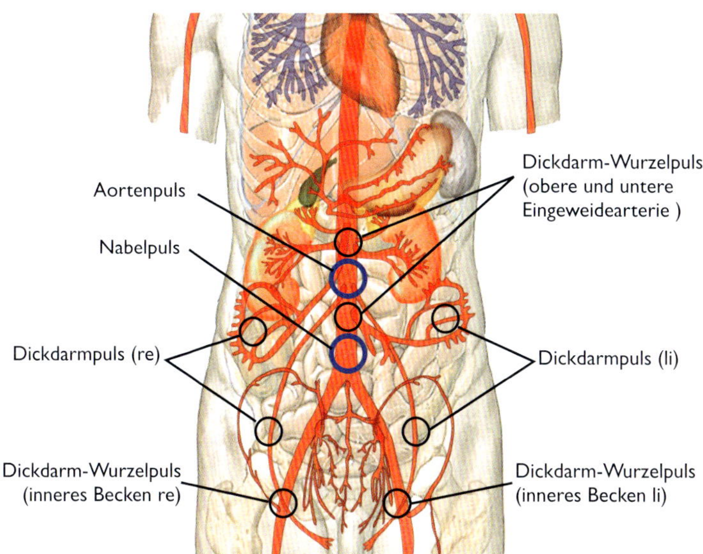

Abb. 7.37. Pulspunkte des Dickdarms

4. **Heilender Laut:** Nehmen Sie sich Zeit, um sich mit dem Dickdarmpuls zu verbinden. Benutzen Sie den Lungenlaut »sss-s-s-s-s-s«, um sich Festigkeiten und negativer Gefühle wie Traurigkeit, Entmutigung oder Niedergeschlagenheit zu entledigen und mit positiven Gefühlen wie Akzeptanz und Mut auszugleichen.
5. **Leiten und Spülen:** Halten Sie mit beiden Händen die Dickdarmpulse für 9 bis 36 Schläge. Drücken Sie tiefer in die schwächere Seite, um den Blutfluss zwischen den zwei Pulspunkten zu verstärken und zu leiten. Dann lösen Sie den Druck, um Gifte und arterielle Ablagerungen aus dem Dickdarm zu spülen. Wiederholen Sie dies 3 Mal.
6. **Pumpen:** Eine Hand bleibt jeweils mit dem Druck auf dem Wurzelpuls, indem zuerst an den Pulsen der oberen und unteren Eingeweidearterien auf der Aorta oberhalb des Nabels, dann an den Pulsen der Beckenarterie direkt in der Leiste gearbeitet wird. Die andere Hand drückt jeweils auf einer Seite nacheinander die vier Pulspunkte des Dickdarms mit einer langsamen, regelmäßig pumpenden Bewegung. (Abb. 7.38.) Dies sollte möglichst synchron mit dem Atem vollzogen werden. Dieses Pumpen befeuchtet das kapillare Netzwerk und bringt den Blutfluss tief in den Dickdarm.

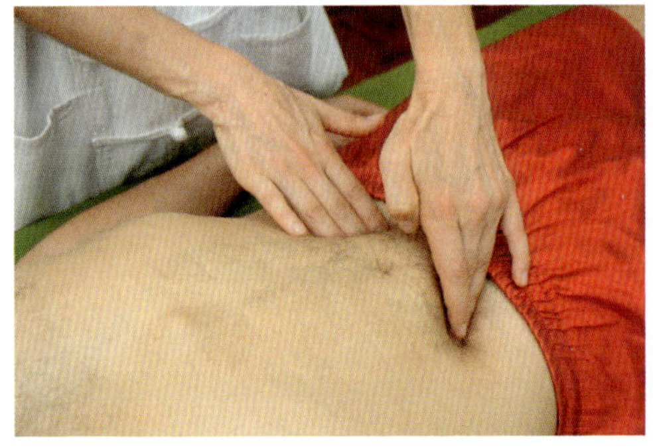

Abb. 7.38. Den Puls des Dickdarms pumpen

7. **Ausgleichen:** Hören Sie für 9 bis 36 Schläge gleichzeitig auf die Dickdarmpulse und deren Wurzelpulse. Drücken und lösen Sie im Wechsel, um den Blutfluss zwischen Organpuls und Wurzelpuls zu leiten und zu spülen, bis sie in gleichem Rhythmus schlagen.
8. **Zum Nabel drücken und lösen:** Bleiben Sie mit einer Hand auf dem Dickdarmpuls, drücken und lösen die Punkte entlang der Aorta bis hin zum Nabelpuls, bis Sie eine warme Vibration fühlen. Spüren Sie alle Blockaden auf, die gespült oder geklärt werden müssen. Während Sie an der

Aorta entlang arbeiten, fahren Sie abwechselnd damit fort, den Puls des Dickdarms zu drücken und zu lösen, indem Sie desgleichen um den Aortenstamm herum tun. Da das Nabelzentrum die Blutversorgung zum Dickdarm verstärkt, nehmen Sie sich Zeit zu spüren, wie sich ein harmonischer Fluss zwischen Dickdarm und Nabel ausbreitet.

DIE ORGANE DES BECKENS

Das Becken hält das gesamte Gewicht des oberen Körpers und ist der Bereich mit dem dichtesten Gewebe. Die Muskeln des Beckenbodens unterstützen alle Organe, die darüber angeordnet sind, um sowohl optimalen inneren Druck aufrecht zu erhalten als auch die Kontinenz von Blasen- und Analschließmuskeln zu gewährleisten.

Muskeln, Sehnen, Bänder und Organe des Beckens werden von einem kompletten System von Gefäßen und Arterien befeuchtet. Durch emotionalen Stress und eine sitzende Lebensweise können die Gefäße des Beckens stagnieren, den Blutfluss stören und damit Entzündungen, Tumore und Zysten hervorrufen. Es ist deshalb sehr wichtig, die Gesundheit des Gewebes im Becken dauerhaft aufrecht zu erhalten. Die Lebenspuls-Massage gleicht die Pulse von Blase und Gebärmutter/Prostata aus.

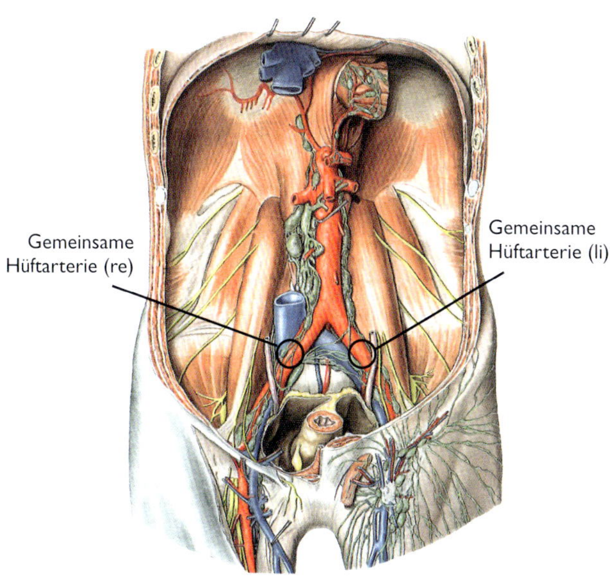

Abb. 7.39. Die gemeinsame Hüftarterie mitsamt den inneren und äußeren Ästen befeuchtet die Beckenorgane.

Der Blutfluss zum Becken hin

Die Bauchaorta verzweigt sich in die linken und rechten Hüftarterien auf Höhe des vierten Lendenwirbels. (Abb. 7.39.) Diese Arterien teilen sich weiter in die inneren und äußeren Beckenarterien, welche die Organe und Muskeln des Beckens mit Blut versorgen. (Abb. 7.40.) Diese Arterien haben wiederum selbst viele Äste und verlassen die Beckenhöhle durch die Leisten, um Beine und Füße zu versorgen.

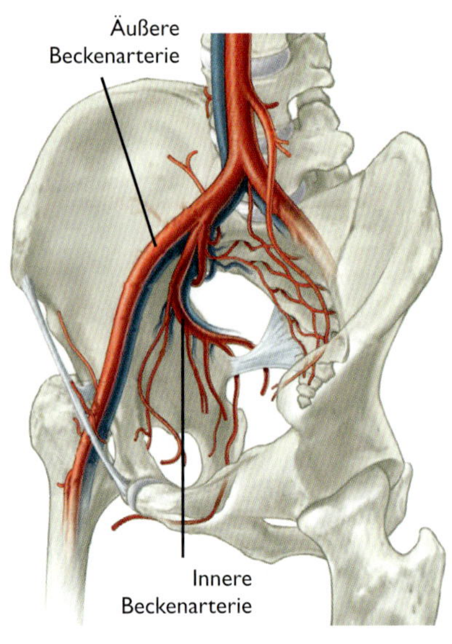

Abb. 7.40. Blutversorgung des Beckens

Der Puls der Blase – *Harnblasenarterien*

Der Urin wird in den Nieren durch Filterung des Blutes gewonnen und von dort über den Harnleiter in die Blase gebracht und aufgenommen. Das Harnsystem übernimmt eine ganze Reihe von Funktionen einschließlich der folgenden:

- Entfernung von Abfallstoffen aus dem Körper in Form von Harnsäure
- Regulierung von Natrium, Kalium und Kalzium
- pH-Regulierung (Säure-Basen-Ausgleich)

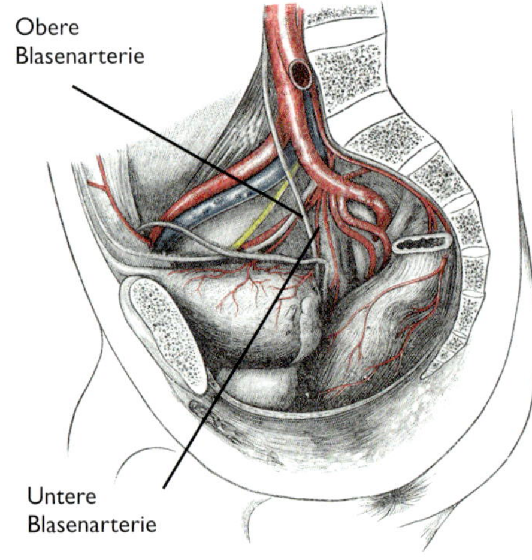

Abb. 7.41. Blutfluss zur Blase

- Kontrolle der Blutmenge und Aufrechterhaltung des Blutdrucks

Die Blutversorgung der Blase erfolgt durch mehrere Beckenarterien, einschließlich der oberen Blasenarterie, die von der Nabelarterie abzweigt, und der unteren Blasenarterie, die aus der inneren Hüftarterie entspringt. (Abb. 7.41.) Bei Männern versorgt die untere Blasenarterie auch die Prostata und die Samenblasen.

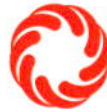

Die Blasenpulse ausgleichen

Stellen Sie sicher, dass die Blase vor dieser Behandlung entleert wurde.

1. **Pulsieren des Drachens:** Laden Sie die Hände auf und schütteln und klären dann den Bereich an beiden Seiten der Blase bis hinauf zum Nabel mit Ihren Händen, um eventuelle Staus und Spannungen zu lösen.
2. **Halten:** Erfühlen Sie die fünf Pulspunkte der Blase direkt über dem Schambein entlang der rechten und linken Beckenarterie. (Abb. 7.42.) Der Puls kann sich als Vibration anfühlen, allmählich tiefer werden und mit Ihrer Hand schwingen. Falls der Puls auf einer Seite schwächer oder

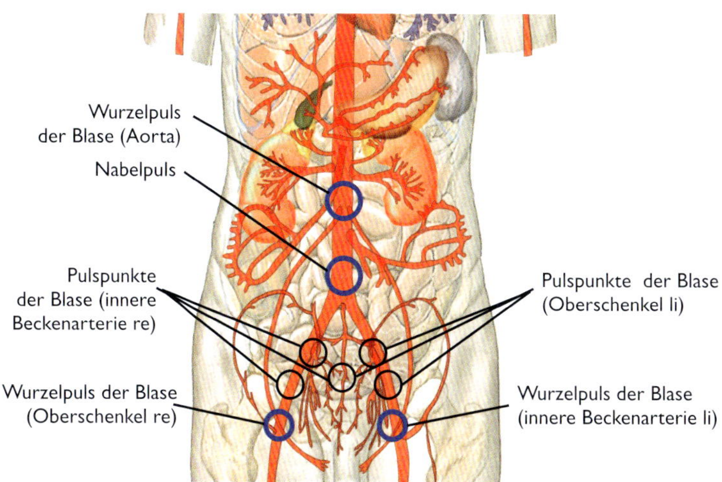

Abb. 7.42. Pulspunkte der Blase

blockierter ist, benutzen Sie die Technik des Pulsierens des Drachens, um auszugleichen und um zu aktivieren.

3. **Die Blase aktivieren:** Patient und Anwender sollten beide tief in die Blase hinein atmen, um Spannung und Stagnation loszulassen und den Blutfluss anzuregen.
4. **Heilender Laut:** Nehmen Sie sich Zeit, um mit dem Blasenpuls Kontakt aufzunehmen. Bitten Sie nun den Probanden, den heilenden Laut für die Nieren »Tschu-u-u-u« beim Ausatmen zu machen. Damit sollen Verhärtungen und disharmonische Gefühle wie Angst, Stress oder Unbehagen losgelassen und mit positiven Gefühlen wie Sanftheit und Ruhe ausgeglichen werden.
5. **Leiten und Spülen:** Bleiben Sie mit beiden Händen und immer gleichem Druck für 9 bis 36 Schlägen auf den Blasenpunkten. (Abb. 7.43.) Drücken Sie etwas tiefer in die schwächeren Pulse, um den verstärkten Blutfluss aufzubauen und in die Blase zu leiten. Dann lockern Sie den Druck wieder, um Gifte und arterielle Ablagerungen aus der Blase zu spülen. Wiederholen Sie dies 3 Mal.

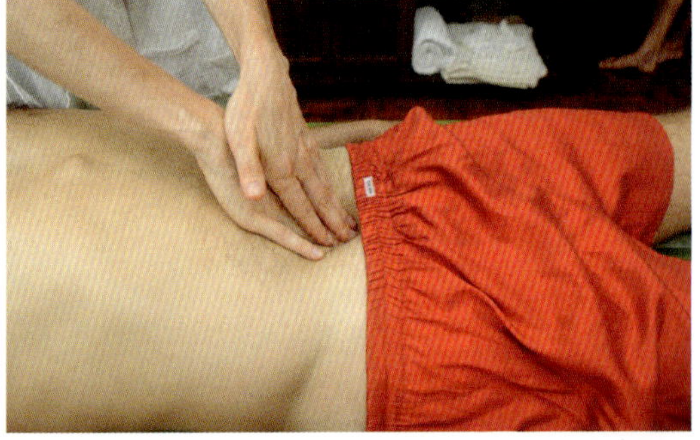

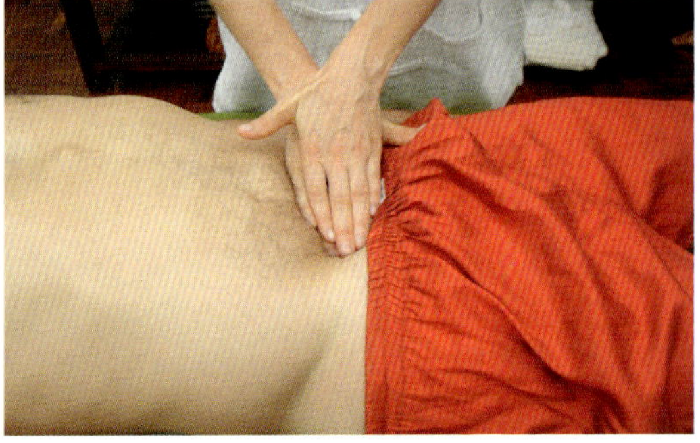

Abb. 7.43. Öffnen des Blasenpulses

6. **Pumpen:** Bleiben Sie mit einer Hand in der folgenden Reihenfolge auf den Wurzelpunkten: zuerst auf dem Wurzelpuls der Keimdrüsenarterie direkt über dem Nabel, dann auf der linken und rechten

Seite auf den Oberschenkelpulsen. Die andere Hand drückt die Pulspunkte der Blase, nacheinander mit dem Ellbogen, in einer regelmäßig pumpenden Bewegung, und das möglichst synchron mit dem Atem. Dieses Pumpen befeuchtet das kapillare Netzwerk und bringt den Blutfluss tiefer in die Blase.

7. **Ausgleichen:** Hören Sie für 9 bis 36 Schläge auf den Blasenpuls und gleichzeitig auf den Wurzelpuls. Abwechselnd drücken und lockern Sie jeweils mit einer Hand, um den Blutfluss zwischen den zwei Pulspunkten zu leiten und zu spülen, bis beide Punkte im gleichen Rhythmus schlagen.
8. **Zum Nabel drücken und lösen:** Bleiben Sie mit einer Hand auf den Blasenpulsen, drücken und lösen die Wurzelpulse entlang der Aorta bis zum Nabelpuls, bis Sie eine warme Vibration spüren. Spüren Sie jegliche Art von Blockaden auf, die gespült und geklärt werden müssen. Fahren Sie fort mit dem abwechselnden Drücken und Lösen des Dickdarmpulses und in gleicher Weise mit dem Bereich entlang des Aortenstammes. Da der Nabel die Blutzufuhr zum Blase verstärkt, nehmen Sie sich Zeit zu spüren, wie sich ein harmonischer Fluss zwischen Nabel und Blase ausbreitet.

Sexualorgane – *Blasenarterien*

Die Sexualorgane sind generell für Gesundheit und Vitalität von großer Bedeutung und wurden bereits in mehreren Büchern des *Universal Healing Tao* beschrieben. Die Übungen der Lebenspuls-Massage für Prostata und Gebärmutter, wie unten beschrieben, können als Ergänzung zu Chi Kung- und Karsai Nei Tsang-Massagen eingesetzt werden, zu finden in den Büchern von Mantak Chia: *Healing Love through the Tao* (Destiny Books 2005) und *Karsai Nei Tsang* (Destiny Books 2011).

Die Prostata

Eine gesunde Prostata ist ein wenig größer als eine Walnuss, umgeben vom Harnleiter und direkt unter der Blase gelegen. (Abb. 7.44.) Sie ist von den Muskeln des Beckenbodens eingehüllt. Um richtig funktionieren zu können, braucht die Prostata männliche Hormone (Testosteron), die größtenteils von den Hoden und den Nebennierendrüsen produziert werden. Wenn der Blutfluss in die Beckenhöhle verbessert wird, kann dies dazu verhelfen, dass Prostatabeschwerden, beispielsweise eine Entzündung der Vorsteherdrüse, behoben werden können.

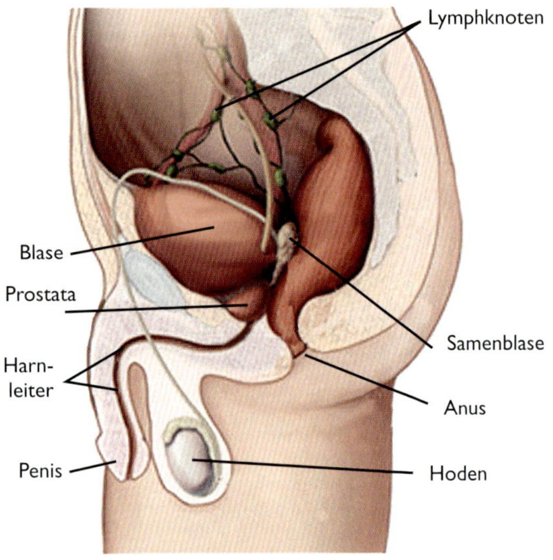

Abb. 7.44. Männliche Sexualorgane und Prostata

Die Gebärmutter

Der Uterus oder die Gebärmutter ist birnenförmig, ungefähr 7 bis 8 Zentimeter lang, liegt über der Blase und wird vom Beckendiaphragma (Beckenbodenmuskulatur) und den Beckenbändern gestützt. (Abb. 7.45.) Die Gebärmutter ist eng verbunden mit der Menge und der Qualität des Blutes im weibli-

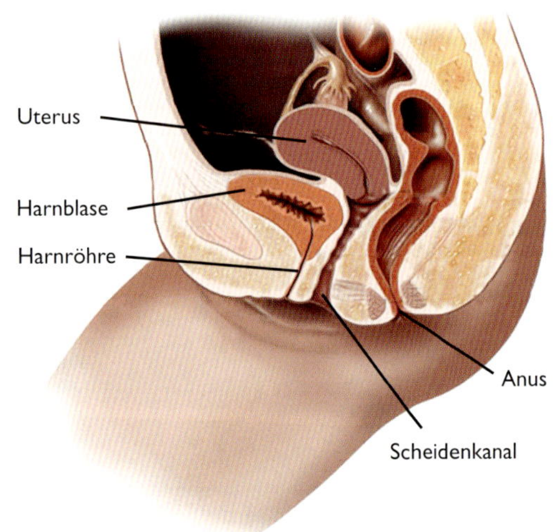

Abb. 7.45. Weibliche Sexualorgane und die Gebärmutter

chen Körper und reagiert auf die Hormonzyklen und die Ernährung im Lauf des Lebens. Sie wird ausreichend von den Arterien der Eierstöcke und der Gebärmutterarterien versorgt (Abb. 7.46.) und produziert Menstruationsblut zur Zellregeneration und Zellnahrung.

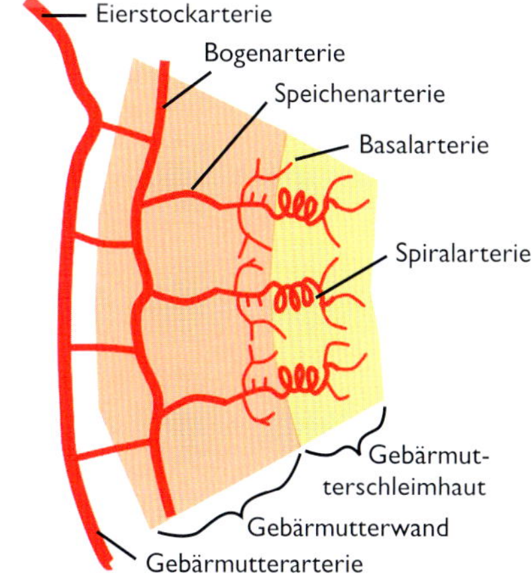

Abb. 7.46. Die Blutversorgung der Gebärmutter

Die Lebenspuls-Massage löst Spannungen, Stagnation und Ablagerungen in den Blutgefäßen und steigert den Blutfluss im Intimbereich, was wiederum Störungen wie vorverlagerte Organe, Myome und Zysten beheben kann. Gleichzeitig steigert es auch die Fruchtbarkeit. In Verbindung mit einer selbstheilenden Haltung kann der Einsatz der traditionellen Übungen aus dem Jade Ei Chi Kung eine zusätzliche Hilfe zur Verbesserung des Kreislaufs und eine Stärkung der Organe sein. Diese Übungen können ebenfalls mit der traditionellen Entgiftungsmassage ergänzt werden. (Siehe dazu: Mantak Chia: *Healing Love through the Tao* und *Karsai Nei Tsang*.)

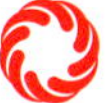 Die Pulse der Sexualorgane ausgleichen

Die Pulspunkte der Gebärmutter und der Prostata sind die gleichen wie die der Blase, nur tiefer, direkt über dem Schambein gelegen, rechts und links entlang der inneren Becken- und der Leistenarterien. (Abb. 7.47.) Wenn man sie sanft ausgleicht, kann das eine sehr vorteilhafte Behandlung gegen schmerzhafte Menstruation und schmerzhaften Eisprung sein.

1. **Pulsieren des Drachens:** Laden Sie die Hände auf und schütteln und klären Sie dann den Bereich im unteren Bauch entlang des Schambeins, der Leiste und des Nabels mit Ihren Händen, um eventuelle Ablagerungen und Spannungen zu lösen.

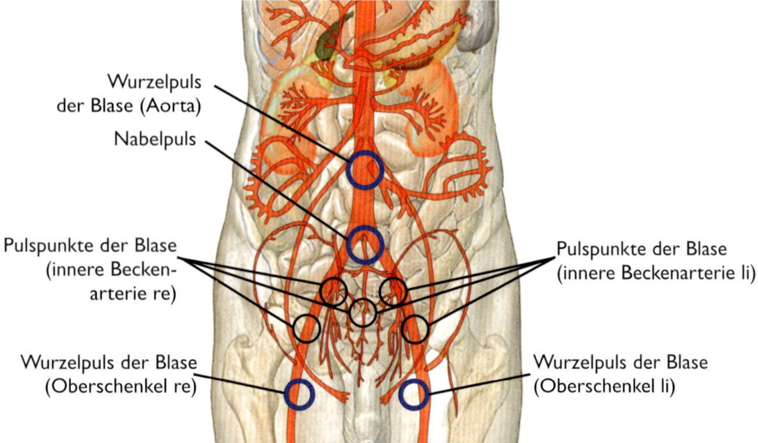

Abb. 7.47. Pulspunkte der Geschlechtsorgane

2. **Halten:** Erfühlen Sie die fünf Pulspunkte von Gebärmutter/Prostata. Diese Pulspunkte sind die gleichen wie die der Blase, nur tiefer im Körper gelegen. Der Puls kann erspürt werden, wenn man tief in den Raum zwischen Schambein und Blase tastet. Er kann sich als Vibration anfühlen, allmählich tiefer werden und mit Ihren Fingern schwingen. Falls der Puls auf einer Seite schwächer oder blockierter ist, benutzen Sie die Technik des Pulsierens des Drachens, um auszugleichen und um zu aktivieren.
3. **Den Bereich aktivieren:** Lassen Sie den Probanden tief atmen, um Spannung und Stagnation loszulassen und den Blutfluss anzuregen.
4. **Heilender Laut:** Nehmen Sie sich Zeit, mit den Sexualorganen Kontakt aufzunehmen. Setzen Sie den Heilenden Laut für die Nieren »Tschu-u-u-u« beim Ausatmen ein, um Verhärtungen und disharmonische Gefühle wie Angst, Stress oder Unbehagen loszulassen und mit positiven Gefühlen wie Akzeptanz, Sanftheit und Ruhe auszugleichen.
5. **Leiten und spülen:** Verbleiben Sie mit beiden Händen und gleichem Druck für 9 bis 36 Schläge auf den Pulspunkten. (Abb. 7.48.) Drücken Sie etwas tiefer in die schwächeren Pulse, um den verstärkten Blutfluss aufzubauen und in die Sexualorgane zu leiten. Anschließend lockern Sie den Druck wieder, um Gifte und arterielle Ablagerungen auszuspülen. Wiederholen Sie dies 3 Mal.

6. **Pumpen:** Bleiben Sie mit einer Hand auf dem Wurzelpuls der Keimdrüsenarterie, der sich direkt über dem Nabel befindet. Die andere Hand drückt die Pulspunkte der Sexualorgane im Beckenbereich nacheinander in einer regelmäßig pumpenden Bewegung, und das möglichst synchron mit dem Atem. Dieses Pumpen befeuchtet das kapillare Netzwerk und bringt den Blutfluss tiefer in Gebärmutter und Prostata. Bearbeiten Sie dann mit einer Hand und gleichbleibendem Druck den Oberschenkelpuls in der Leiste, während die andere Hand nacheinander jeden Pulspunkt der Sexualorgane in einer langsamen, regelmäßig pumpenden Bewegung drückt. Synchronisieren Sie dies mit dem Atem und setzen dabei den Nierenlaut ein. Das Pumpen befeuchtet dann das kapillare Netzwerk, indem es das Blut tiefer in Gebärmutter/Prostata bringt.
7. **Ausgleichen:** Horchen Sie für 9 bis 36 Schläge auf den Puls der Sexualorgane und gleichzeitig auf den Wurzelpuls. Abwechselnd drücken und lockern Sie ihn jeweils mit einer Hand, um den Blutfluss zwischen den zwei Pulspunkten zu leiten und zu spülen, bis beide Punkte im gleichen Rhythmus schlagen.
8. **Zum Nabel drücken und lösen:** Fahren Sie auf gleiche Weise fort und schließen Sie die Massage mit dem Nabelpuls ab, bis Sie eine warme Vibration spüren. Da der Nabel den Blutfluss zu Gebärmutter/Prostata verstärkt, nehmen Sie sich Zeit, bis Sie spüren, wie sich der harmonische Fluss zwischen Sexualorganen und Nabel ausbreitet.

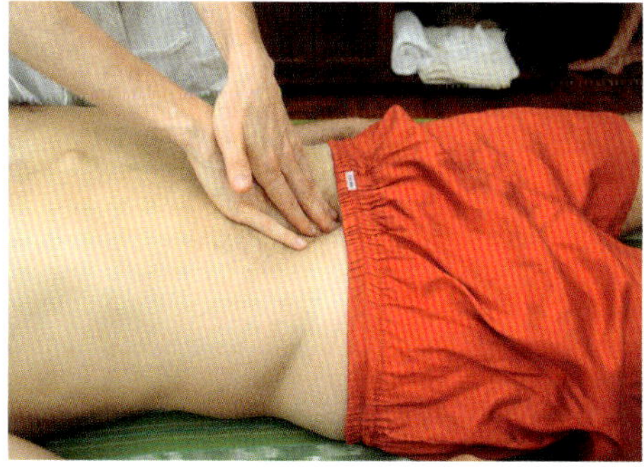

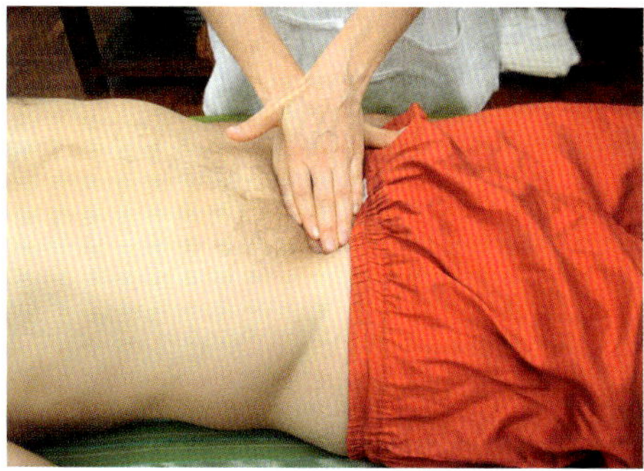

Abb. 7.48. Öffnen der Pulse der Geschlechtsorgane

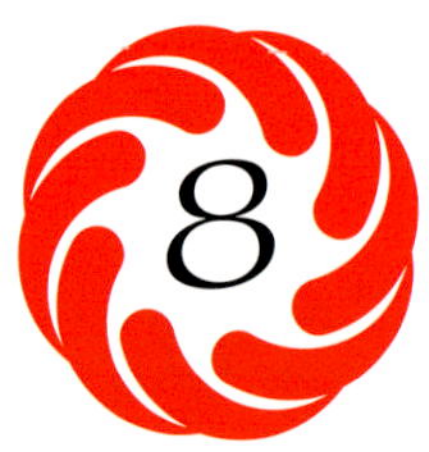

Ausgleich der peripheren Pulse: Lebenspuls-Massage-Ablauf (Teil 4)

Wenn die zentralen Pulse geklärt, gespült und mit den ursprünglichen Pulsen ausgeglichen sind, bilden sie einen Referenzpunkt zum Überprüfen der peripheren Pulse. Falls der zentrale Puls stark und der periphere Puls schwach ist, müssen Blockaden entlang der Gefäße geklärt werden. Benutzen Sie den 4-Punkte-Check, den Sie im Anschluss an diesen Abschnitt finden, um die Pulse an den Fußgelenken, Handgelenken und den Halsschlagadern zu überprüfen. Damit erhält man einen allgemeinen Eindruck, woher die Blockaden kommen könnten.

Es kann sein, dass die Pulse langsamer werden oder gar in bestimmten Bereichen verschwinden. Das kann ein Zeichen physischer Blockaden in den Arterien sein, die ausgespült werden müssen, oder von Ablagerungen, die den Bereich um die Arterien verengen. In bestimmten Bereichen in Nähe der Knochen und Gelenke kann sich eine Arterie nicht nur zusammenziehen, sondern auch an der Hülle der Knochenhaut anhaften. Dies geschieht leicht an den Extremitäten der Arme und Beine – an den Knöcheln, Handgelenken und Schultergelenken. Diese Arterien auf tiefer Ebene zu lösen, hilft, den freien Fluss, den Rhythmus und die Eigenständigkeit der Arterien wiederherzustellen.

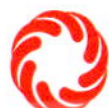

Schneller 4-Punkte-Check zum Ausgleich der Pulse

1. Drücken Sie die Aorta mit einer Hand.
2. Vergleichen Sie die Pulse der Fußgelenke und der Aorta.
3. Vergleichen Sie die Pulse der Handgelenke und der Aorta.
4. Vergleichen Sie die Pulse der Halsschlagadern und der Aorta.

Wenn Sie einen Bereich mit einer Blockade entdeckt haben, können Sie mit dem Pulsieren des Drachens arbeiten, indem Sie die Extremitäten halten und schütteln, um die Energie wieder bis in die Meridiane der Zehen, der Finger und des Kopfes hinein fließen zu lassen. Anschließend nutzen Sie das Spülen, Pumpen und Ausgleichen, um die peripheren Pulse wieder mit dem Zentralpuls zu verbinden.

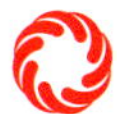

Allgemeiner Ablauf – Testen, Klären und Ausgleichen

Beginnen Sie auf der linken Seite des Körpers, dann wiederholen Sie jeden Vorgang auf der rechten Seite.

1. Testen Sie jeden peripheren Puls auf der linken Seite, indem Sie die Technik des Drückens und Loslassens einsetzen. Wenn Sie Schwierigkeiten haben, den Puls zu spüren, können Sie den Bereich des Pulses mit der Technik des Pulsierens des Drachens klären, so wie in Kapitel 5 beschrieben. Da die meisten peripheren Pulse in den Gelenken nahe an den Knochen gefunden werden, hilft das Drücken und Lösen des Pulses gegen die Knochen, Blockaden und den Puls selbst zu klären.
2. Nehmen Sie sich Zeit und hören auf den Puls und atmen beim Drücken tief ein.
3. Spüren Sie, wie der Puls allmählich tiefer wird und mit Ihrer Hand schwingt. Falls der Puls langsam, kalt oder inaktiv ist, zeugt das von einer Blockade, die zwischen Puls und dem zugehörigen Zentralpuls herrührt. Das erfordert die Technik des Pulsierens des Drachens, um den Raum zwischen Zentralpuls und peripherem Puls zu aktivieren.
4. Um den Puls noch mehr zu aktivieren und seinen Fluss zu verbessern, synchronisieren Sie die Pulspunkte mit dem Nabelpuls. Halten Sie mit

einer Hand den Pulspunkt, während die andere Hand die Aorta hält und hinunter zum Nabelpuls durchspült. Fahren Sie damit so lange fort, bis die peripheren Pulse wie der Nabelpuls schlagen.

5. Wiederholen Sie die Schritte 1 bis 4 auf der rechten Seite des Körpers.
6. Wenn die rechte und linke Seite mit dem Nabelpuls synchronisiert sind, können Sie die beiden Seiten miteinander abgleichen. Halten Sie jeden Puls in einer Hand, und nutzen Sie dabei die Technik des Haltens und Spülens, indem Sie mit einer Hand den Druck aufrechterhalten, während die andere Hand für 9 bis 36 Schläge hält und dann mit dem Druck nachlässt. Wechseln Sie die Hände und wiederholen Sie 3 bis 6 Mal mit jeder Hand, bis eine warme Vibration zustande gekommen ist und die Pulse sich miteinander synchronisieren.
7. Das Blut leiten: Wenn ein Puls schwächer ist als der andere, fahren Sie damit fort, jegliche Blockade zu halten und herauszuspülen, während Sie intensiver in den starken Puls drücken. Das leitet mehr Blut in den schwächeren Puls.

BEINE

Zu einem Bein gehören Hüfte, Oberschenkel, unteres Bein, Fußgelenk und Fuß. Über Tausende von Jahren haben wir die einzigartige Fähigkeit entwickelt, aufrecht zu stehen. Das bedeutet, dass unsere Beine das gesamte Gewicht des oberen Körpers tragen, das über die Wirbelsäule hinunter durch den Schwerpunkt im Bauch zu den Füßen übertragen wird. Wir brauchen unsere Beine für alle vitalen Bewegungen – Stehen, Spazieren, Springen, Rennen, Treten und anderes.

Für all das müssen unsere Beine stark und flexibel sein, um den gesamten Körper bei Bewegungen zu unterstützen. Ihre Muskelmasse benötigt mehr Blut und Sauerstoff als das Gehirn. Kombiniert mit dem Verhältnis zur Schwerkraft, wird dieser intensive Kreislauf zu einem Blut sammelnden Bereich, in dem die Muskeln und tiefes Gewebe leicht verstopfen und blockiert werden. Die Beine, die sich weit unter den Organen, die das Blut filtern, klären und pumpen, befinden, sind der Schwerkraft unterworfen. Die Schwerkraft zieht ihrerseits Gifte und ein

Übermaß an Fett in die Arterien, und vermindert damit den Blutfluss zu wichtigem Gewebe und bedeutenden Zellen. Diese Ansammlungen werden sowohl durch Altern, einen sitzenden Lebensstil und infolge von emotionalem Stress als auch durch Gewohnheiten wie Rauchen oder die Einnahme zu vieler Aufputschmittel hervorgerufen.

Wenn es Probleme mit der Zusammensetzung des Blutes, mit der Pumpfähigkeit des Herzens oder der Verengung von Blutgefäßen in den

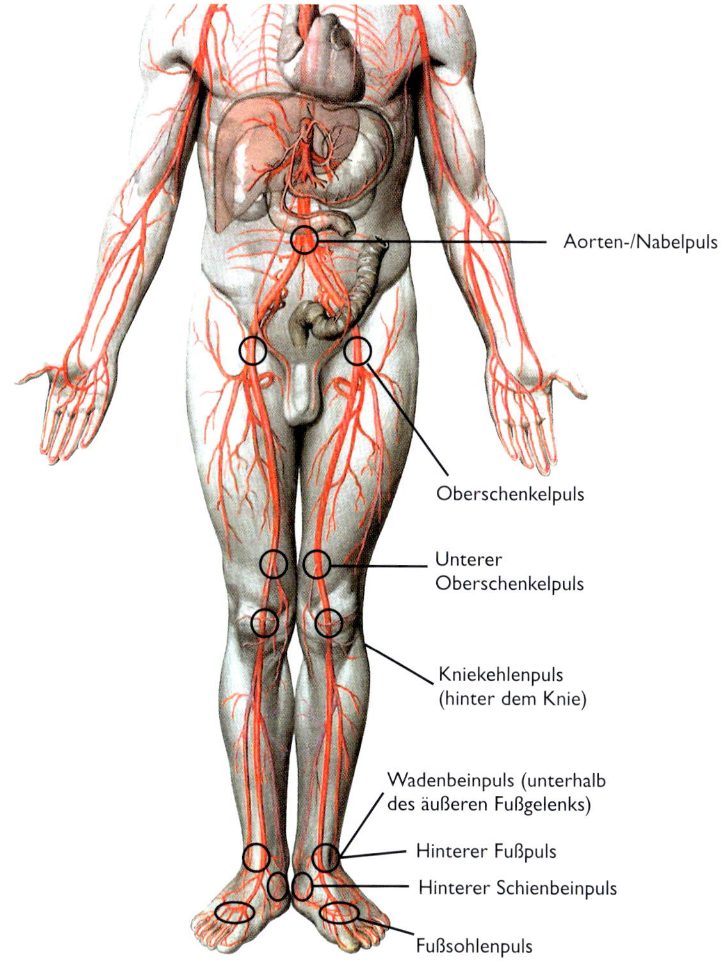

Abb. 8.1. Die sieben Pulspunkte der Beine

Beinen gibt, kann dies weitreichende Konsequenzen haben, einschließlich der Bildung von Thromben (Blutverklumpungen), die Gefäße verstopfen können. Eine Schwäche der Pulse in den unteren Extremitäten kann auf einen erhöhten Druck im Oberkörper hinweisen, zum Beispiel durch eine Verengung der Aorta, wobei die Oberschenkenpulse in diesem Fall durchspült und ausgeglichen werden sollten.

Das Halten und Spülen der inneren Kniepulse, die als »Meer des Blutes« bezeichnet werden, regt das stagnierende Blut im Becken und Bauch wieder an, stärkt die unteren Organe und lindert somit den Stress im Herzen. Die Taoisten sagen deshalb: Wir sind so jung wie unsere Beine und unsere Wirbelsäule, solange diese stark und flexibel sind, können sie uns bis über hundert Jahre tragen.

Die Blutversorgung der Beine

Die Blutversorgung der Beine entspringt der Aorta, die sich auf Höhe des letzten Lendenwirbels in zwei Beckenarterien teilt. Diese verzweigen sich wiederum in die inneren und äußeren Beckenarterien, die entlang der Psoas-Muskeln (Lendenmuskeln) verlaufen. Sie befeuchten den Beckenbereich und münden in die Oberschenkel als Oberschenkelarterien. In der Kniekehle werden sie zu den Kniekehlenarterien. Sie teilen sich in die vordere und hintere Schienbeinarterie, verlaufen am Unterschenkel hinunter zum hinteren Teil des Fußgelenks und teilen sich dann in die Fußsohlenarterien an der Fußsohle auf.

Die Pulspunkte der Beine

Die Lebenspuls-Massage benutzt sieben Pulspunkte am Bein: den Puls des Oberschenkels, des unteren Oberschenkels, der Kniekehle, des Wadenbeins, des unteren Wadenbeins (unterhalb des äußeren Knöchels), des hinteren Fußes, des hinteren Schienbeins und der Fußsohle. (Abb. 8.1.) Jeder dieser Pulse sollte erkundet und dann in genau dem Maß, das erforderlich ist, gespült und ausgeglichen werden.

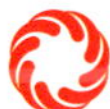

Schritt 1: Pulsieren des Drachens

1. Schütteln Sie und drücken Sie die Beine hinauf und herunter, um den Kreislauf anzuregen. (Abb. 8.2.)

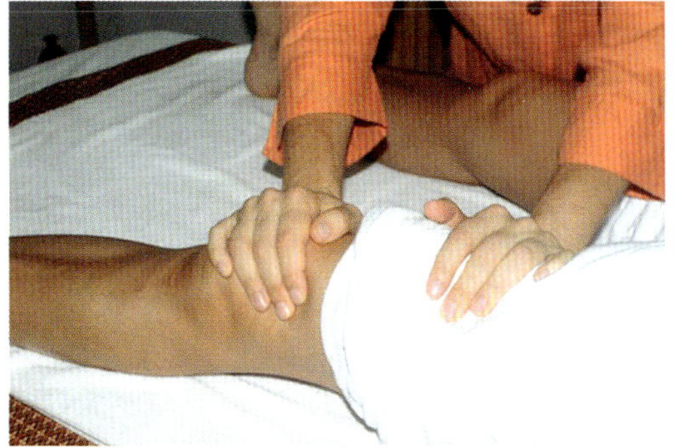

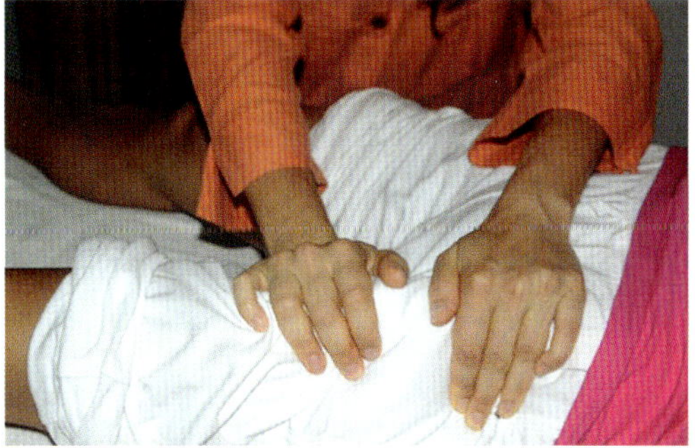

Abb. 8.2. Die Beine hoch und herunter schütteln und drücken

2. **Hüftgelenke und Beckenbereich:** Legen Sie beide Hände an eine der beiden Hüften und ziehen Sie mit Ihrem Gewicht diese Hüfte zu sich heran. Lassen Sie etwas locker und spüren Sie, wie der Schwerpunkt der Hüfte wieder auf den Tisch sinkt. Dann legen Sie die Hände auf beide Seiten der Hüften. Setzen Sie das Schütteln mit variierendem Schwung und unterschiedlicher Geschwindigkeit fort, um damit durch das Klären von Blockaden in den Beckenorganen tiefer sitzende Spannung in den Hüftgelenken und den Beckengelenken aufzulösen.
3. **Beine:** Halten Sie jeweils ein Bein, spannen und dehnen Sie die Kniekehlen, die Fußgelenke und die Hüftgelenke in einer fließenden Bewegung. (Abb. 8.3.) Lassen Sie die Bewegung aus dem gleichzeitigen Schütteln der drei Beingelenke entstehen, indem Sie die Schwingung von den Füßen her hinauf in die Hüftgelenke senden.
4. Halten Sie die Füße mit beiden Händen und schütteln Sie seitlich hin und her, bis eine Welle der Bewegung alle Teile des Körpers von den Füßen bis zum Kopf aktiviert.

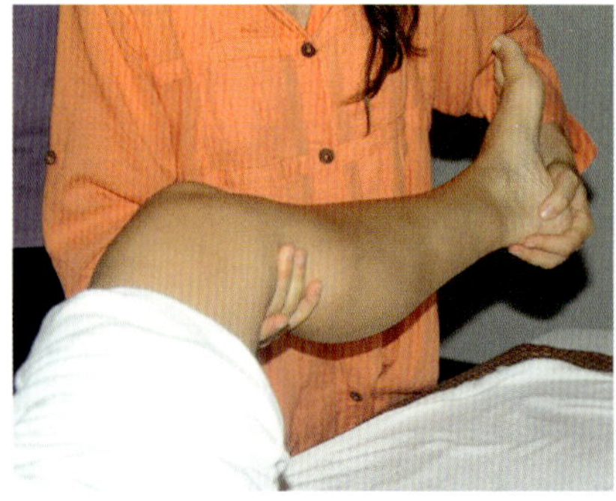

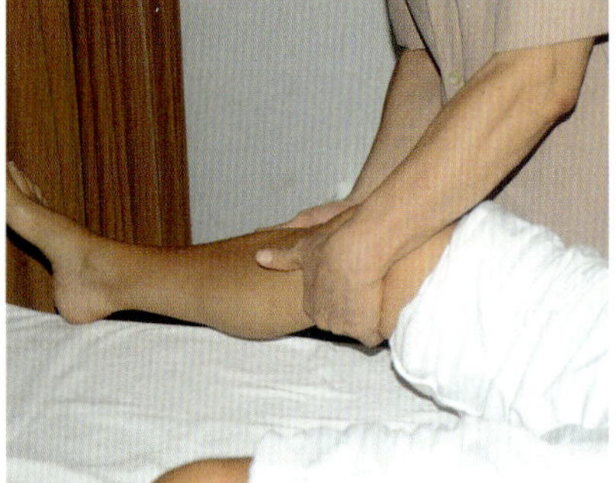

Abb. 8.3. Die Gelenke mobilisieren, um die Pulse der Beine zu klären

5. **Füße:** Halten Sie jeden Zeh und heben Sie ihn mit dem Gewicht des Beines an, schütteln und schwingen Sie jeden Meridian an den Zehen. Schütteln Sie mit unterschiedlicher Intensität, von sanft bis kräftig. Das regt den Blut- und Sauerstoffkreislauf an. Setzen Sie das mehrere Minuten lang fort, bis ein warmes Gefühl von Loslassen durch den Körper geht.

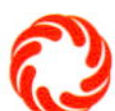

Schritt 2: Die Pulse prüfen, spülen und synchronisieren

Beginnen Sie mit dem linken Bein und testen Sie dort jeden Beinpuls. Dabei können Sie den Nabelpuls als Referenzpuls nehmen. Drücken und lösen Sie dabei die Pulse am Bein bis hinunter bei 3, 9 oder 36 Pulsschlägen und spülen Sie jeden Punkt.

- Oberschenkelpuls (Leiste)
- Unterer Oberschenkelpuls (inneres Knie: »Meer des Blutes«)

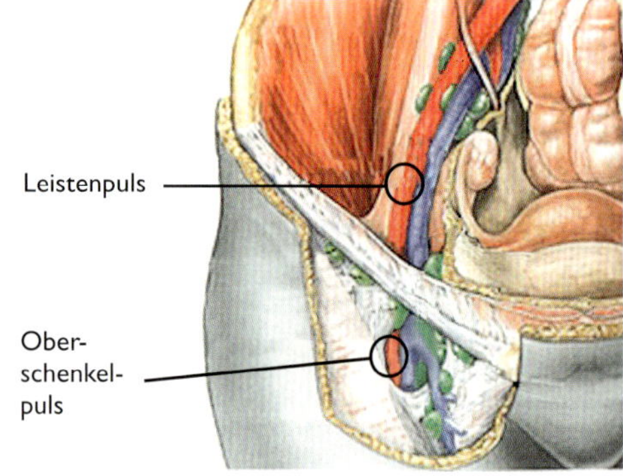

Abb. 8.4. Lage des Oberschenkelpulses – auf der Oberschenkelarterie in der Mitte der Leiste, auf der Hälfte zwischen Schambeinfuge und dem vorderen oberen Beckenkamm

- Kniekehlenpuls (hinter dem Knie)
- Wadenbeinpuls (spürbar unter dem äußeren Sprungbein)
- Hinterer Schienbeinpuls (innerer Knöchel)
- Hinterer Fußpuls (mittlerer Knöchel)
- Fußsohlenpuls (Fußsohle)

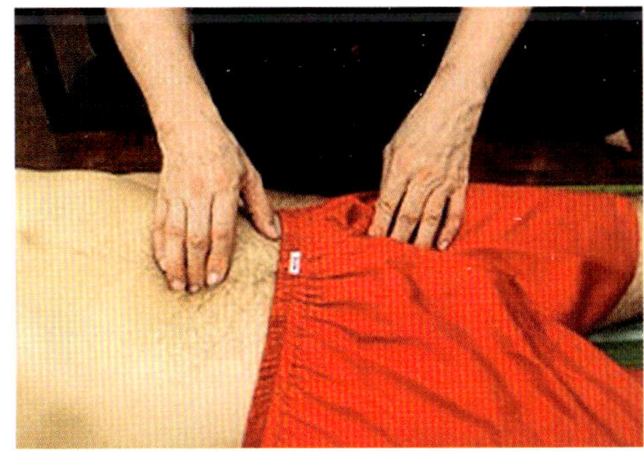

Abb. 8.5. Synchronisierung des Oberschenkelpulses mit dem Nabelpuls

1. Beginnen Sie mit dem Oberschenkelpuls in der Leiste. (Abb. 8.4.) Nehmen Sie sich Zeit, den Puls auf der linken Seite zu erspüren und mit ihm in Kontakt zu treten, stimmen Sie Druck und Atmung aufeinander ab.
2. Spüren Sie, wie der Puls allmählich tiefer wird und mit Ihrer Hand schwingt. Falls der Puls langsam, kalt oder inaktiv ist, deutet das auf eine Blockade hin. Wenn dem so ist, machen Sie die Kontaktpunkte entlang

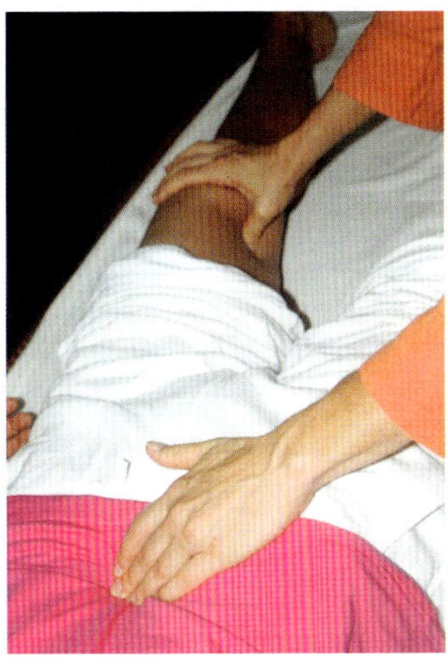

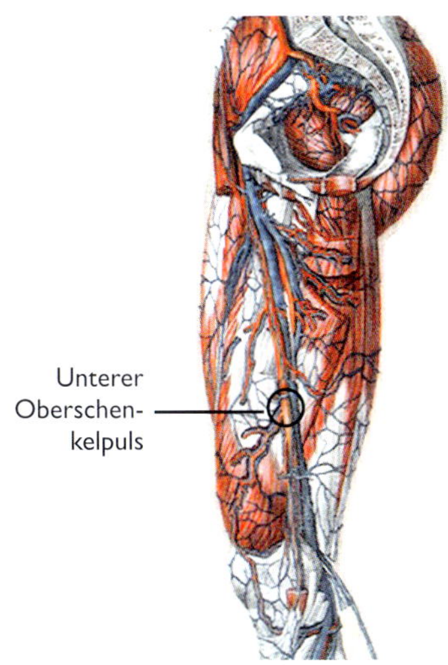

Abb. 8.6. Der untere Oberschenkelpuls – direkt über der inneren oberen Kante des Knies (Akupunkturpunkt Milz 10)

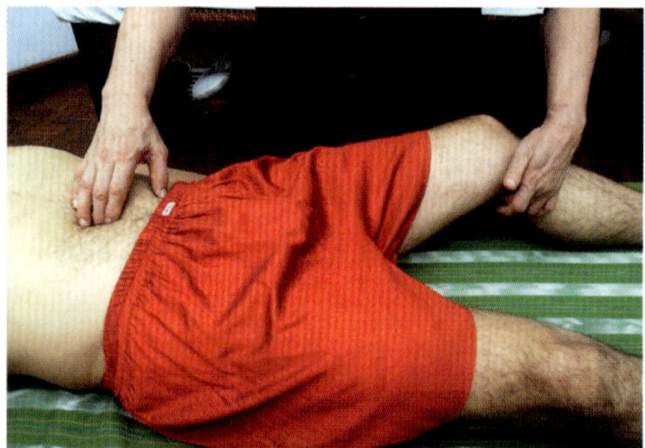

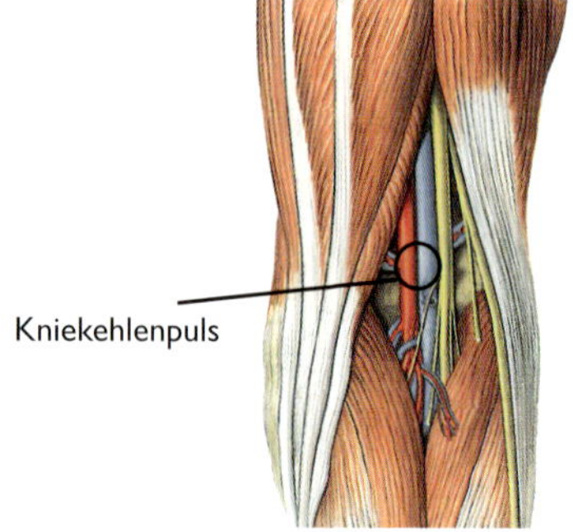

Abb. 8.7. Den Kniekehlenpuls findet man, wenn man mit drei Fingern zusammen in den äußeren Teil der Mulde hinter dem gebeugten Knie fasst.

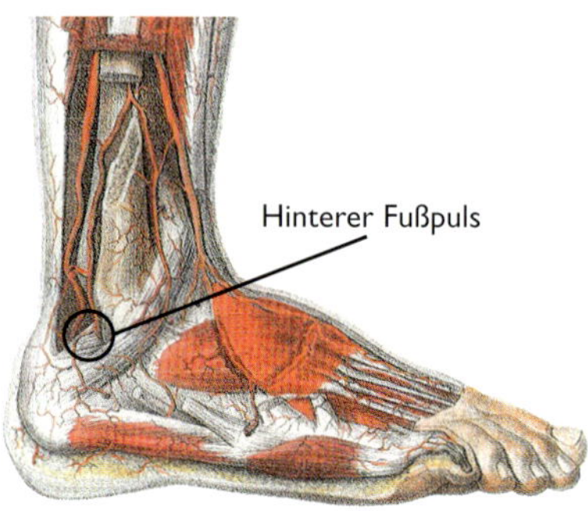

Abb. 8.8. Die Wadenbeinarterie verläuft an der äußeren Wade, aber ihr Puls kann hauptsächlich am äußeren Fußknöchel ertastet werden.

der Knochen frei. Um das zu tun, setzen Sie das Pulsieren des Drachens ein, drücken und kreisen spiralig oder pumpen und spülen so, wie in Kapitel 5 beschrieben. Sie können auch die Sehnen-Entspannungs-Technik nutzen, wie in Kapitel 5 des Buches ***Chi Nei Ching*** von Mantak Chia und William U. Wei (Destiny Books 2013) beschrieben.

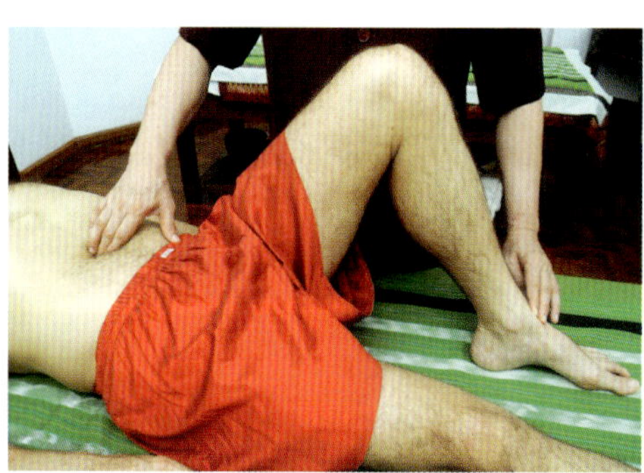

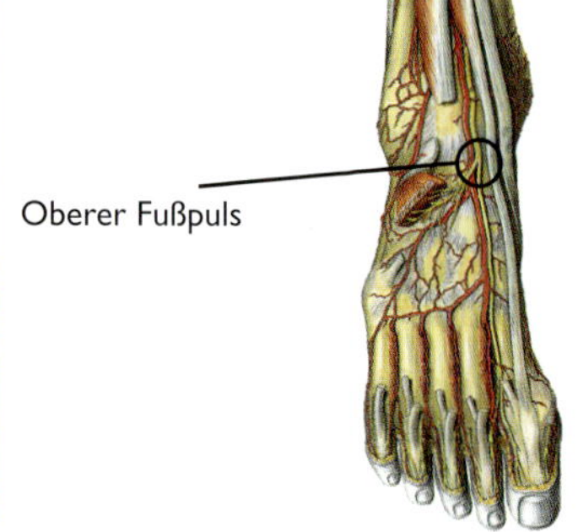

Abb. 8.9. Der obere Fußpuls – auf dem Fuß im Sprunggelenk, zwischen den Sehnen des zweiten und dritten Zehs

3. Synchronisieren Sie den Pulspunkt mit dem Nabelpuls, indem Sie halten und spülen, bis Sie spüren, dass sie im gleichen Rhythmus schlagen. (Abb. 8.5.)
4. Wiederholen Sie die Schritte 1 bis 3 für jeden Pulspunkt am linken Bein und arbeiten sich dabei hinunter bis zum Puls der Fußsohle. (Abb. 8.6. bis 8.11.)
5. Wiederholen Sie die Schritte 1 bis 4 am rechten Bein.

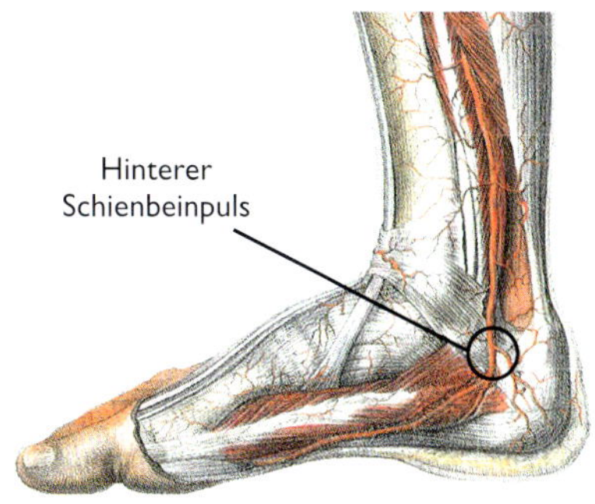

Abb. 8.10. Der hintere Schienbeinpuls kann leicht unterhalb der Innenseite des Sprunggelenks ertastet werden (2 cm unter und 2 cm hinter dem mittleren Fußknöchel).

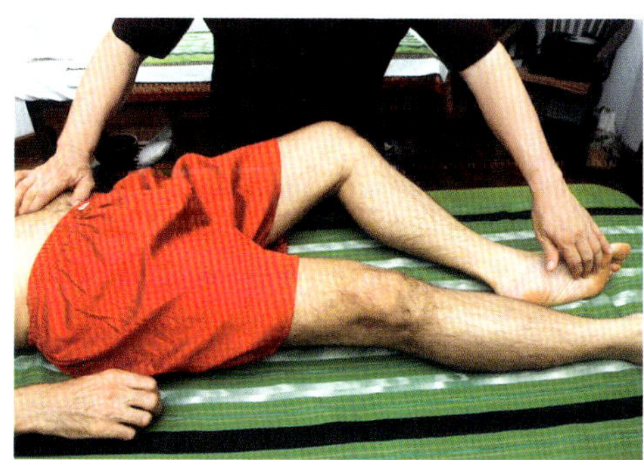

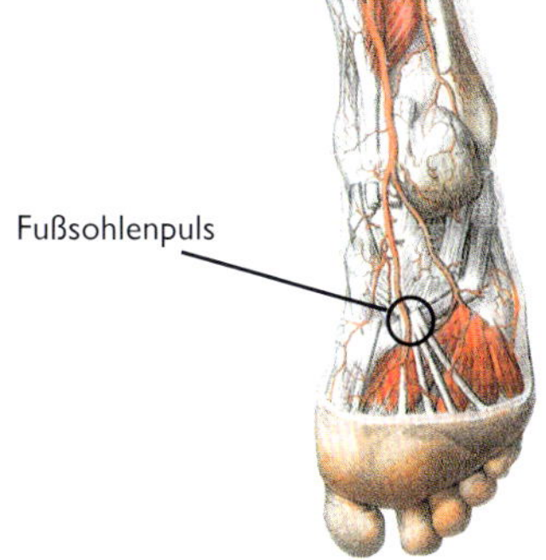

Abb. 8.11. Der Puls des Fußsohlenbogens befindet sich in der Mitte der Fußsohle. (Akupunkturpunkt Niere 1)

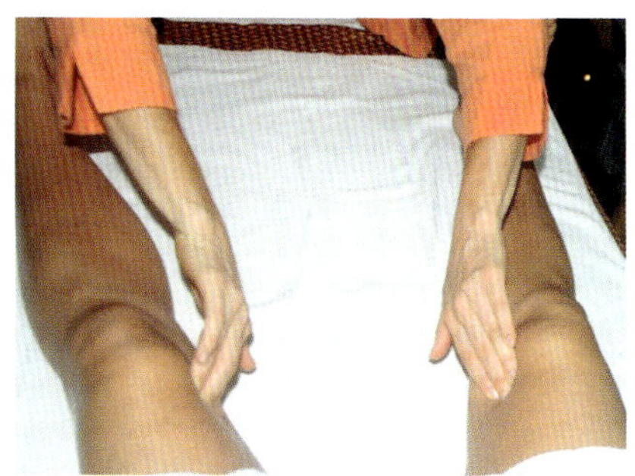

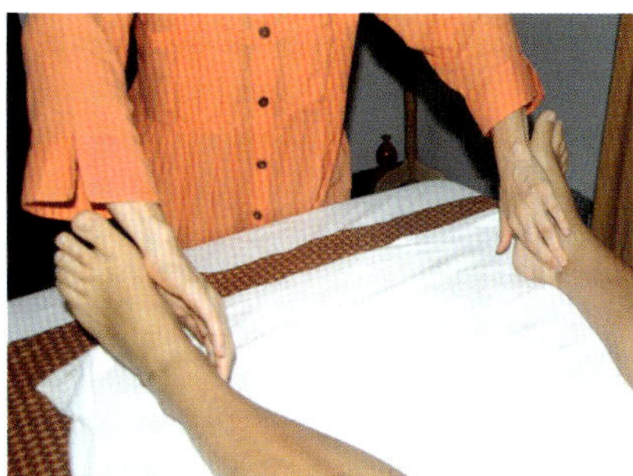

Abb. 8.12. Testen und Synchronisieren der Pulspunkte beider Beine

6. Wenn die linke und rechte Seite dann mit dem Nabelpuls synchronisiert sind, können Sie die Beine miteinander ausgleichen. Halten und spülen Sie jeden Pulspunkt an beiden Seiten zur gleichen Zeit und arbeiten sich von oben nach unten an den Beinen entlang. (Abb. 8.12.)
7. Falls der Puls an einem Bein schwächer ist als auf der anderen Seite, fahren Sie mit dem Halten und Spülen so lange fort, bis alle Blockaden aufgelöst sind. Anschließend leiten Sie das Blut, indem Sie den Druck auf der starken Seite verstärken und dadurch das Blut auf die schwächere Seite umleiten.

ARME

Die Arme schließen sowohl den Bereich der Schultern als auch Ellbogen, Handgelenke und Finger ein. Über viele Jahre der Evolution hinweg haben sich die oberen Lymphe so entwickelt, dass sie das vorausschauende Sehen mit einer großen Bandbreite an Bewegung, Geschicklichkeit, Schnelligkeit und Stärke für Funktionen wie Graben, Packen, Werfen und Fangen vereinen. Im Gegensatz zum Beckenbereich und den unteren Lymphen, die zur erhöhten Stabilität und Tragfähigkeit fest im Skelett verankert sind,

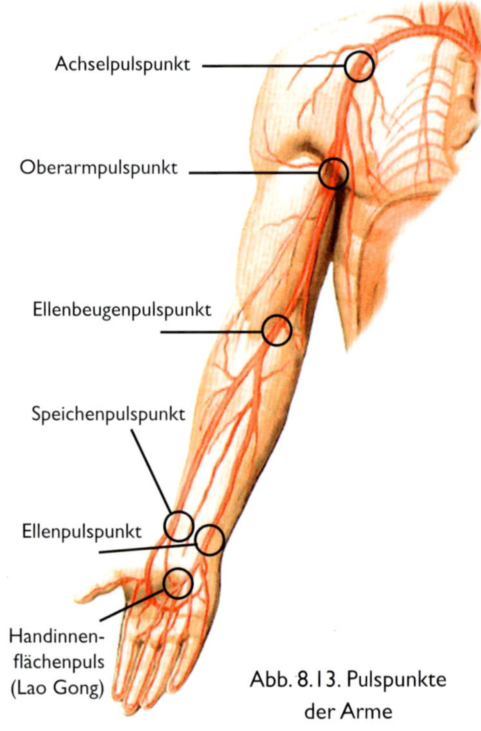

Abb. 8.13. Pulspunkte der Arme

sind die Arme für maximale Flexibilität und Ausdehnung zwischen Schulterblatt und Schlüsselbein aufgehängt.

Unsere Arme verbinden uns mit der Welt um uns herum, tragen, geben und nehmen. Übermäßige Spannung durch Verweilen in statischer Haltung über mehrere Stunden (zum Beispiel bei Büroarbeit oder chronischem emotionalen Stress) kann Blockaden in den Armen hervorrufen, den Blutfluss behindern und erhöhten Druck auf das Herz auslösen. Die Lebenspuls-Massage löst solche Spannungen auf und aktiviert die Pulse. So wird der Blutfluss zwischen Herz und Extremitäten reguliert.

Die Lebenspuls-Massage der Arme schenkt dem Lao Gong-Punkt in den Händen besondere Aufmerksamkeit. Mit diesem Reflexpunkt wird der Herzbeutel (Perikard) aktiviert, wodurch das Herz geschützt, gekühlt und ausgeglichen wird. Der Punkt ist außerdem wichtig für Lebenspuls-Massage-Anwender, da er die Entwicklung der Sensibilität für Pulse anregt und dazu verhilft, dass man durch ihn heilende Energie vom Herzen aussenden kann.

Die Blutversorgung der Arme

Das Blut fließt vom Herzen über die Schlüsselbeinarterie, die durch das Schultergelenk in die Achseln und zu den Armen verläuft. Die Achselarterie wird zur Oberarmarterie, dem wichtigsten Blutgefäß des Arms, setzt sich dann in den Ellbogen als Ellenbeugenarterie fort, wo sie sich in Speichen- und Ellenarterie teilt. Diese Gefäße verlaufen am Unterarm herunter und winden sich um das Handgelenk hin zur Mitte des Handtellers als tiefe Handbogenarterien und setzen sich als Arterien der Mittelhandknochen der Finger fort.

Die Pulspunkte der Arme

Die Lebenspuls-Massage benutzt sechs Punkte an den Armen, die jeweils auf den Arterien entlang der Achsel, des Oberarms, der Ellbogenbeuge, der Handinnenfläche, der Speichen und der Elle liegen. (Abb. 8.13.)

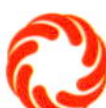

Schritt 1: Pulsieren des Drachens

1. Halten Sie den linken Arm mit beiden Händen an Handgelenk und Ellbogen und schütteln Sie seitlich hin und her, bis eine Welle der Bewegung alle Teile des Körpers aktiviert, vom Arm, zum Kopf, bis zu den Füßen. (Abb. 8.14.) Wiederholen Sie dies mit dem rechten Arm.
2. Halten Sie jeweils einen Arm und beugen und strecken Sie das Ellbogengelenk, das Handgelenk und das Schultergelenk in einer fließenden Bewegung. Entwickeln Sie die Bewegung aus dem Schütteln der drei Armgelenke heraus, indem Sie die Schwingung vom Handgelenk bis in das Schultergelenk senden.
3. Halten Sie jeden Finger mit dem Gewicht des Arms, schütteln und vibrieren Sie dabei jeden Fingermeridian.

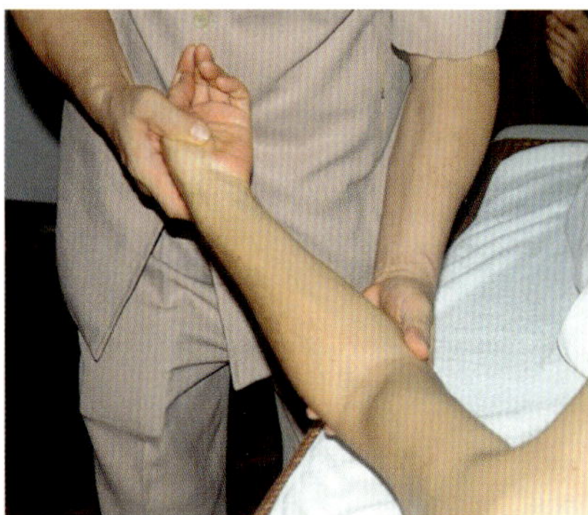

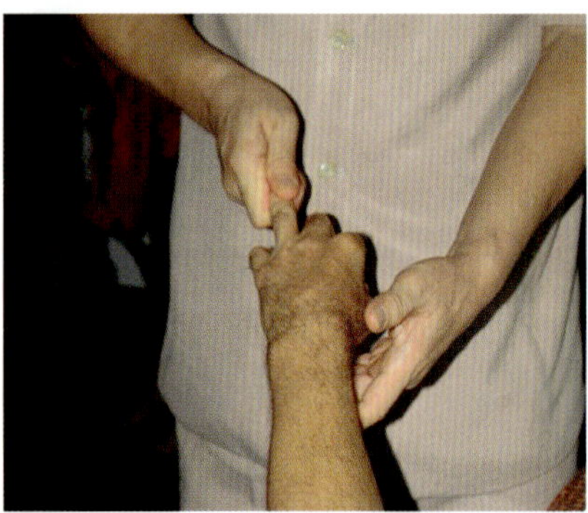

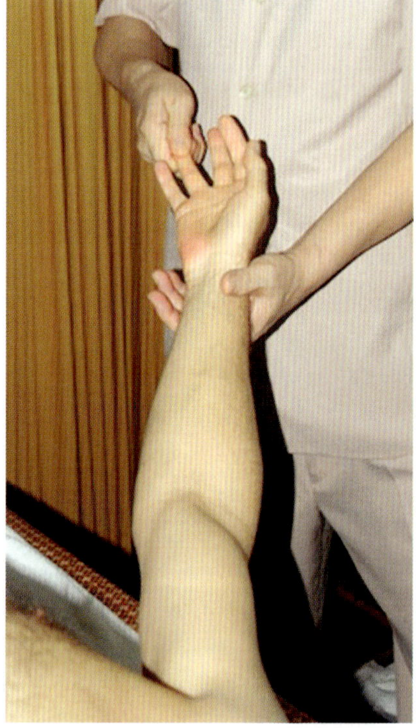

Abb. 8.14. Pulsieren des Drachens am Arm

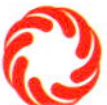

Schritt 2: Testen, Spülen und Synchronisieren der Pulse

Mit dem linken Arm beginnend testen Sie jeden Pulspunkt des Armes, wobei Sie den Aorten- und Nabelpuls als Referenz verwenden sollten. Drücken und lösen Sie am Arm herunter, halten Sie jeden Punkt für 3, 6 oder 36 Schläge und spülen Sie jeden Punkt.

Jeder Arm hat sechs Pulspunkte:

- Achselpuls (Schultergelenk) (Abb. 8.15.)
- Oberarmpuls (oberer Arm) (Abb. 8.16.)
- Ellenbeugenpuls (innerer Ellbogen) (Abb. 8.17.)
- Speichenpuls (Handgelenk unterhalb des Daumens) (Abb. 8.18. A.)
- Ellenpuls (Handgelenk unterhalb des kleinen Fingers) (Abb. 8.18. B.)

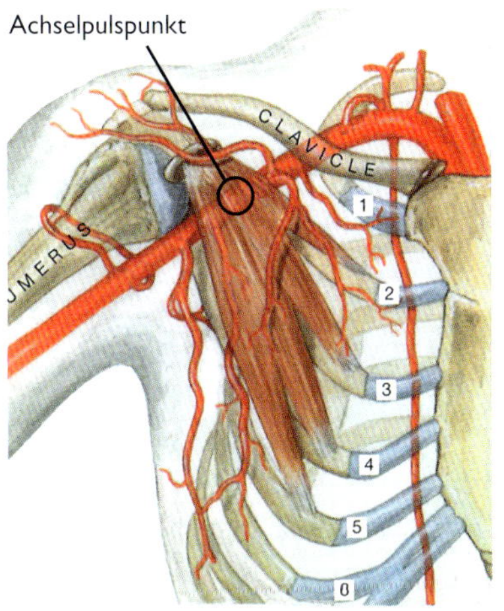

Abb. 8.15. Der Achselpulspunkt befindet sich in der Mulde des Schultergelenks.

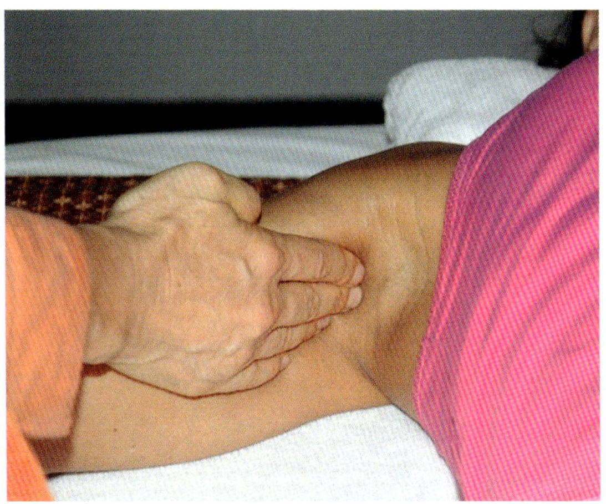

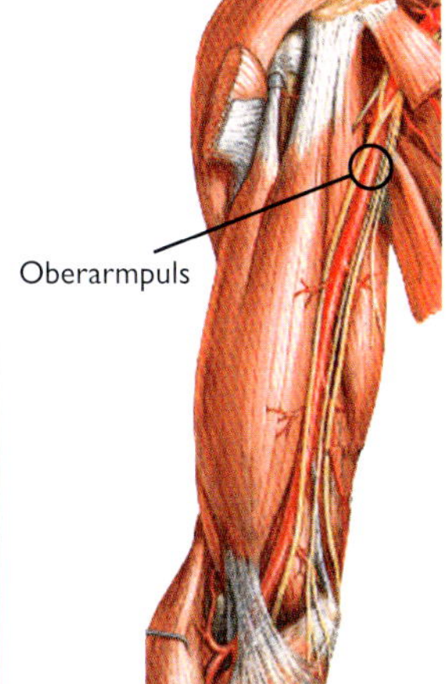

Abb.. 8.16. Den Oberarmpuls findet man, wenn man innen am Oberarm gegen den Oberarmknochen am Anfang der Achsel drückt.

- Handinnenflächenpuls (Handflächenzentrum Lao Gong-Punkt) (Abb. 8.19.)

1. Beginnen Sie mit dem Achselpuls. Nehmen Sie sich Zeit, um sich mit dem Puls auf der linken Seite zu verbinden und ihn zu erfassen, stimmen Sie den Atem mit dem Druck ab.
2. Spüren Sie, wie der Puls allmählich tiefer wird und mit Ihrer Hand schwingt. Falls der Puls langsam, kalt oder inaktiv ist, zeugt das von einer

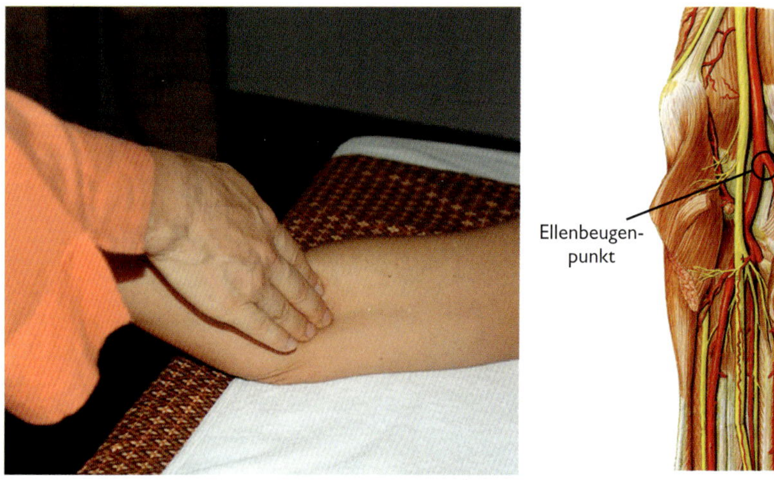

Abb. 8.17. Der Ellenbeugenpuls befindet sich an der inneren Ellenkante und der Ellbogenfalte.

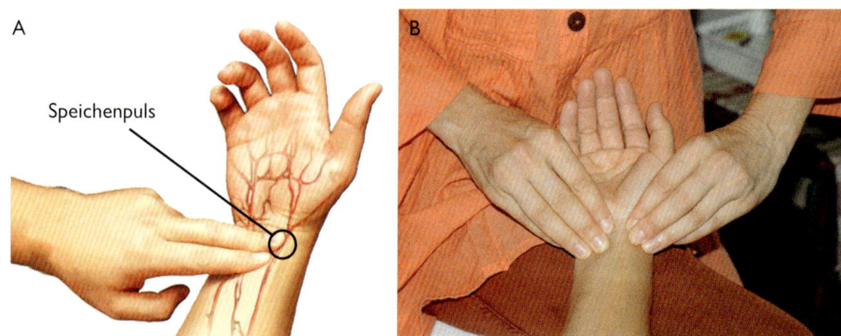

Abb. 8.18. Die Handgelenkpulse sind ertastbar an der Falte des Handgelenks, unterhalb des Daumens für den Speichenpuls und an der Seite des kleinen Fingers für den Ellenpuls.

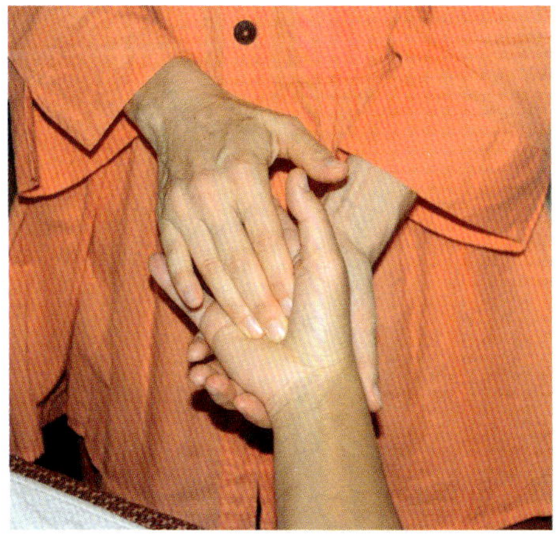

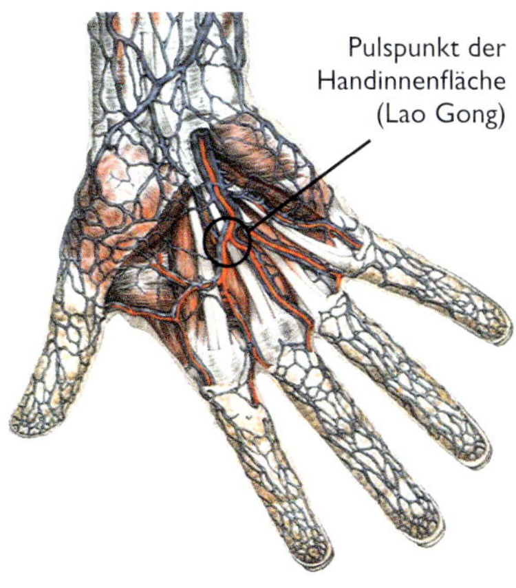

Abb. 8.19. Der Puls der Handinnenfläche in der Mulde der Hand am Lao Gong-Punkt

Blockade. Wenn dem so ist, können Sie den Arm von jedem Finger her mit der Technik des Pulsierens des Drachens schütteln. Dann befreien Sie die Kontaktpunkte entlang der Knochen mit der Technik des Drückens und Spiralisierens oder mit der Technik des Pumpens und Spülens.

3. Synchronisieren Sie den Puls mit dem Nabelpuls, halten und spülen Sie ihn, bis Sie spüren, dass beide im gleichen Rhythmus schlagen. (Abb. 8.20. A.)
4. Wiederholen Sie die Schritte 1 bis 3 an jedem Pulspunkt des linken Arms und arbeiten Sie sich herunter bis zum Handpuls. (Abb. 8.20. B. bis E.)
5. Wiederholen Sie die Schritte 1 bis 4 am rechten Arm.
6. Wenn der linke und rechte Arm mit dem Nabelpuls synchronisiert sind, können Sie die Arme auch miteinander ausgleichen. Halten und spülen Sie jeden Pulspunkt an beiden Armen gleichzeitig und arbeiten sich an den Armen herunter. (Abb. 8.21.)
7. Wenn der Puls an einem Arm schwächer ist als am anderen, fahren Sie damit fort, vorhandene Blockaden zu klären. Dann leiten Sie das Blut, indem Sie mit stärkerem Druck auf der starken Seite verweilen, um das Blut auf die schwächere Seite zu leiten.

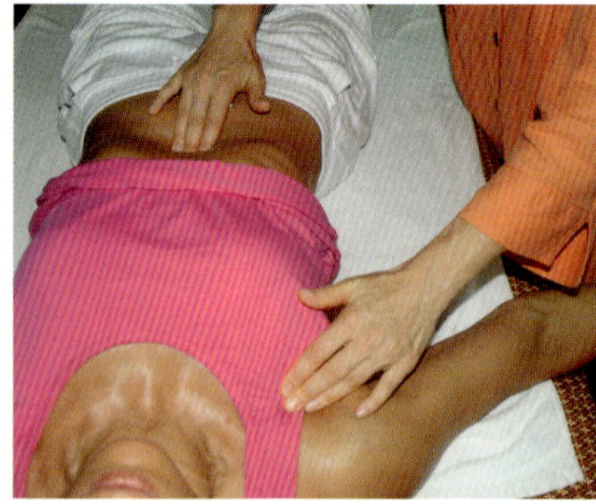

A. Achselpulspunkt

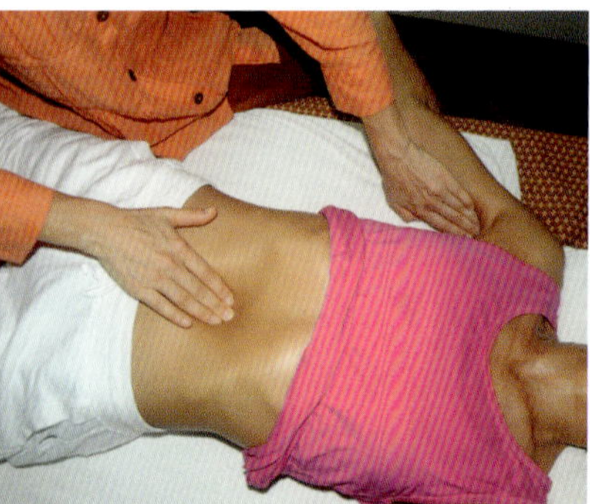

B. Oberarmpulspunkt

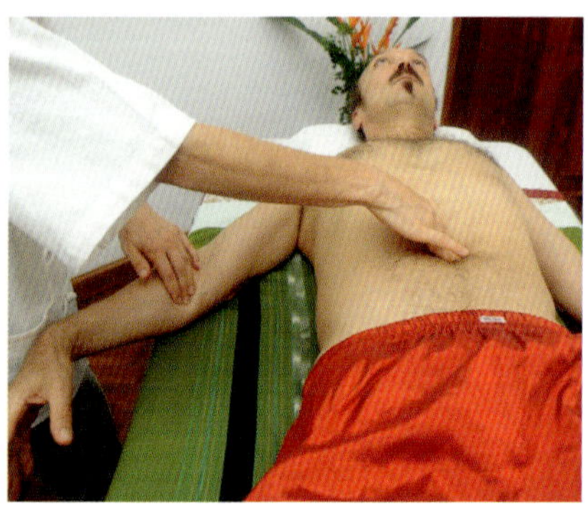

C. Ellenbeugenpuls

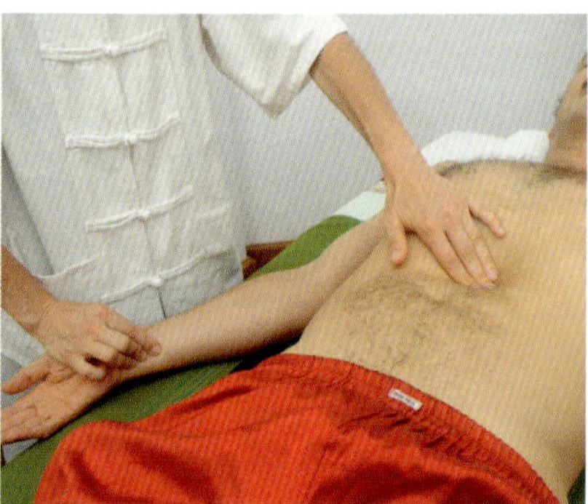

D. Ellenpuls

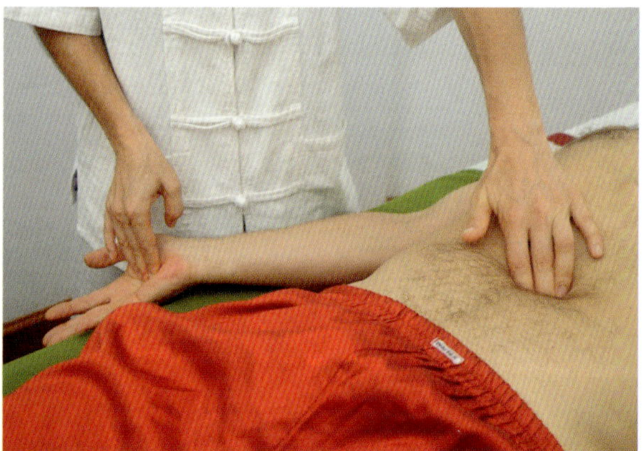

E. Handflächenpulspunkt

Abb. 8.20. Sychronisieren der Armpulspunkte mit dem Nabelpuls

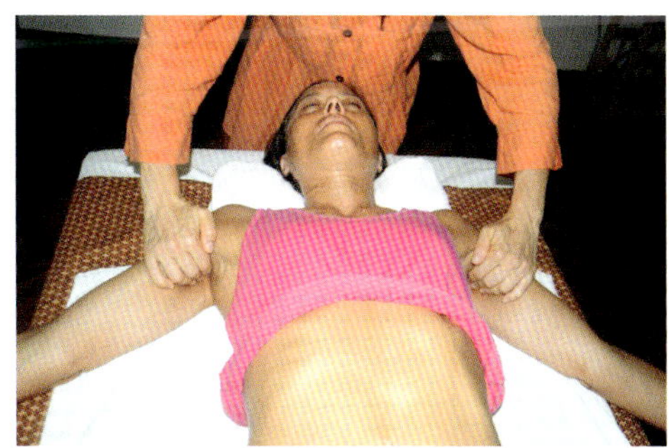

Abb. 8.21. Die Arme miteinander ausgleichen

HALS UND KOPF

Hals und Kopf geben uns die Möglichkeit, die Welt über die fünf Sinne zu erfahren und zu interagieren: Hören, Riechen, Sehen, Tasten und Reden. Diese Verbindungen stellen unsere lebendigen Funktionen wie Atmen und Austausch mit der Umwelt sicher. Durch sie werden unsere Zellen, welche die für unser Leben notwendige Energie erzeugen, genährt und aufrecht erhalten. Die »Hundert Blutgefäße« kommen in diesem Bereich zusammen und helfen uns dabei, durch das Leben zu navigieren und das Gehirn und sein komplexes neuronales Netzwerk über das zentrale Nervensystem zu versorgen. Dieses unterstützt die Kommunikation mit dem Rest des Körpers durch Nerven, Hormonkreisläufe, Blutgefäße, Faszien, Knochen, Muskeln, Organe und Drüsen.

Der Kopf wird von der Wirbelsäule (erster Halswirbel oder Atlas) getragen und ist zum Puls des Nordsterns ausgerichtet. Er hat acht Schädelknochen und vierzehn Gesichtsknochen, die den Blutfluss der Arterien und der Gehirnflüssigkeit unterstützen. Im Laufe der Entwicklung des Fötus wächst der Schädel teilweise an der Fontanelle zusammen, lässt aber eine kleine Öffnung für den ursprünglichen Scheitelpuls, damit dieser mit dem Puls des Nordsterns in Verbindung bleiben kann. In den ersten Monaten nach der Geburt wächst die Fontanelle allmählich zusammen und verlagert diesen Puls in das Zentrum des Gehirns zu dem Punkt, den man Kristallpalast nennt. Dies ist einer der wichtigen Bereiche, von wo der ursprüngliche Puls – über die Hor-

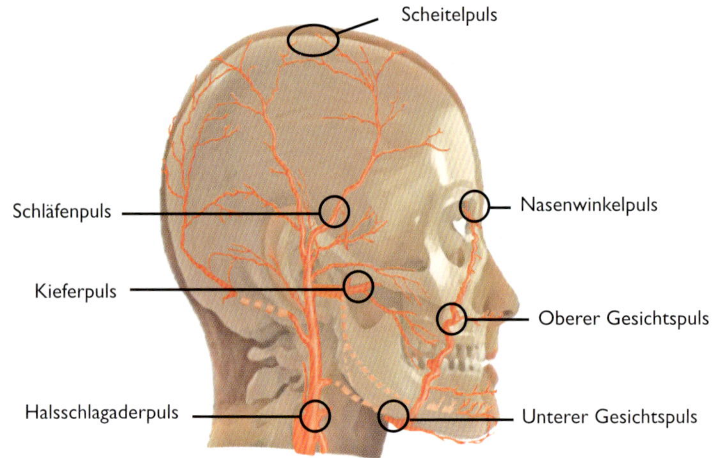

Abb. 8.22. Pulspunkte des Kopfes (Achselpuls und Schlüsselbeinpuls sind nicht abgebildet)

mondrüsen im Zentrum des Gehirns – durch das Gehirn zum Rückenmark übertragen wird.

Der Puls verläuft durch die Blutgefäße und das Nervensystem, um alle Körpersysteme zu koordinieren. Hoher oder niedriger Blutdruck in den Gefäßen des Kopfes und des Nackens kann Kopfschmerzen, Benommenheit, Schwindel, Tinnitus, Sehstörungen oder Ohnmachtsanfälle verursachen. Blockaden zwischen Herz, Nacken und Kopf aufzulösen und diese Pulse mit dem Nabelpuls zu synchronisieren, gleicht den Blutdruck aus und verbessert den Blutfluss zum Gehirn und zu den Öffnungen für die Sinnesorgane.

Blutversorgung für Hals und Kopf

Die Blutversorgung für den Hals kommt vom Aortenbogen und führt in die brachiozephale Arterie, die erste und größte Arterie, die der oberen rechten Brust, den Armen und dem Nacken Blut zuführt. Ihre Äste bilden sowohl die Schlüsselbeinarterien der Schultern, als auch die Arterien der Halsschlagadern, deren Äste wiederum in Nacken und

Gesicht gehen. Ein Ast läuft in den Hinterkopf als Hinterkopfarterie, welche die tiefen Muskeln des Rückens und des Nackens versorgt und sich bis hoch zu den Schläfenarterien zieht. Der andere Ast setzt sich in den Wirbeln als Wirbelarterie fort und verzweigt sich dann zur Gesichtsarterie, Basilararterie und Hirnschlagader. Die Hirnschlagader versorgt den größten Teil des Gehirns mit sauerstoffhaltigem Blut vom Arterienring des Gehirns her, der die Temperatur und die Hormonfunktion reguliert und analog zum Dreifachen Erwärmer in der taoistischen Medizin verstanden wird. Den Scheitelpuls kann man an der Fontanelle über dem Zentrum des Gehirns ertasten.

Die Pulspunkte von Hals und Kopf

Die Lebenspuls-Massage nutzt neun Punkte an Kopf und Hals: den Achselpuls am Schultergelenk, den Schlüsselbeinpuls an der Basis des Halses, den Puls der Halsschlagadern in der Mitte des Halses, den Kieferpuls am Kiefergelenk, den unteren Gesichtspuls an der Kante des Kiefers, den oberen Gesichtspuls an den Wangenknochen, den Schläfenpuls an den Schläfen, den Nasenwinkelpuls an der Nasenwurzel, und den Scheitelpuls an dem Punkt, wo die Scheitelarterien zusammenkommen. (Abb. 8.22.)

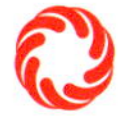

Schritt 1: Pulsieren des Drachens

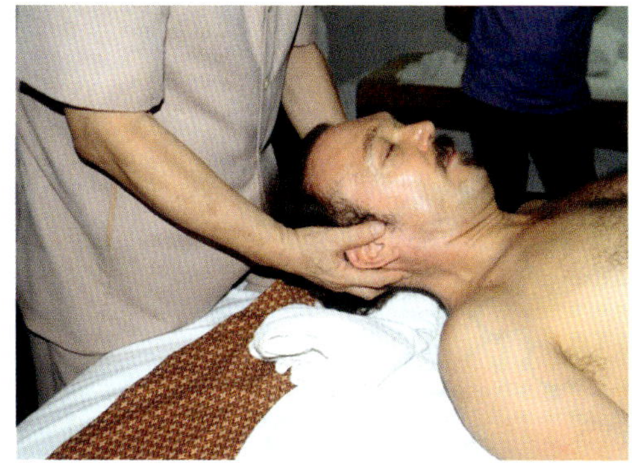

Abb. 8.23. Pulsieren des Drachens an Kopf und Hals

1. Stützen Sie beide Hände auf dem Tisch auf und heben Sie mit den Fingern die Schädelbasis an. Rollen Sie den Kopf langsam und sanft von links nach rechts,

um die Nackenwirbel zu lockern und den Fluss der Rückenmarksflüssigkeit zu erleichtern.

2. Legen Sie Ihre Hände am Hinterhauptgelenk (Jadekissen, zwischen der Schädelbasis und dem ersten Halswirbel) an und lassen Sie das Gewicht des Kopfes auf Ihren Fingern ruhen. Damit erzeugen Sie einen weiteren Schwung und ermöglichen den Flüssigkeiten, besser entlang der Wirbelsäule bis zum Kreuzbein zu fließen. (Abb. 8.23.)

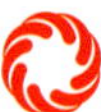

Schritt 2: Die Pulse testen, spülen und synchronisieren

Vorsicht: Der Puls der Halsschlagadern sollte sanft abgetastet werden, während der Proband sitzt oder liegt. Wenn Sie am Puls der Halsschlagader arbeiten, drücken Sie nie länger als 3 Schläge auf einmal. Die zwei Halsschlagadern sollten nie gleichzeitig bearbeitet werden, da ansonsten die Blutzufuhr zum Kopf eingeschränkt wird.

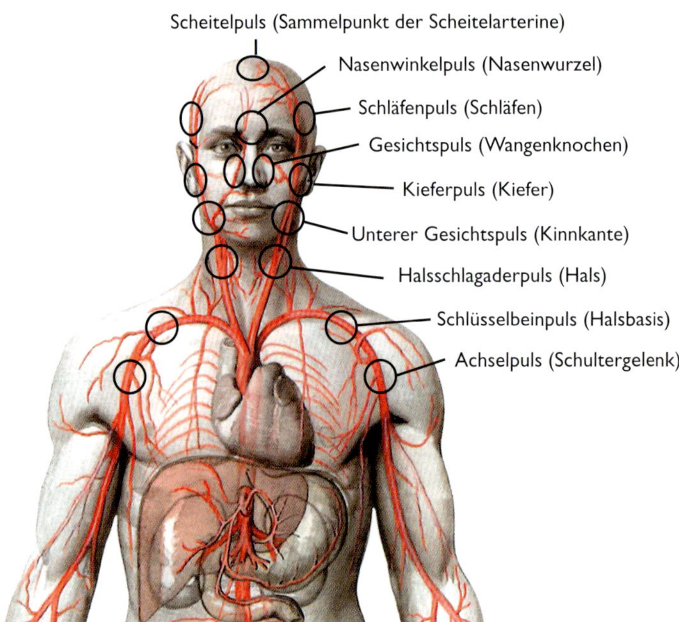

Abb. 8.24. Pulspunkte von Schultern, Hals und Kopf

Mit der linken Seite beginnend, testen Sie jeden peripheren Pulspunkt und benutzen Aorten- und Nabelpuls als Referenzpulse. Drücken und lösen Sie jeden der Pulspunkte, halten Sie sie für 3, 9 oder 36 Pulsschläge und durchspülen jeden. Gehen Sie dabei in der Reihenfolge von Schultern und Hals zu Kopf und Gesicht vor.

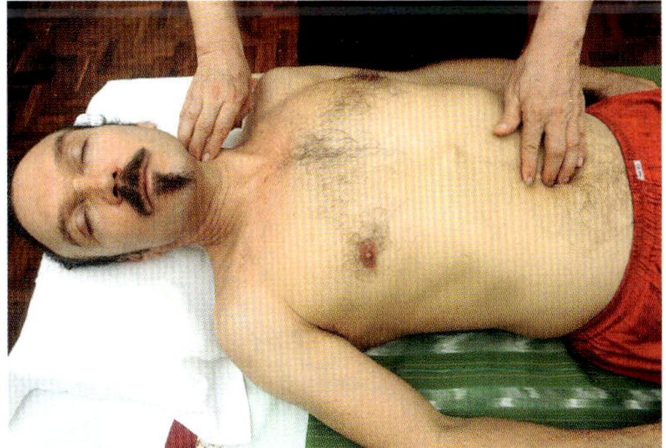

Abb. 8.25. Synchronisieren des Halsschlagaderpulses mit dem Nabelpuls

1. Beginnen Sie mit dem Achselpuls an der Schulter. Nehmen Sie sich Zeit, sich mit dem Puls auf der linken Seite zu verbinden und auf ihn zu hören, atmen Sie dabei mit dem Druck zusammen.
2. Spüren Sie, wie der Puls allmählich tiefer wird und mit Ihrer Hand schwingt. Falls der Puls langsam, kalt oder inaktiv ist, deutet das auf Blockaden hin. Wenn das so ist, können Sie die Kontaktpunkte entlang des Knochens frei ma-

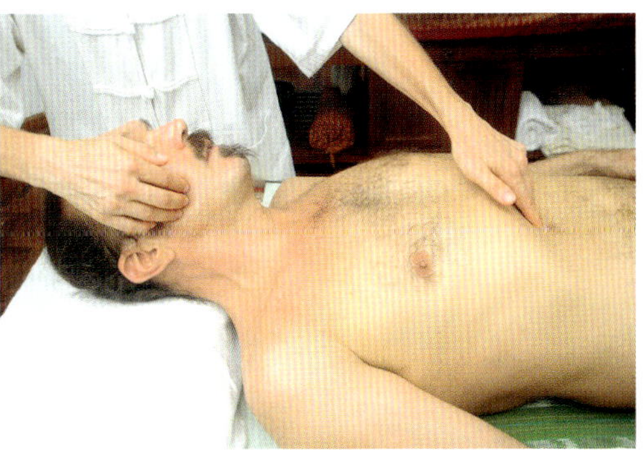

Abb. 8.26. Synchronisieren des unteren Gesichtspulses mit dem Aortenpuls

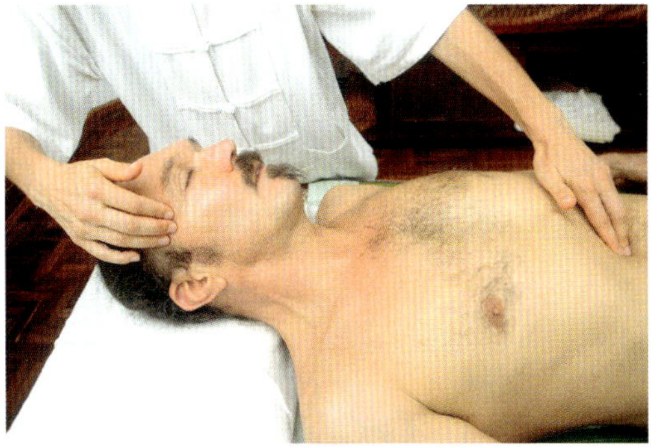

Abb. 8.27. Synchronisieren des Schläfenpulses mit dem Aortenpuls

chen. Setzen Sie die Technik des Pulsierens des Drachens oder andere Techniken zum Klären und Aktivieren ein, um eine warme Vibration zu erzeugen.

3. Synchronisieren Sie den Pulspunkt mit dem Nabelpuls, halten und spülen Sie ihn so lange, bis Sie spüren, dass beide im gleichen Rhythmus schlagen.
4. Wiederholen Sie Schritt 3 bis 4 bei jedem der Hals- und Kopfpunkte und arbeiten Sie sich hinauf bis zum Scheitelpuls. (Abb. 8.25 bis 8.28.)

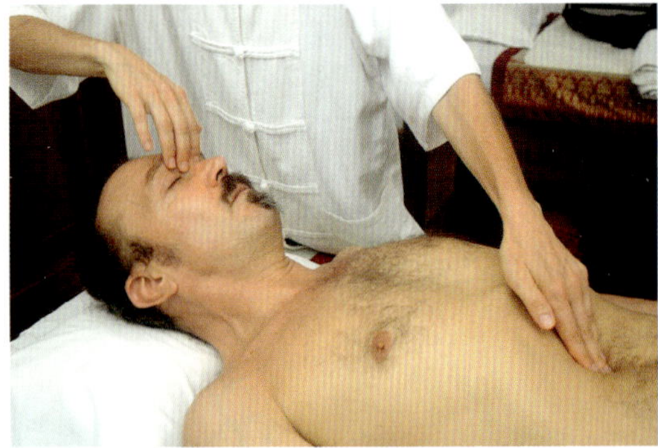

Abb. 8.28. Synchronisieren des Kieferpulses mit dem Aortenpuls

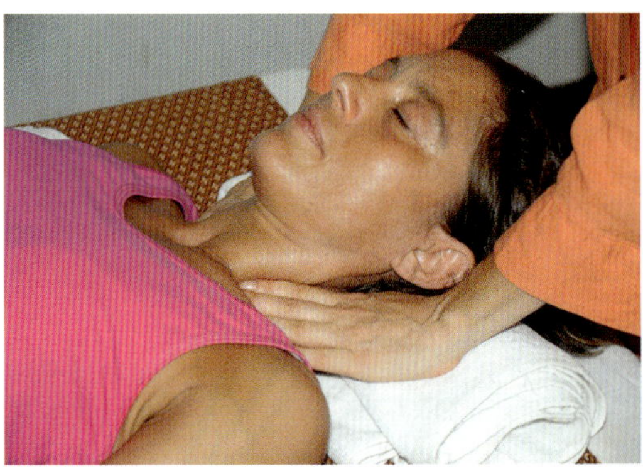

Abb. 8.29. Ausgleichen des Schlüsselbeinpulses

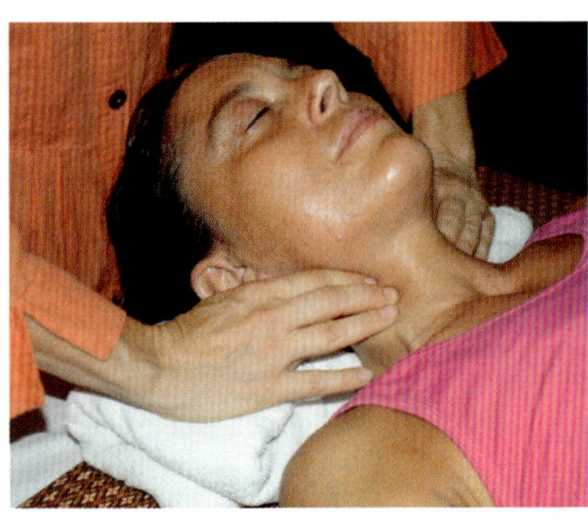

Abb. 8.30. Ausgleichen der Halsschlagaderpulse

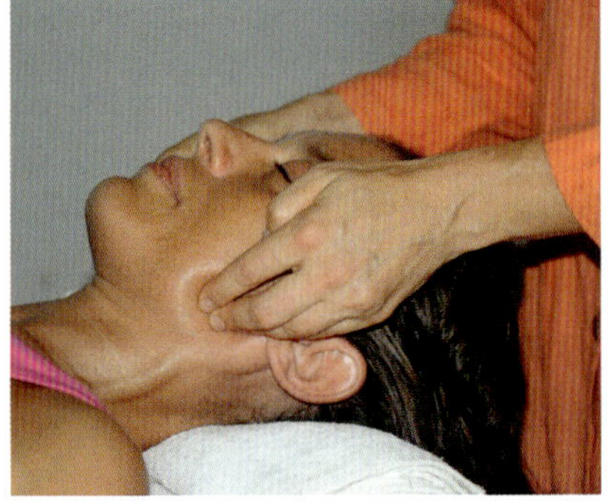

Abb. 8.31. Ausgleichen des unteren Gesichtspulses

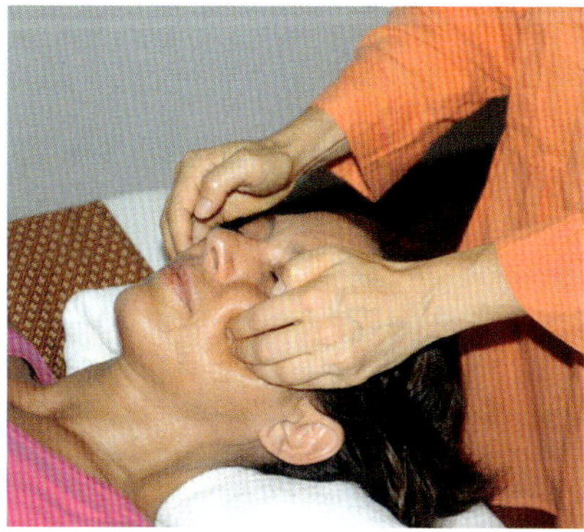
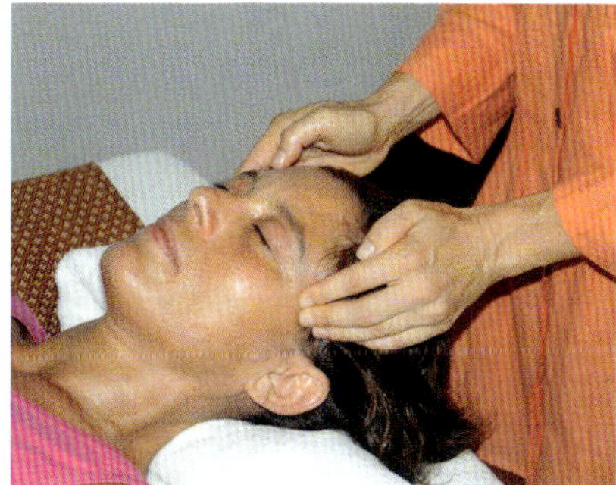
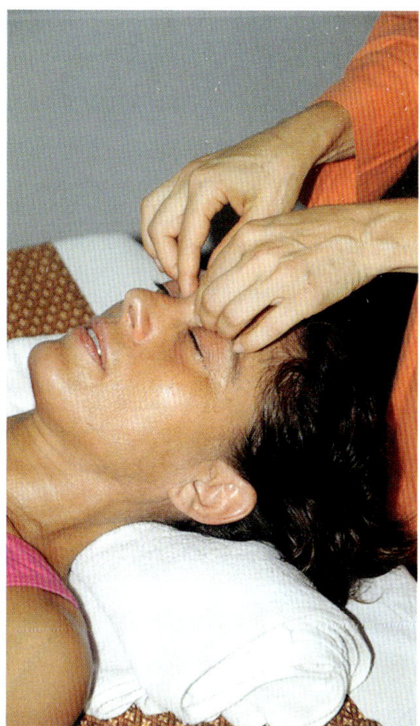

Abb. 8.32. Ausgleichen des oberen Gesichtspulses, des Schläfenpulses und des Kieferpulses

Denken Sie daran, besonders vorsichtig am Puls der Halsschlagadern zu sein und diese nicht länger als drei Pulsschläge zu halten.

5. Wiederholen Sie die Schritte 1 bis 4 auf der rechten Seite.
6. Wenn die linke und die rechte Seite einmal mit dem Aortenpuls synchronisiert sind, können Sie diese auch miteinander synchronisieren. Halten und spülen Sie die Pulspunkte auf beiden Seiten gleichzeitig und arbeiten sich hoch zum Scheitel. (Abb. 8.29. bis 8.32.)
7. Wenn der Puls an einer Seite schwächer ist als auf der anderen, fahren Sie damit fort, Blockaden zu klären und auszuspülen. Dann leiten Sie das Blut, indem Sie bei einem stärkeren Druck auf der starken Seite bleiben, um das Blut auf die schwächere Seite zu lenken.

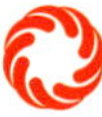

Die Pulse von Kopf und Hals miteinander synchronisieren

Sind die peripheren Pulse einmal mit dem Nabelpuls synchronisiert, kann man sie fein einstellen, indem man sie zueinander ausgleicht. (Abb. 8.33. bis 8.36.) Dieser zusätzliche Schritt verbessert den Blutfluss in die Haut, in die Nerven und in die Gehirnzellen, was die Heilung in Fällen von Unruhe, Kopfschmerzen, Schwindel, Lähmung, Benommenheit, Erinnerungsverlust oder jedwedem Zeichen von unausgeglichenem Blutfluss zum Gesicht und Kopf fördert.

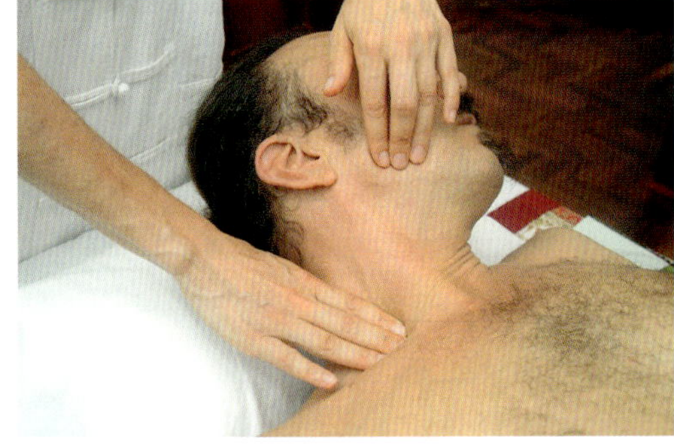

Abb. 8.33. Ausgleichen des Halsschlagaderpulses mit dem unteren Gesichtspuls

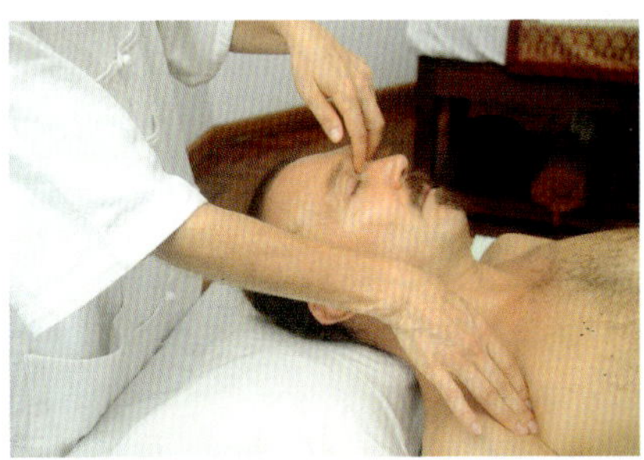

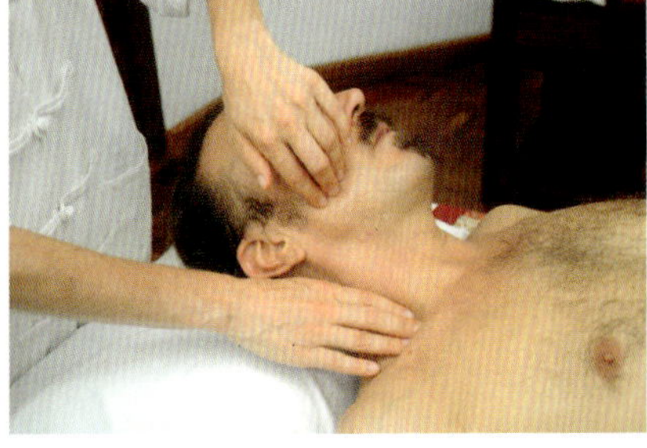

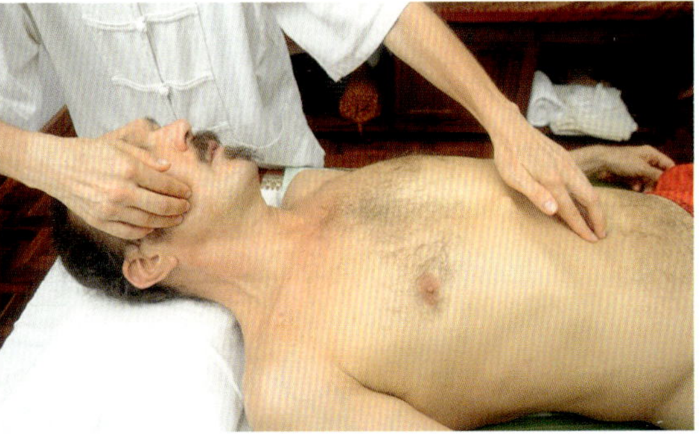

Abb. 8.34. Ausgleichen des unteren Gesichtspulses mit dem Achsel-, Schlüsselbein- und Aortenpuls

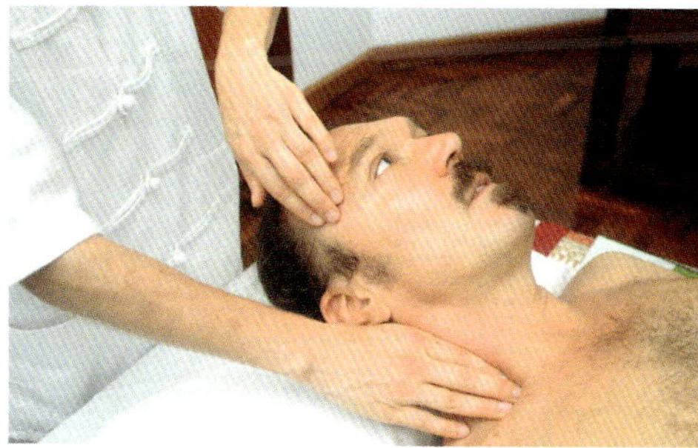

Halsschlagaderpuls

Schlüsselbeinpuls

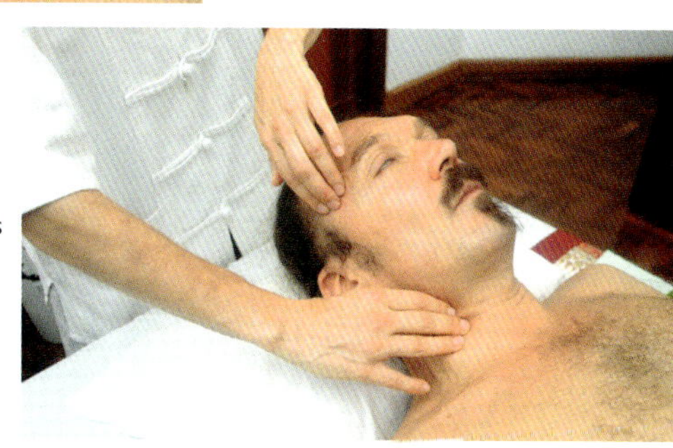

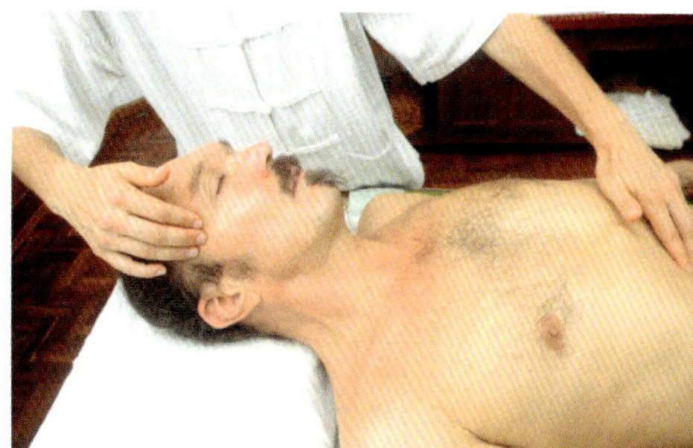

Aortenpuls

Oberschenkelpuls

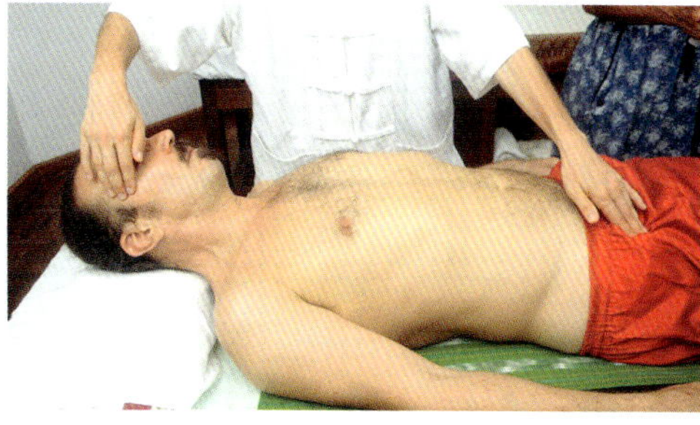

Abb. 8.35. Ausgleichen des Schläfenpulses mit dem Halsschlagader-, dem Schlüsselbein-, dem Aorten- und dem Oberschenkelpuls

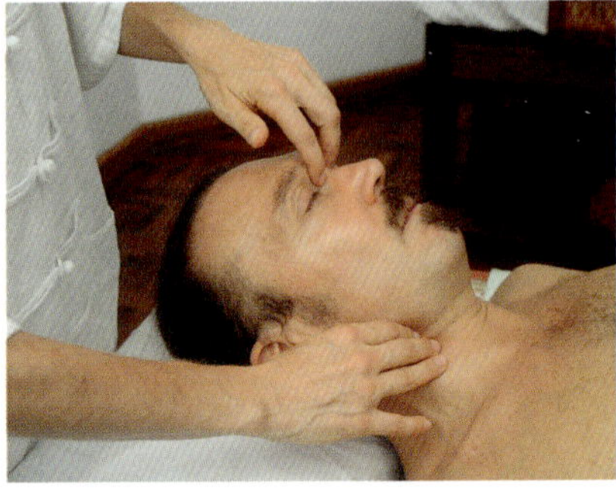

Halsschlagaderpuls

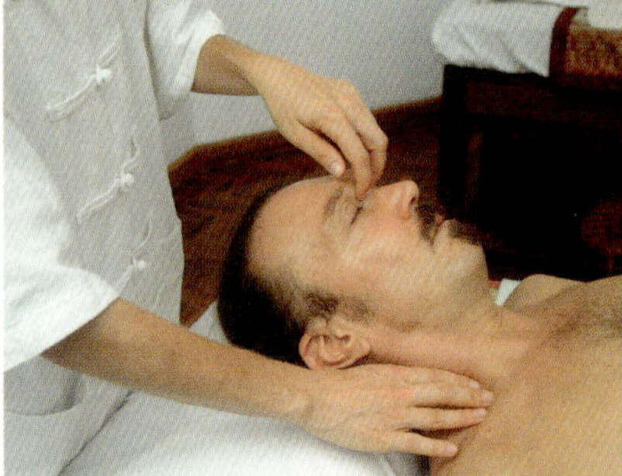

Schlüsselbeinpuls

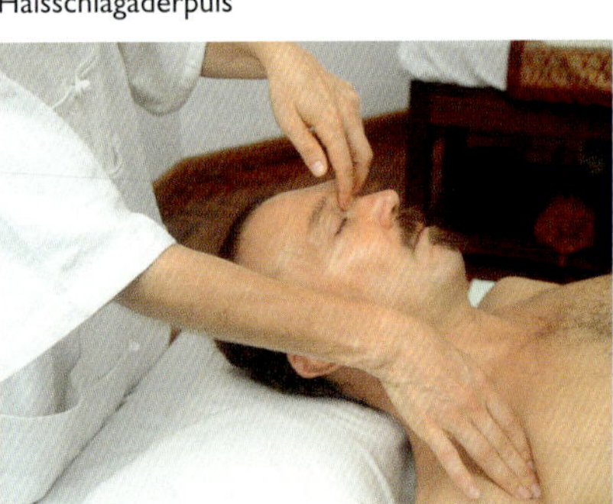

Achselpuls

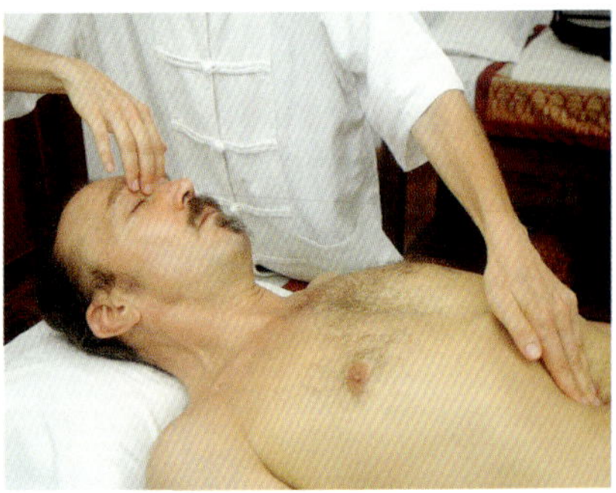

Aortenpuls

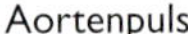

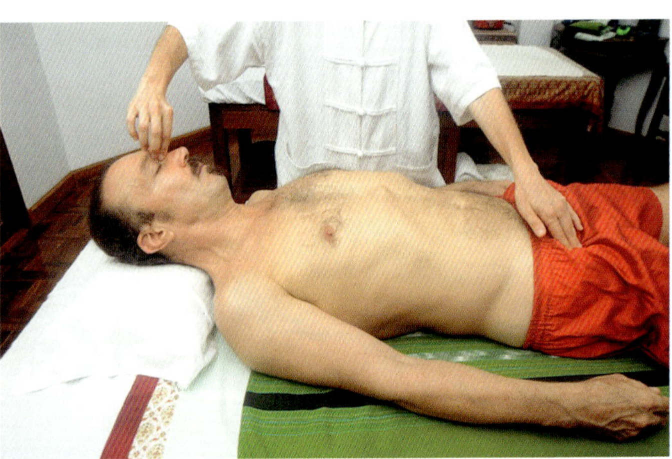

Oberschenkelpuls

Abb. 8.36. Ausgleichen des Nasenwinkelpulses mit dem Halsschlagader-, dem Schlüsselbein-, dem Achsel-, dem Aorten- und dem Oberschenkelpuls

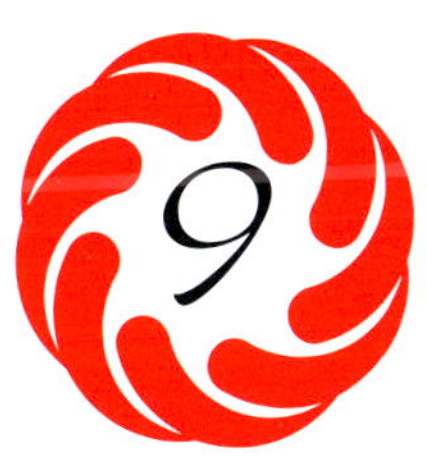

Aktivierung und Ausgleich der Rückenpulse: Lebenspuls-Massage-Ablauf (Teil 5)

Obschon die meisten Pulse an der Vorderseite des Körpers ertastet werden können, nähren auch einige der Pulse auf der Rückseite sehr wichtige Körpersysteme. Die zentrale Skelettstruktur der Wirbelsäule ist die Säule unserer vitalen Energiezentren, die das Gehirn und das Rückenmark als wesentliche Informationsblaupause für den Kreislauf und regenerative Funktionen des Körpers unterstützt. Das Zentrum des Gehirns schwingt mit dem Puls des Nordsterns, überträgt ihn über die Wirbelsäule, wo er im Lenden- und Kreuzbeinpuls zurückfedert. Der Puls zwischen dem Zentrum des Gehirns und dem Kreuzbein ergibt das Zusammenspiel zwischen den vier Hauptkomponenten aus dem arteriellen Blut, dem kapillaren Blut (Gehirnvolumen), dem venösem Blut und der Rückenmarksflüssigkeit.

Die Wirbelsäule ist ein lebendiger Teil des Kommunikationsnetzwerks des Körpers, die es ermöglicht, dass Informationen unverzüglich von den Blutgefäßen und Nerven an alle Körperzellen übermittelt werden. (Abb. 9.1.) Das Nervensystem wirkt mit dem Herz-Kreislauf-System über die Hormondrüsen zusammen. Informationen von unseren Sinnen dringen in das Gehirnzentrum, das Signale an die Drüsen aussendet. Hormonelle

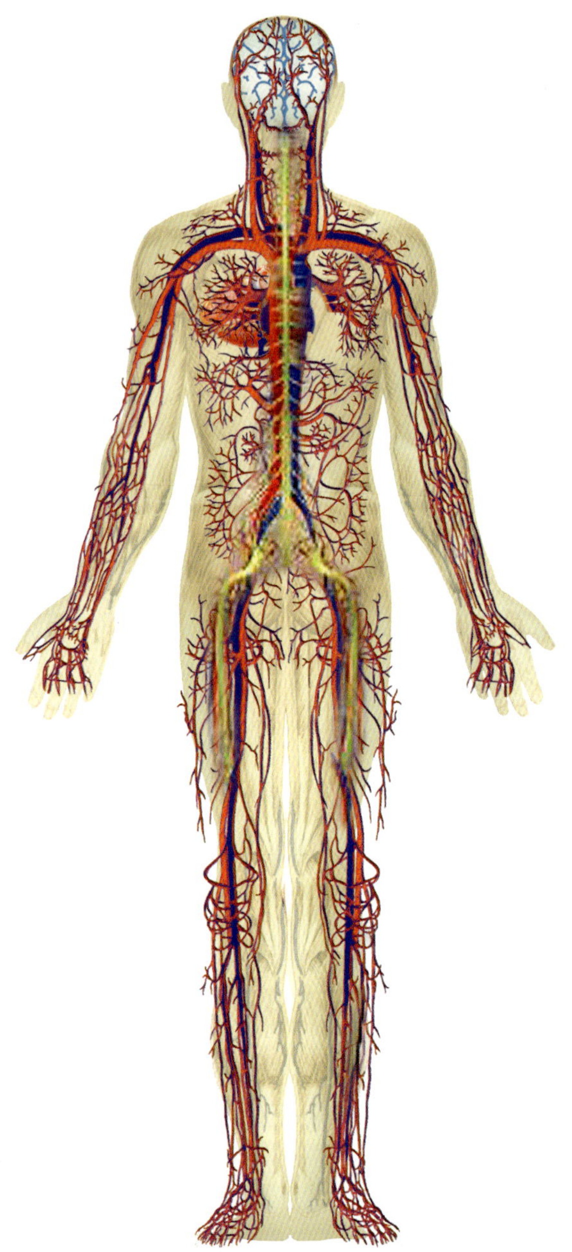

Abb. 9.1. Das Rückenmark unterstützt die Blutgefäße und die Nerven, die mit allen Organen und Funktionen des Körpers kommunizieren.

Botschaften werden von den Drüsen direkt an das Blut und das Rückenmark ausgeschüttet, welche die Informationen zum übrigen Körper bringen, um dessen Funktionen zu koordinieren. Die Sensoren der Nerven geben die Informationen über den Blutdruck und die Körperchemie an Rezeptoren des Gehirnstamms, die ihrerseits umgekehrt Signale zum Regulieren der Herzfrequenz aussenden.

Diese äußerst gut entwickelte Kommunikationsnatur ist wie ein Feuerelement. Die Taoisten setzen diese Energie, die an der Wirbelsäule hinauf und hinunter fließt, in Bezug zum Feuerdrachen. Der Drachenkopf nimmt den Puls des Nordsterns über die Antenne am Scheitel auf, die die Pulssignale dann verstärkt und sie in den ganzen Körper sendet. Der Drachenschwanz endet an Kreuz- und Steißbein mit zwölf Nervenästen. Diese Antennen empfangen den Erdpuls, der mit einer tiefen Frequenz von 7,8 Hertz schwingt (Schumann-Resonanz). Das kraftvolle elektromagnetische Feld verbindet die Pulse von Scheitel und Kreuzbein. Den Kreuzbeinpuls mit dem Herzen zu synchronisieren, ist ein effizienter Weg, sowohl Energieebenen anzuheben als auch alle Körperpulse zu verstärken und zu harmonisieren.

BLUTVERSORGUNG DER WIRBELSÄULE

Das Rückenmark wird von der Aorta her mit drei Hauptarterien versorgt, die den Rücken entlang verlaufen – einer bauchseitige Spinalarterie, die sich vorne am Rückenmark entlang zieht, und zwei rückenseitiger Spinalarterien, die in den beidseitigen Kerben entlang der Wirbelsäule verlaufen. (Abb. 9.2.) Von diesen drei Hauptarterien zweigen die interkostalen Arterien entlang jeder Rippe ab, und die aus der Wirbelsäule kommenden Arterien winden sich durch jeden Wirbel in den Kern des Rückenmarks. Zusammen mit den Rückenmarkarterien versorgen sie die Geflechte/Plexus von Hals, von Zwischenrippenräumen, von Lenden und Kreuzbein. Die Lendenarterien entspringen parallel aus der Rückseite der Aorta und der Kreuzbeinarterie zum Zwerchfell und dem Psoas-Muskel (Lendenwirbel) hin. Vom Lendengeflecht verbinden sie sich mit den Beckenarterien – den unteren interkostalen, den subkostalen, den

Lenden-, den tiefen Dammbein- und den unteren Oberbaucharterien und verzweigen sich dann wieder über die Bauchmuskel und -sehnen.

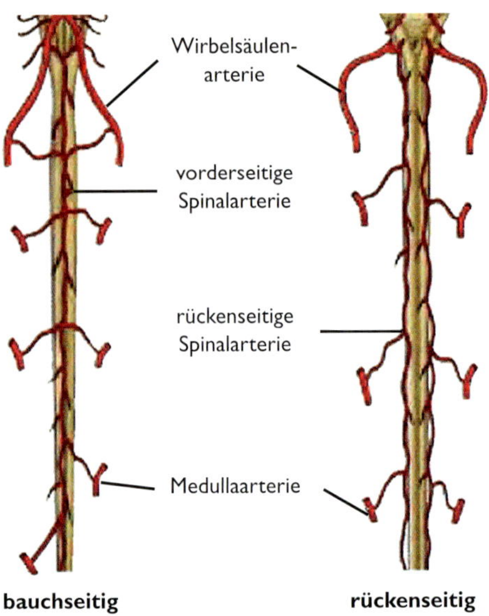

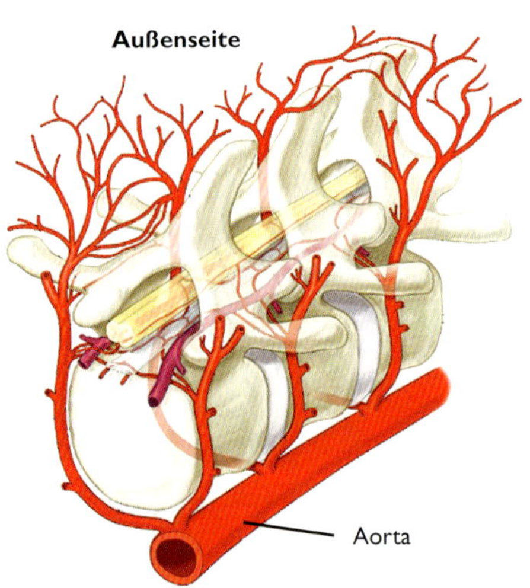

Abb. 9.2. Die Spinalarterien umgeben das Rückenmark und kommunizieren direkt mit dem zentralen Nervensystem, dem Herz und dem Gehirn.

DIE PULSE DES RÜCKENS AUSGLEICHEN

Die Wirbelsäule ist die schnellste Autobahn des Körpers, die viele Arterien und Gefäße benötigt, um ihre verschiedenen Funktionen zu versorgen und in Gang zu halten. Die Pulse der Wirbelsäule werden geschützt von Knochen, Faszien und Sehnen und sind deshalb schwer direkt zu ertasten. Sie können an der Oberfläche durch Resonanz oder indem man etwas mehr Druck auf die Gelenke zwischen den Wirbeln und Rippen ausübt, erspürt werden, um damit Zugang zum arteriellen und venösen Fluss darin zu erhalten. (Abb. 9.3.)

Jeder der unten beschriebenen Wirbelsäulenpulspunkte aktiviert vitale Energiefunktionen.

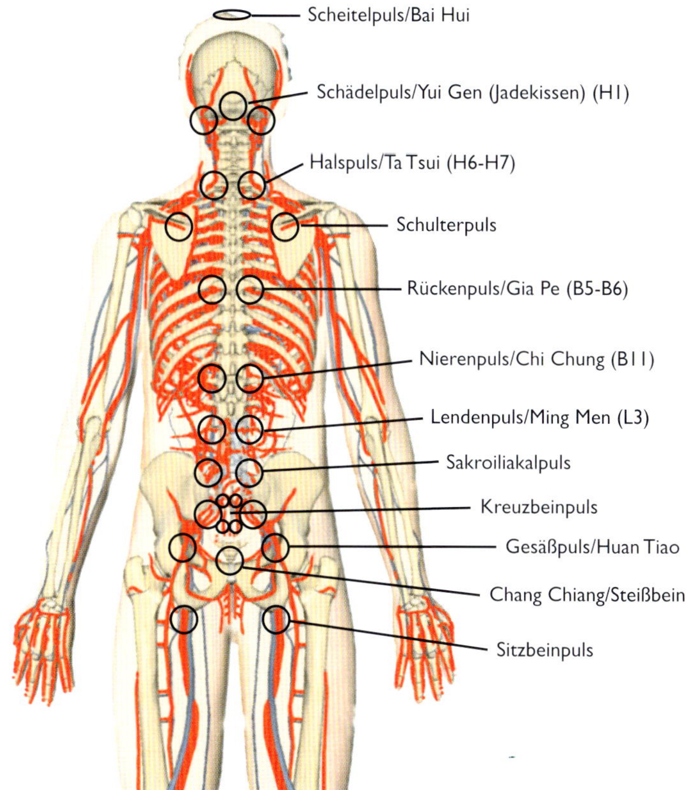

Abb. 9.3. Pulspunkte am Rücken

Kreuzbeinpuls/Chang Chiang –
Die Kreuzbein-, Spinal-, Wirbel- und Markarterien

Der Kreuzbeinpuls agiert als Motor für alle Pulse des Körpers. Von seiner Lage an der Basis der Wirbelsäule absorbiert und sammelt der Kreuzbeinpuls die Erdenergie über den Puls des Perineum (*Hui Yin*) und pumpt diese die Wirbelsäule hinauf, um alle Körperfunktionen zu unterstützen. Dies nährt insbesondere das Gehirn und das Hormon-, das Verdauungs- und das Nervensystem. Aktiviert man den Kreuzbeinpuls, so verbessert sich der Blutfluss im Beckenbereich und in den unteren Lymphen enorm, stärkt allgemein die Gesundheit und verankert gleichzeitig alle Pulse der Wirbelsäule.

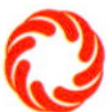

Den Kreuzbeinpuls verstärken und aktivieren

1. Halten Sie den Kreuzbeinpuls mit der offenen Hand mittig auf/über den acht Kreuzbeinlöchern. (Abb. 9.4.) Leiten Sie mit Ihrer Gedankenkraft und Absicht Ihren Lao Gong-Punkt in die Gelenke zwischen die Knochen.
2. Beide, Anwender wie Proband, sollten tief in den Unterbauch atmen. Fokussieren Sie Ihre Aufmerksamkeit auf die Empfindung zwischen Ihrer Hand und dem Puls, sammeln dabei so lange Energie, bis Sie eine Resonanz im Kreuzbein spüren.
3. Atmen Sie weiter 3, 9 oder 36 Mal.
4. Spüren Sie, wie der Puls nun ganz allmählich tiefer wird und sich in Ihrer Hand verstärkt. Der Puls kann langsam, kalt oder inaktiv sein, was auf eine Blockade hinweist. Wenn Sie die Berührungspunkte entlang der Knochen

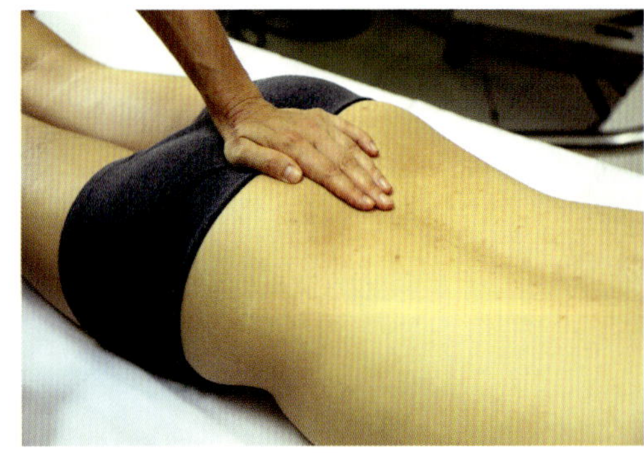

Abb. 9.4. Den Kreuzbeinpuls mit dem Lao Gong-Punkt halten

frei machen müssen, um die Pulse aktivieren zu können, drücken Sie mit den Fingern in die Kreuzbeingelenke, spiralisieren sie und schütteln die Wirbelsäule mit der Technik des Pulsierens des Drachens, bis ein warmer Strom durch den ganzen Lendenbereich geht.

5. Beginnen Sie am unteren Ende des Kreuzbeins in dem Raum zwischen S5 und S4, direkt über dem Steißbein. (Abb. 9.5.) Platzieren Sie Ihre Daumen oder Zeigefinger auf den mittigen Kamm des Kreuzbeins, einen über den anderen. Drücken Sie allmählich stärker in den Wirbelzwischenraum, zählen für 3, 6 oder 9 Pulsschläge und lassen dann wieder nach. Wiederholen Sie diesen Schritt mindestens 3 Mal, bis Sie spüren, wie der Puls in den Arterien unter dem Kreuzbeinknochen schwingt.

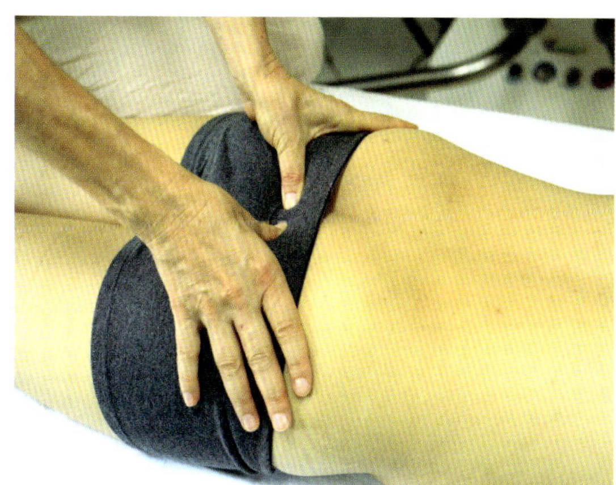

Abb. 9.5. Den Kreuzbeinpuls zwischen S5 und S4 aktivieren

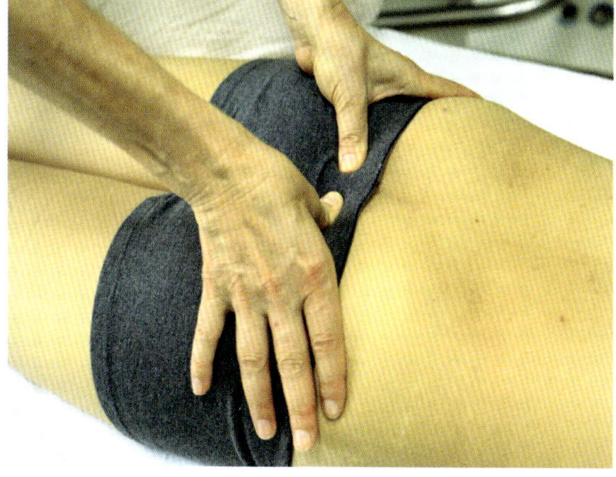

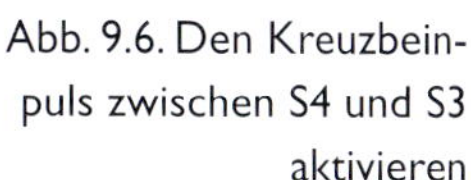

Abb. 9.6. Den Kreuzbeinpuls zwischen S4 und S3 aktivieren

Abb. 9.7. Den Kreuzbeinpuls zwischen S1 und L5 aktivieren

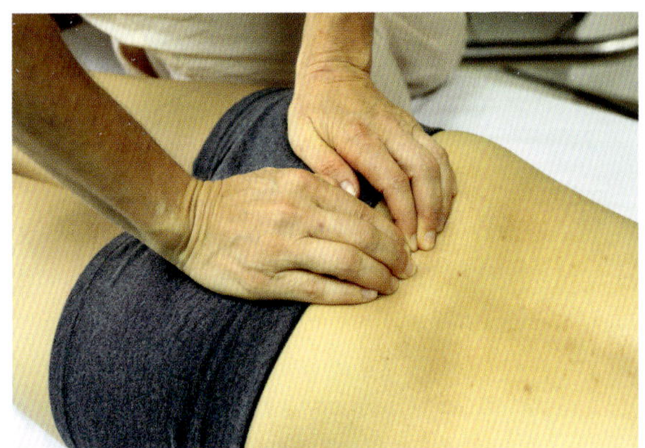

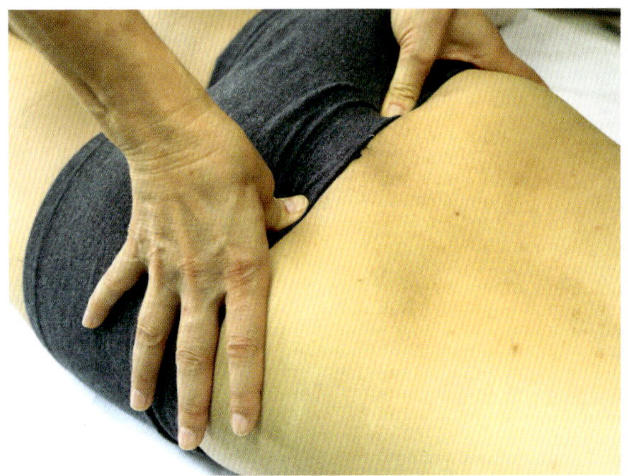

Abb. 9.8. Drücken Sie tief, um die Pulse am äußeren Kreuzbein zu aktivieren.

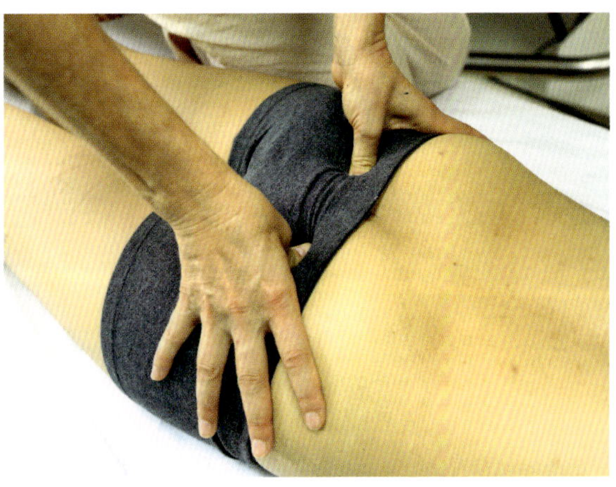

6. Bewegen Sie sich hoch zum Raum zwischen S4 und S3 und fahren mit dem Drücken und Loslassen fort. (Abb. 9.6.) Wiederholen Sie dies im Raum zwischen S3 und S2, zwischen S2 und S 1 und schließlich im Iliosakralgelenk zwischen S1 und L5. (Abb. 9.7.)
7. Als nächstes aktivieren Sie den Puls, indem Sie sich am äußeren Rand des Kreuzbeins herunter bewegen. (Abb. 9.8.) Drücken Sie gleichzeitig mit beiden Händen entlang der Kanten, dann verlagern Sie den Druck von der linken zur rechten Hand. Drücken Sie allmählich tiefer, zählen für 3, 6 oder 9 Pulsschläge und lassen wieder los. Wiederholen Sie dies 3 Mal, bis Sie spüren, wie der Puls in den Arterien entlang der Kreuzbeinkanten reagiert.
8. Wiederholen Sie die Schritte 1 bis 3 zur weiteren Verbesserung des Kreuzbeinpulses. Wenn der Kreuzbeinpuls einmal aktiviert ist, können Sie ihn nutzen, um die anderen Rückenpulse auszugleichen. Arbeitet man sich einen Pulspunkt nach dem anderen hoch bis zum Scheitel, so aktiviert das den umfassenden Fluss des craniosacralen Pulses.

Lendenpuls/Ming Men – *Die Lenden-, Spinal-, Wirbel- und Markarterien*

Der Ming Men-Puls ist bekannt als das Tor des Lebens, da er die Quelle des ursprünglichen Pulses im Moment der Empfängnis ist und der Speicherplatz für unser Jing Chi. (Abb. 9.9.) Diesen Puls zu aktivieren, verhilft den Blutfluss ins Tan Tien zu verbessern, dem vitalen Energiezentrum des Lendengeflechts, der Nieren und des Bauchbereichs.

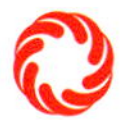

Den Puls des Ming Men verstärken und aktivieren

1. Spüren Sie den Ming Men-Puls mit Ihrer offenen Hand und legen Sie die Hand seitlich auf die Vertiefung am unteren Rücken. Dabei sollte der Lao Gong-Punkt in das Gelenk zwischen L2 und L3 (der zweite und dritte Lendenwirbel) direkt hinter dem Nabel gerichtet sein.

2. Beide, Anwender und Proband, atmen dabei 3, 6 oder 9 Mal tief. Richten Sie Ihre Aufmerksamkeit auf die Wahrnehmung, dass und wie sich die Resonanz und die Energie zwischen Ihrer Hand und dem Puls verstärkt.
3. Spüren Sie, wie der Puls allmählich tiefer und in Ihrer Hand stärker wird. Der Puls kann langsam, kalt oder inaktiv sein, was auf eine Blockade hinweist. Wenn dem so ist, müssen Sie die Kontaktpunkte entlang des Knochen frei machen. Benutzen Sie die Technik des Pulsierens des Drachens, indem Sie mit den Fingern in die Gelenke zwischen den Knochen drücken und spiralisieren. Wiegen Sie die Wirbelsäule so lange hin und her, bis Sie einen warmen Fluss durch den Lendenbereich spüren.

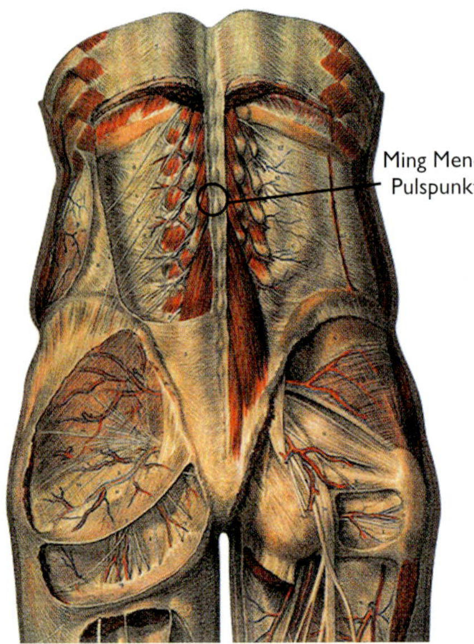

Abb. 9.9. Ming Men-Pulspunkt

4. Um den Puls zu aktivieren, drücken Sie mit Fingern oder Daumen jeder Hand in die Punkte seitlich der Lendenwirbel L2 und L3, wobei eine Hand auf der linken und die andere auf der rechten Seite ist. (Abb. 9.10.) Bei allmählich ansteigendem Druck pressen Sie gleichzeitig mit beiden Händen und halten dies für 3, 6 oder 9 Pulsschläge, bevor Sie wieder lockerlassen. Wiederholen Sie dies 3 Mal, bis Sie spüren, wie der Puls mit Ihren Fingern schwingt.
5. Jetzt wechseln Sie den Druck, halten und lockern jeweils mit einer Hand. Während eine Hand für 3, 6 oder 9 Pulsschläge drückt, lockert die andere Hand den Druck. Wiederholen Sie dies mindestens 3 Mal.
6. Gleichen Sie den Ming Men-Puls aus, indem Sie ihn mit dem Kreuzbein- oder Nabelpuls verbinden. Halten Sie eine Hand auf den Puls des Ming

Men und die andere Hand auf den Kreuzbein- oder Nabelpuls. (Abb. 9.11.) (Wenn Sie die Verbindung zum Nabelpuls herstellen, gleiten Sie mit einer Hand unter den Körper des Probanden.) Verbinden Sie die beiden Pulse, indem Sie Schritt 1 bis 3 wiederholen.

7. Atmen Sie tief, während Sie den Druck verstärken, und spüren Sie, wie die Pulse in einen Puls gesogen werden, der in Ihren Händen schwingt. Fahren Sie so lange damit fort, bis Sie spüren, dass die Pulse im gleichen Rhythmus schlagen.

Jetzt haben Sie einen starken und ausgeglichenen Puls. Diesen oder den Kreuzbeinpuls können Sie dazu einsetzen, die weiteren Pulse zu aktivieren und auszugleichen.

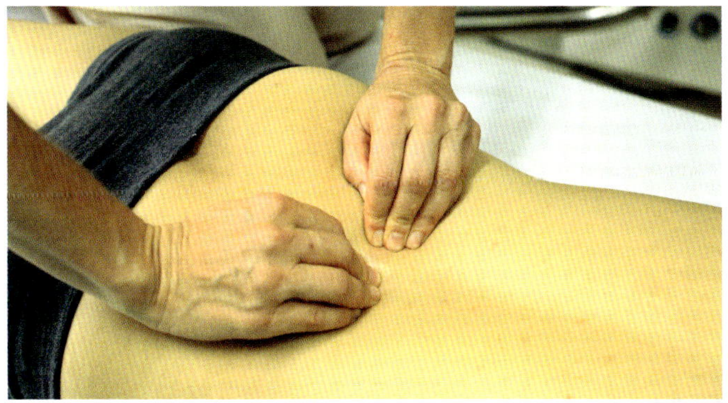

Abb. 9.10. Den Puls des Ming Men aktivieren

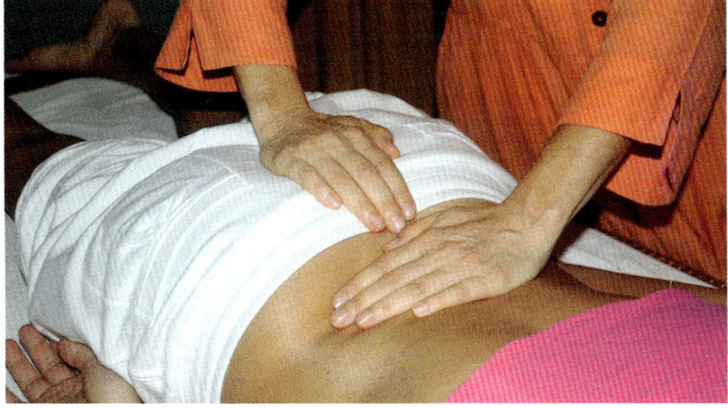

Abb. 9.11. Den Puls des Ming Men mit dem Kreuzbeinpuls ausgleichen

Der Puls der Nieren und Nebennierendrüsen/Chi Chung – *Die Aorten-, Kreuzbein-, Spinal-, Wirbel- und Markarterien*

Man findet den Chi Chung-Puls hinter dem Solarplexus entlang des Aortenstammes. Der Chi Chung-Puls fungiert als mittlere Energiepumpe auf dem Rücken. Wenn man diesen Puls aktiviert, so fördert man nicht nur eine verbesserte Blutzufuhr zu den Nieren und Nebennierendrüsen sondern auch zum mittleren Gürtel der Verdauungs-, Atmungs- und Hormonorgane und optimiert die Verwertung und die Entgiftung des Blutes. Der Chi Chung-Puls ist ein Schlüsselpuls zum allgemeinen Ausgleich und Wohlergehen. Da er zwischen Nieren und Nebennierendrüsen liegt, ist er für die Stressregulierung und für allgemeine hormonelle Ausgeglichenheit im ganzen Körper zuständig.

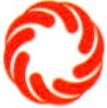

Den Nierenpuls/Chi Chung-Puls verstärken und aktivieren

1. Um den Chi Chung-Puls zu spüren, nehmen Sie Ihre offene Hand und legen Sie sie auf die Gelenke zwischen Lendenwirbel L1 und Brustwirbel B12. (Abb. 9.12.) Spüren Sie, wie sich Ihr Lao Gong-Punkt in den Zwischenräumen der Wirbel ausbreitet.
2. Beide Beteiligten atmen 3, 6 oder 9 Mal tief. Fokussieren Sie Ihre Aufmerksamkeit auf die Empfindung zwischen Ihrer Hand und dem Puls, um dessen Resonanz und Energie dort zu verstärken.
3. Spüren Sie, wie der Puls allmählich tiefer und in Ihrer Hand stär-

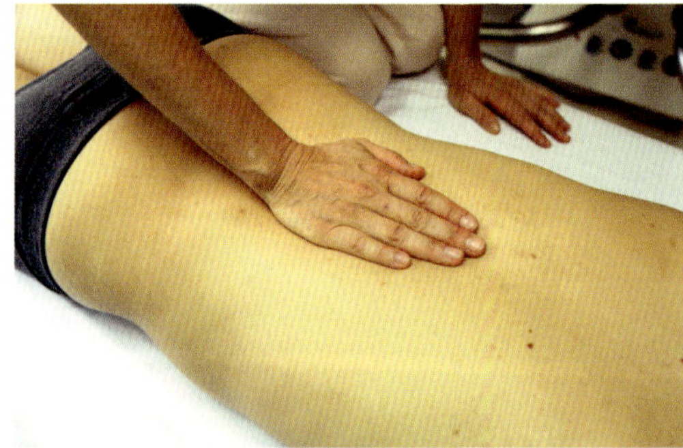

Abb. 9.12. Den Nierenpuls mit dem Lao Gong-Punkt der auf dem Gelenk ruhenden Hand verstärken (B12 bis B11)

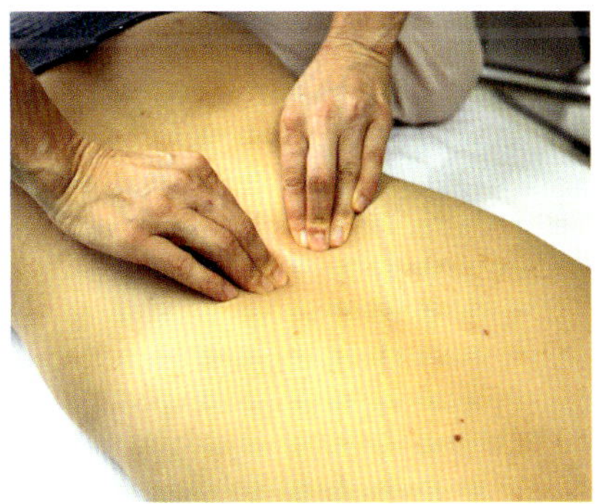
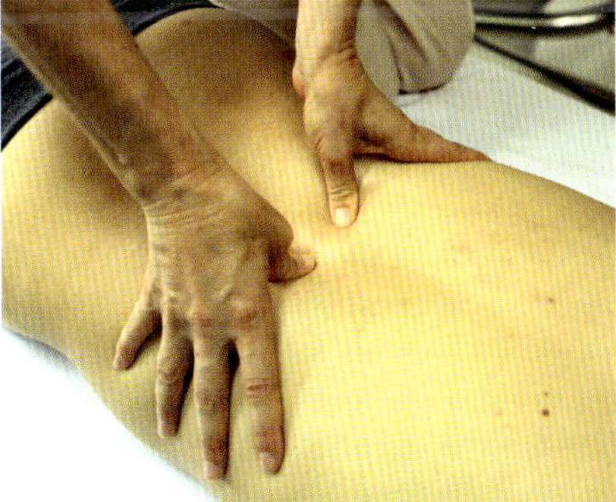

Abb. 9.13. Aktivieren des Nierenpulses mit Fingern oder Daumen

ker wird. Der Puls kann langsam, kalt oder inaktiv sein, was für eine Blockade spricht. In dem Fall müssen Sie die Kontaktpunkte entlang des Knochens frei machen. Benutzen Sie die Technik des Pulsierens des Drachens, indem Sie mit den Fingern in die Gelenke zwischen den Knochen drücken und spiralisieren. Wiegen Sie die Wirbelsäule so lange hin und her, bis Sie einen warmen Fluss durch den Lendenbereich spüren.

4. Aktivieren Sie den Puls, indem Sie mit den Fingern oder Daumen beider Hände rechts und links in die Gelenke der Brustwirbel B12 bis B11 drücken. (Abb. 9.13.) Steigern Sie langsam den Druck, bis Sie spüren, wie der Puls in Ihre Finger hinein schwingt.
5. Drücken und halten Sie mit beiden Händen für 3, 6 oder 9 Pulsschläge und lockern Sie dann den Druck. Wiederholen Sie dies mindestens 3 Mal.
6. Als nächstes wechseln Sie wieder die Hände, während eine Hand drückt, lockert die andere. Das aktiviert den Puls noch mehr.
7. Wiederholen Sie diesen Ablauf hinauf zu B11 und B10.
8. Gleichen Sie den Puls aus, indem Sie den Chi Chung-Puls mit dem Kreuzbein- oder Ming Men-Puls verbinden. Bleiben Sie mit einer Hand auf dem Chi Chung-Puls und legen die andere Hand auf Kreuzbein oder Ming Men, um die Pulse miteinander zu verbinden. Wiederholen Sie die Schritte 1 bis 3.
9. Sie können den Chi Chung-Puls weiter ausgleichen, indem Sie ihn mit dem Puls des Solarplexus verbinden. Lassen Sie eine Hand auf dem Chi Chung-Puls und gleiten Sie mit der anderen Hand unter den Körper. Halten Sie

den Puls des Solarplexus so, als ob Sie einen Energieball zwischen Ihren Händen hätten. Nehmen Sie sich Zeit, um sich mit beiden Pulsen zu verbinden und diese zu erspüren. Atmen Sie ein, wenn Sie merken, dass beide Pulse zu einem werden, der mit Ihren Händen schwingt. Warten Sie ab, bis beide Pulse in einem Rhythmus schlagen.

10. Wiederholen Sie die Schritte 1 bis 3, um den Puls in Ihrer offenen Hand zu verstärken.

Der Rückenpuls/Gia Pe – *Die Spinal-, Interkostal-, Wirbel- und Markarterien*

Der Rückenpuls liegt zwischen den Schulterblättern, direkt hinter dem Herz. Er kann zwischen dem sechsten und fünften Brustwirbel erfühlt werden. Dieser Puls steht in intensiver Verbindung zur Funktion von Herz, Lunge und oberen Lymphbahnen. Er wird Gia Pe genannt, reguliert das Herz und ist der Sitz unseres ursprünglichen Geistes Shen als Teil der Kraft des Universums, der unseren ursprünglichen Puls belebt. Mit dem Aktivieren dieses Pulses verbessert man den Blutzufluss in den Brustkorb und in das Nerven- und Hormonsystem und löst tiefe Verspannung, um die allgemeine emotionale Ausgeglichenheit zu verbessern.

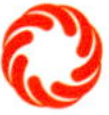

Den Rückenpuls verstärken und aktivieren

1. Erspüren Sie den Rückenpuls, indem Sie eine Hand über das Gelenk zwischen B5 und B6 legen und Ihren Lao Gong-Punkt in den Raum zwischen den Wirbeln ausrichten. (Abb. 9.14.)
2. Beide Beteiligten atmen 3, 6 oder 9 Mal tief. Fokussieren Sie Ihre Aufmerksamkeit auf die Empfindung zwischen Ihrer Hand und dem Puls, um dessen Resonanz und Energie dort zu verstärken.
3. Spüren Sie, wie der Puls allmählich tiefer und in Ihrer Hand stärker wird. Der Puls kann langsam, kalt oder inaktiv sein, was für eine Blockade spricht. Wenn dem so ist, müssen Sie die Kontaktpunkte entlang des

Knochens frei machen. Benutzen Sie die Technik des Pulsierens des Drachens, indem Sie mit den Fingern in die Gelenke zwischen den Knochen drücken und spiralisieren. Wiegen Sie die Wirbelsäule so lange hin und her, bis Sie einen warmen Fluss durch diesen Bereich spüren.

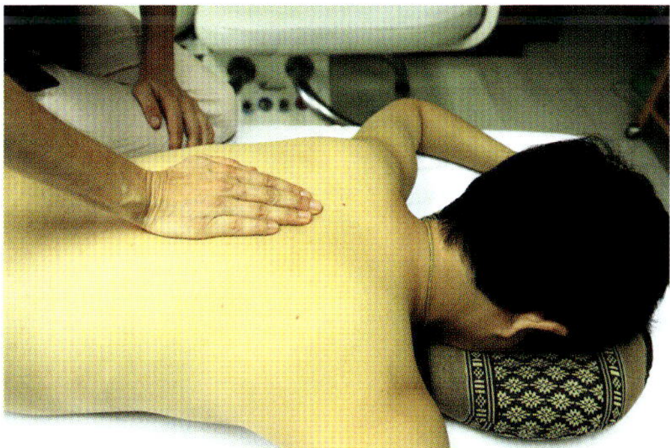

Abb. 9.14. Den Rückenpuls mit dem Lao Gong-Punkt, der auf dem Gelenk von B5 und B6 liegt, verstärken

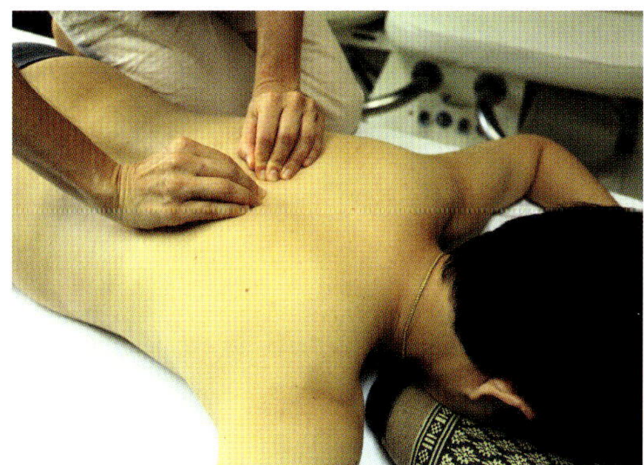

Abb. 9.15. Den Rückenpuls aktivieren

4. Mit den Fingern beider Hände können Sie den Raum um den Wirbel in vier Richtungen aktivieren. Drücken Sie schrittweise in die kleinen Mulden darüber und darunter sowie links und rechts in den Raum zwischen B5 und B6. Drücken Sie etwas fester, bis Sie spüren, wie der Puls innerlich schlägt. (Abb. 9.15.)
5. Halten und lösen Sie, drücken Sie mit beiden Händen gleichzeitig für 3, 6 oder 9 Pulsschläge. Wiederholen Sie dies mindestens 3 Mal, bis ein warmer Fluss durch den Bereich geht.
6. Dann wiederholen Sie den wechselnden Druck, drücken jeweils mit einer Hand für 3, 6 oder 9 Pulsschläge. Während eine Hand drückt, lockert die andere. Das aktiviert den Puls noch mehr.
7. Wiederholen Sie die Schritte 1 bis 3, um den Puls in Ihrer offenen Hand zu verstärken.

Der Halspuls/Ta Tsui – *Die Spinal-, Wirbel- und Markarterien*

Den Ta Tsui-Puls findet man zwischen den Halswirbeln H6 und H7 an der Basis des Nackens. Der Puls ist intensiv mit dem Hals verbunden, mit Schilddrüse und Nebenschilddrüse und mit Schultern und Armen. Da der Hals der engste Durchgang für die 10.000 Kanäle, die sich zwischen Gehirn und Körper bewegen, ist, kann er leicht überfrachtet werden. Ein lebendiger Puls zum Lösen stecken gebliebener Energie ist einer, der Blockaden zwischen Gehirn und dem Körper löst, den Blutfluss im Hals außerordentlich steigert und hormonelle und kommunikative Funktionen verbessert.

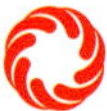

Den Halspuls verstärken und aktivieren

1. Um den Ta Tsui-Punkt zu spüren, halten Sie die offene Hand seitlich über den Halswirbel H7 und weiten Ihren Lao Gong-Punkt in vier Richtungen darum herum aus. (Abb. 9.16.)
2. Beide Beteiligten atmen 3, 6 oder 9 Mal tief. Fokussieren Sie Ihre Aufmerksamkeit auf die Empfindung zwischen Ihrer Hand und dem Puls, um dessen Resonanz und Energie dort zu verstärken.
3. Spüren Sie, wie der Puls allmählich tiefer und in Ihrer Hand stärker wird. Der Puls kann langsam, kalt oder inaktiv sein, was für eine Blockade spricht. Wenn dem so ist, müssen Sie die Kontaktpunkte entlang des Knochens frei machen. Benutzen Sie die Technik des Pulsierens des Drachens, indem Sie mit den Fingern in die Sehnenaufhängung am Knochen drücken. Wiegen Sie die Wirbelsäule so lange hin und her, bis Sie einen warmen Fluss durch diesen Bereich spüren.
4. Aktivieren Sie den Puls, indem Sie allmählich mit den Fingern tiefer in die Mulden um den Wirbel herum, in alle vier Richtungen, drücken. Fangen Sie damit an, dass Sie über und unter H7 drücken, mit jeweils einer Hand oberhalb und der anderen unterhalb des Wirbels. Drücken Sie mit beiden Händen gleichzeitig, halten und warten Sie für 3, 6 oder 9 Pulsschläge, dann lockern Sie schließlich den Druck. Wiederholen Sie das mindestens 3 Mal, bis der Puls aktiver wird.

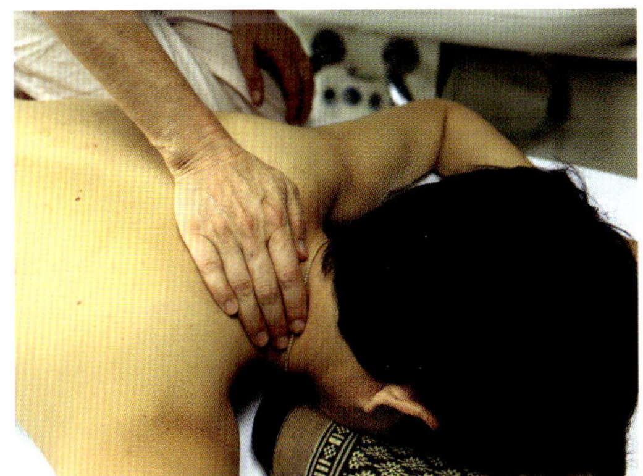

Abb. 9.16. Den Halspuls verstärken

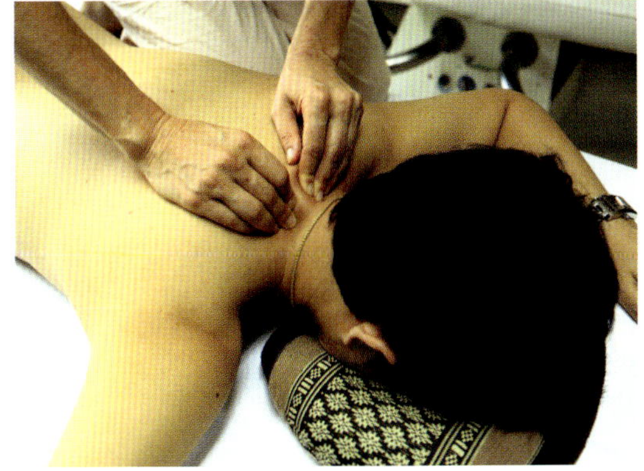

Abb. 9.17. Den Halspuls aktivieren, indem mit den Fingern rechts und links von H7 und H6 gedrückt wird

5. Als nächstes wiederholen Sie Schritt 4 mit beiden Händen in einer pumpenden Weise, abwechselnd drückend und lösend. Dabei drückt eine Hand für 3, 6 oder 9 Pulsschläge, während die andere lockerlässt. Wiederholen Sie das mindestens 3 Mal, bis ein warmer Fluss durch diesen Bereich fließt.
6. Dann wiederholen Sie die Schritte 4 und 5 in den seitlichen Positionen mit einer Hand links und der anderen rechts von H7. (Abb. 9.17.) Drücken Sie mit beiden Händen gleichzeitig für 3, 6 oder 9 Pulsschläge. Drücken Sie mit einer Hand tiefer, bis Sie den Puls innerlich schlagen spüren. Wiederholen Sie die Schritte 1 bis 3, bis ein warmer Fluss in dem Bereich zu spüren ist.
7. Wiederholen Sie die Schritte 1 bis 3, um den Puls in Ihrer offenen Hand zu verstärken.

Schädelpuls/Yui Gen (Jadekissen) – *Die Spinal-, Wirbel- und Markarterien*

Der Schädelpuls befindet sich an der Schädelbasis in der Hinterhauptmulde, wo der Schädel auf dem ersten Halswirbel (Atlas) sitzt. Wenn man diesen Puls aktiviert, fördert dies das Pumpen der Rückenmarksflüssigkeit zum und vom Gehirn weg. Dabei befeuchtet sie das zentrale Nervensystem über Wirbelsäule und Kreuzbein. Aktiviert man diesen Puls, so verbessert das auch die Blutzufuhr zum zentralen Nervensystem, das Erinnerungsvermögen und allgemeine geistige und motorische Funktionen.

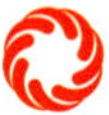

Den Schädelpuls verstärken und aktivieren

1. Spüren Sie Yui Gen, indem Sie den Schädelrand mit der offenen Hand leicht hin und her wiegen. Lenken Sie Ihren Lao Gong-Punkt in die Vertiefung des ersten Wirbels. (Abb. 9.18.)
2. Beide Beteiligten sollten 2, 6 oder 9 Mal tief atmen. Fokussieren Sie Ihre Aufmerksamkeit auf die Empfindung zwischen Ihrer Hand und dem Puls, um die Resonanz und Energie des Pulses zu verstärken.
3. Aktivieren Sie den Puls, indem Sie die Hinterhauptmulde zwischen Hand und Fingern hin und her wiegen. (Abb. 9.19.) Drücken und lösen Sie langsam die linke und rechte Seite der Vertiefung in einer sanften, pumpenden Art. Drücken Sie noch tiefer, bis Sie den Pulsschlag innerlich spüren.
4. Halten Sie für 3, 6 oder 9 Pulsschläge und lockern Sie wieder. Wiederholen Sie dies 3 Mal, bis Sie einen warmen Strom durch den Bereich spüren.
5. Drücken Sie nun den linken und rechten Pulspunkt zwischen Daumen und Fingern einer Hand weiter, während die andere Hand einen dritten Druckpunkt hinzunimmt: Drücken Sie in das Zentrum der Hinterhauptmulde am H1-Punkt. (Abb. 9.20.)
6. Halten Sie für 3, 6 oder 9 Pulsschläge und lockern Sie wieder. Das wiederholen Sie 3 Mal, bis ein warmer Fluss durch den Bereich spürbar ist.
7. Wiederholen Sie die Schritte 1 und 2, um den Puls in Ihrer offenen Hand zu verstärken.

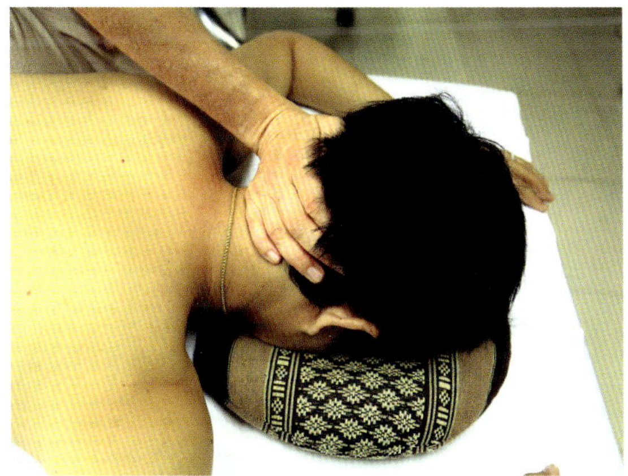

Abb. 9.18. Den Schädelpuls verstärken

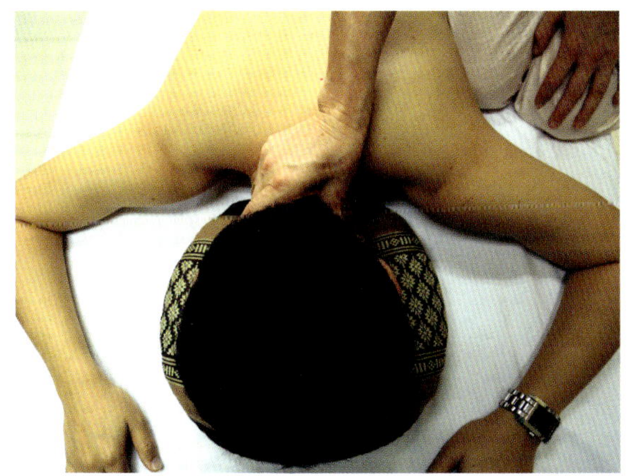

Abb. 9.19. Aktivieren des linken und rechten Schädelpulses durch sanftes Drücken der Hinterhauptmulde zwischen Hand und Fingern

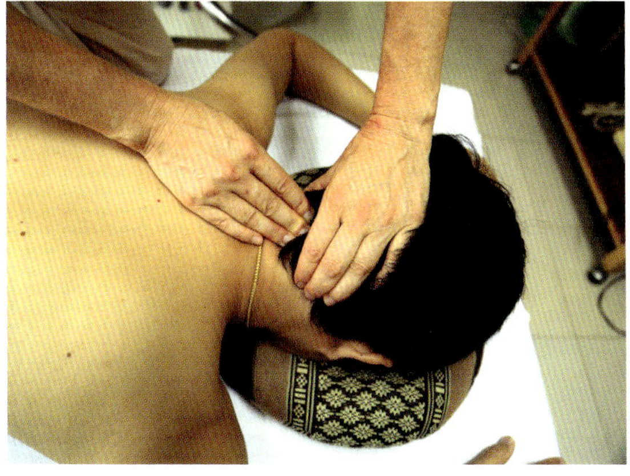

Abb. 9.20. Aktivieren des zentralen Schädelpulses in der Vertiefung des H1-Gelenks

Scheitelpuls/Bai Hui – *Sammelpunkt der Schädelarterien*

Der Bai Hui-Punkt befindet sich auf der Spitze des Schädels, am hinteren Teil der Fontanelle auf der Linie zwischen den Ohren. Als Hauptempfänger des Nordsternpulses aus dem Universum ist der Scheitelpuls der kosmische Gegenspieler zum Erdpuls, der am Perineum (*Hui Yin*) aufgenommen wird. Aktiviert man den Scheitelpuls, so stärkt das die aufsteigenden Yang-Funktionen des Körpers und beruhigt gleichzeitig den Geist. Es vermindert den Druck im Gehirn und verbessert den Blutfluss zum Kristallpalast, dem hormonellen Zentrum im Gehirn, wo Zirbeldrüse, Hirnanhangdrüse, Thalamus und Hypothalamus alle regenerativen Funktionen des Hormonsystems regulieren.

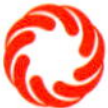

Den Scheitelpuls verstärken und aktivieren

1. Spüren Sie den Scheitelpuls, indem Sie Ihre geöffnete Hand mit dem Lao Gong-Punkt auf den Oberteil des Kopfs und in die Vertiefung hinten an der Fontanelle legen. (Abb. 9.21.)
2. Beide Beteiligten sollten für 3, 6 oder 9 Mal tief atmen. Richten Sie Ihre Aufmerksamkeit auf die Empfindung zwischen Handfläche und dem Puls, um dessen Resonanz und Energie zu verstärken.
3. Spüren Sie, wie der Puls allmählich tiefer wird und sich in Ihrer Hand verstärkt. Der Puls kann langsam, kalt oder inaktiv sein, was auf eine Blockade schließen lässt. In dem Fall können Sie den Punkt leicht reiben oder klopfen, bis ein warmer Fluss durch den Bereich zieht.
4. Aktivieren Sie den Puls, indem Sie den Punkt mit Ihrer Hand, den Daumen oder Fingern langsam drücken und lösen, und das mit einer sanft pumpenden Art. Verstärken Sie Ihren Puls allmählich, bis Sie spüren, wie der Puls innerlich schlägt.
5. Halten Sie für 3, 6 der 9 Pulsschläge und wiederholen Sie das mindestens 3 Mal, bis ein warmer Fluss durch den Bereich schwingt.
6. Wiederholen Sie die Schritte 1 bis 3, um den Puls in Ihrer offenen Hand zu verstärken.

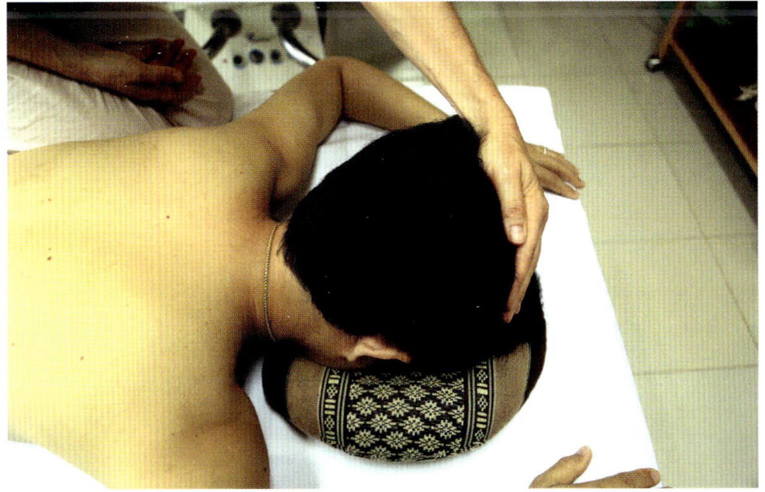

Abb. 9.21. Den Scheitelpuls verstärken

Perineumpuls/Hui Yin – *Schamarterie, innere Beckenarterie*

Der Hui Yin-Puls ist die Wurzel der Yin-Funktionen des Körpers. Er liegt im Mittelpunkt von Steißbein, Schambein und Sitzbeinen, innerhalb der Sehne vor dem Anus. Er absorbiert und sammelt die Erdenergie, um mit unserer eigenen Energie im Tiegel des Beckenzentrums vermischt zu werden. Diesen Puls zu aktivieren bedeutet, dass die Wurzelenergie aller Pulse und der Nieren gestärkt wird, es verbessert den Blutfluss in den Beckenbereich und die unteren Lymphbahnen und nährt alle Körperfunktionen. Da der Punkt sehr intim gelegen ist, ist es nicht unbedingt angemessen, ihn zu verwenden. Darum wird er hier auch als letzter erwähnt. An diesem Pulspunkt zu arbeiten, ist freigestellt, abhängig von der Befindlichkeit und den Wünschen des Patienten.

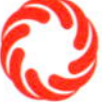

Den Perineumpuls verstärken und aktivieren

Wenn beide Beteiligte sich damit leicht tun, kann man am Hui Yin-Puls auf dreierlei Weise arbeiten:

- Sie können mit diesem Chi-Punkt so arbeiten, dass Sie mit der offenen Hand im Abstand von 2 cm den Hui Yin-Puls erspüren.
- Ihre Probanden fühlen sich möglicherweise wohler damit, dass Sie selbst den Puls ertasten, indem sie mit der Hand unter ihrem Körper mit zwei Fingern zusammen den Hui Yin-Puls erspüren.
- Sie können den Puls aber auch direkt mit einer offenen Hand vertikal auf das Perineum gelegt berühren.

In jedem Fall aktivieren und sammeln Sie den Puls damit, dass Sie mit einer Hand auf dem Hui Yin-Puls sind und mit der anderen auf dem Kreuzbein ruhen. Dann bewegen Sie die Hand vom Kreuzbein zum Scheitelpuls, um die Pole zu verbinden und den Kleinen Energiekreislauf zu aktivieren.

1. Beide Beteiligten atmen tief in den Hui Yin-Puls hinein, um die Energie so lange zu sammeln, bis man dort eine Resonanz spürt. Fahren Sie damit fort, Ihre Aufmerksamkeit auf die Empfindung zwischen Hand und Puls zu lenken, atmen 3, 6 oder 9 Mal, um den Puls zu verstärken.
2. Spüren Sie, wie der Puls allmählich tiefer wird und in der Hand an Stärke zunimmt. Der Puls kann langsam, kalt oder inaktiv sein, was auf eine Blockade hinweist. Wenn dem so ist, müssen Sie das Becken und die Hüften hin und her wiegen oder Beine und Füße mit der Technik des Pulsierens des Drachens ausschütteln, bis ein warmer Strom durch den Bereich geht. Dieser Puls verbessert sich leicht, was es Ihnen ermöglicht, schnell zum nächsten Punkt überzugehen.
3. Falls der Puls blockiert bleibt, bitten Sie Ihren Probanden, stark 9 Mal in die Muskeln des Perineums zu atmen, es zusammenzuziehen und wieder loszulassen. Dann leiten Sie die Person an, nach Maßgabe des eigenen Wohlbefindens mit den Fingern den Pulspunkt zu drücken, um diesen zu aktivieren. Alternativ dazu können Sie auch Ihren Probanden bitten, Ihnen den exakten Punkt am Perineum mit seiner Hand zu zeigen, und drücken dann selbst mit drei zusammengepressten Fingern auf diesen Punkt, um den Puls zu aktivieren.
4. Um den Puls zu aktivieren, drücken Sie abwechselnd mit einer Hand und zählen 3, 6 oder 9 Pulsschläge und lockern dann wieder. Wiederholen Sie dies mindestens 3 Mal, bis Sie spüren, dass der Puls im Beckenboden schwingt.

5. Wiederholen Sie die Schritte 1 und 2, um den Puls in Ihrer offenen Hand zu verstärken.
6. Gleichen Sie den Puls des Perineums mit dem Kreuzbein- oder Nabelpuls aus, wie in den Abläufen weiter oben bereits beschrieben. Wenn jeder der Wirbelsäulenpulse einmal für sich aktiviert ist, kann man sie zueinander ausgleichen, indem Sie an der Wirbelsäule von Puls zu Puls herauf und hinunter arbeiten. Nutzen Sie dabei den Puls des Kreuzbeins oder des Ming Men als Referenzpuls.

DIE PULSE AUF DER RÜCKSEITE DES BECKENS AUSGLEICHEN

Nachdem die Wirbelsäulenpulse ausgeglichen sind, können Sie die hinteren Beinpulse bearbeiten.

Gesäßpuls/Huan Tiao – *Innere Beckenarterie, untere Gesäßarterie, seitliche Kreuzbeinarterie*

Der Gesäßpuls liegt mitten in den Gesäßbacken zwischen Kreuzbein und dem hervortretenden Gesäßhügel. Dies ist ein sehr wichtiger Puls zur Behandlung von Ischias, Taubheit oder von mangelnder Durchblutung im unteren Rücken, im Becken und in den Beinen.

Dieser Pulspunkt entspricht dem Akupunkturpunkt Gallenblase 30.

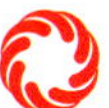

Den Gesäßpuls verstärken und aktivieren

1. Drücken Sie mit je einer Hand seitlich des Kreuzbeins, sodass der Lao Gong-Punkt in den Vertiefungen der Darmbeinknochen liegt. (Abb. 9.22.)
2. Der Puls kann langsam, kalt oder inaktiv sein und weist damit auf eine Blockade hin. Wenn dies so ist, müssen Sie das klären und die Pulse aktivieren, indem Sie mit Ihren Fingern in die Sehne, die an dem Knochen

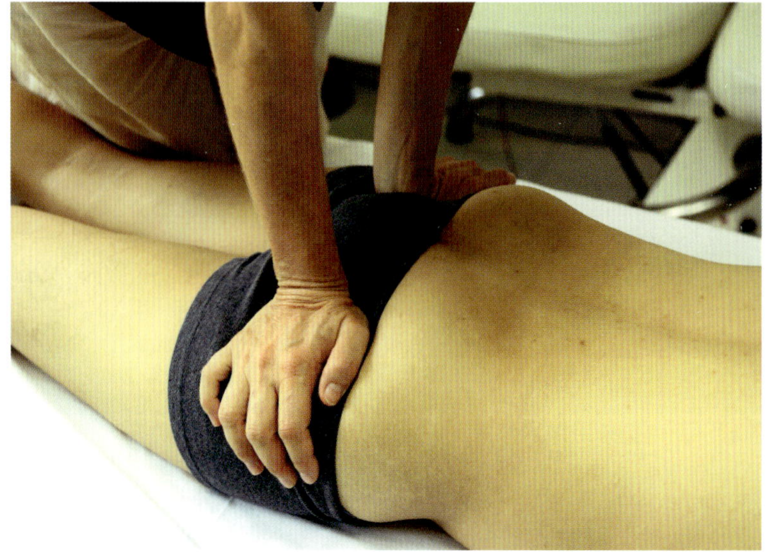

Abb. 9.22. Den Gesäßpuls verbessern

haftet, drücken und die Vertiefungen entlang des Knochens frei machen. Nutzen Sie dabei die Technik des Pulsierens des Drachens, bis ein warmer Fluss durch den Bereich fließt.

3. Halten Sie den Punkt für 3, 6 oder 9 Pulsschläge und lockern Sie wieder. Wiederholen Sie dies mindestens 3 Mal, um den Puls zu aktivieren.
4. Drücken Sie tiefer und wiederholen Sie Schritt 3, indem Sie jedes Mal tiefer drücken, bis Sie merken, dass der Puls stärker wird.

Sitzbeinpuls/Ischialpuls – *Sitzbeinarterie*

Der Sitzbeinpuls liegt an der Basis des linken und rechten Sitzbeinhöckers. Diesen Puls kann man ertasten, indem man die Sitzbeinarterie direkt gegen das Sitzbein drückt, dann wieder lockert, um den Fluss zu spüren. (Abb. 9.23.)

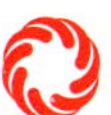

Den Sitzbeinpuls verstärken und aktivieren

1. Nehmen Sie sich Zeit, um sich mit dem Sitzbeinpuls zu verbinden und ihn zu ertasten, stellen Sie Druck und Atmung aufeinander ein.
2. Spüren Sie, wie der Puls allmählich tiefer wird und mit Ihrer Hand schwingt. Falls der Puls langsam, kalt oder inaktiv ist, weist dies auf Blockaden hin. Wenn dem so ist, müssen Sie die Vertiefung entlang des Knochens frei machen. Um das zu erreichen, können Sie das Pulsieren des Drachens anwenden, indem Sie drücken und spiralförmig kreisen oder pumpen und durchspülen.
3. Halten und spülen Sie für 3, 6 oder 9 Pulsschläge und wiederholen Sie das mindestens 3 Mal.
4. Synchronisieren Sie den Pulspunkt mit dem Kreuzbeinpuls oder dem Ming Men-Puls, halten und spülen Sie, bis Sie spüren, dass sie im gleichen Rhythmus schlagen.

Die übrigen Beinpulse, wie der Kniekehlen- oder der Fußsohlenpuls, können sowohl von vorne als auch von hinten aktiviert werden, sodass der Patient entweder auf dem Rücken oder auf dem Bauch liegen kann. Der Ablauf von Halten, Spülen und Ausgleichen ist in beiden Fällen gleich.

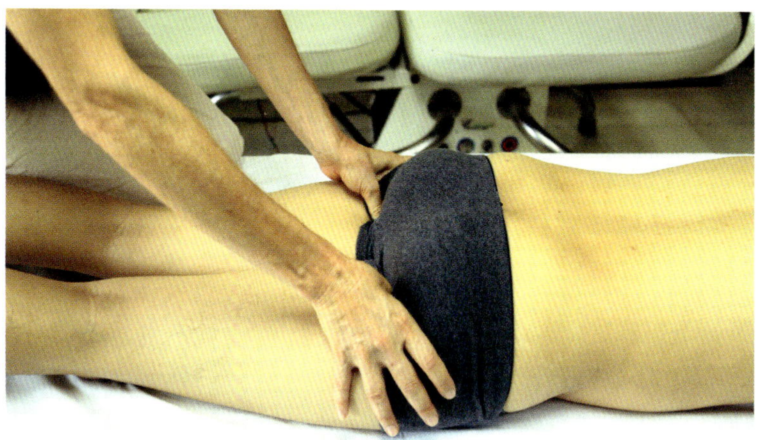

Abb. 9.23. Den Sitzbeinpuls aktivieren, indem die Arterie mit dem Daumen gedrückt und wieder gelockert wird

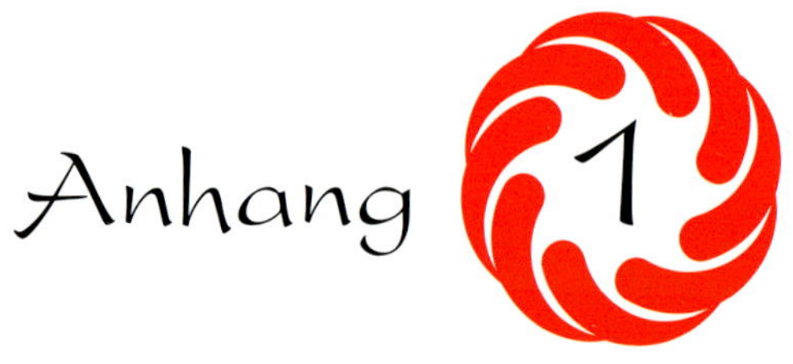

Anhang 1

Beobachten des Pulses aus Sicht der chinesischen Tradition

In der chinesischen Sprache werden die Gefäße *Jing Mai* genannt, wobei das Wort »Jing« Essenz oder Blut bedeutet und das Wort »Mai« Gefäß. Dieser Begriff wird auch dazu benutzt, die Energiemeridiane zu beschreiben. Sie sind gleichmäßig über den ganzen Körper in einer Weise verteilt, die dem Muster von Flüssen und Strömen auf der Erde gleichen. Ihr Netzwerk zieht sich über die gesamte Oberfläche des Körpers und durchdringt seine tiefsten Schichten. Als Beförderer von Chi-Energie und Blut hat ihr Pulsschlag eine enge Beziehung zur Atmung und dem Prozess des Blutkreislaufs von Herz und Lunge und auch zu den anderen Organen.

Während Blut aus einer Essenz gebildet ist und deshalb als Yin-Substanz bezeichnet wird, ist der Blutkreislauf ein Yang-Prozess. Deshalb ist der Puls des Blutes, der als *Mai Chi* bekannt ist, ein Yin im Yang. Der Begriff Mai Chi bezieht sich speziell auf den Pulsschlag, der die Gefäße zusammenzieht und ausdehnt. Diese Pulsschläge entstehen aus dem Zusammenwirken von Yin- und Yang-Energie im Körper, was zu einer pumpähnlichen Bewegung führt. Darüber hinaus produzieren Milz und Magen eine innere Ying-Energie, die Blut erzeugt und den gesamten Körper nährt. Zusammen mit der Atmung erzeugt diese Energie das Wei Chi, das Yang ist und die Oberfläche des Körpers schützt, während es

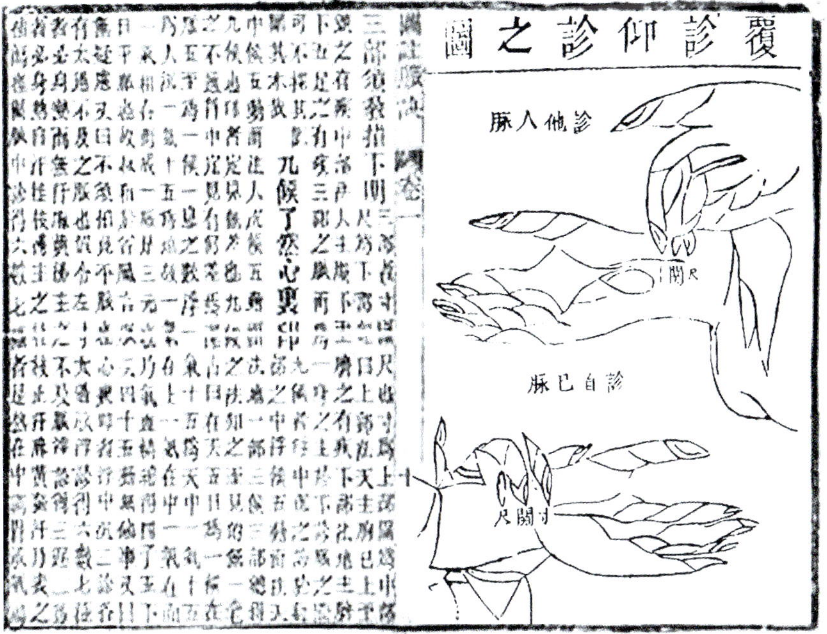

Abb. A.1. Die Handgelenkpulse beobachten

durch die Faszienschichten um die Gefäße zirkuliert. Das Zusammenspiel von innerlich und äußerlich, von Yin und Yang, generiert die Pulsschläge, die das Blut durch die Jing Mai-Gefäße bewegt.

BLUT UND CHI IN DEN GEFÄSSEN

Im *Su Wen Nei Jing* des Gelben Kaisers werden unterschiedliche Proportionen von Blut und Chi in den Gefäßen erwähnt:

- Yang-Gefäße (Arterien) enthalten für gewöhnlich viel Chi, viel Blut.
- Geringes Chi (Kapillare) enthält für gewöhnlich wenig Blut, viel Chi.
- Weggefallenes Chi (Venen) enthält viel Blut, wenig Chi.

- Größtes Yin (Leitbahnen) enthält für gewöhnlich viel Chi, wenig Blut.

Wie im *Su Wen* beschrieben, ist Chi oft ein Begleiter von Blut, aber Blut ist nicht unbedingt ein Begleiter von Chi. Das heißt, es ist schwieriger über Blut zu schreiben, ohne Chi zu erwähnen, als umgekehrt. Während der frühen Han-Dynastie (206 v. Chr. bis 220 n. Chr.) bot die Bewertung von Blut zur Diagnose von Krankheiten auch die Möglichkeit der Beurteilung von Chi in den Gefäßen. Zu dieser Zeit wurden auch Behandlungen entwickelt, die den Aderlass durch die Anwendung von Nadeln ersetzten, um den Chi-Fluss zu beeinflussen.

Der Puls spiegelt sowohl Blut als auch Chi wider

Wenn sich Chi bewegt, folgt das Blut. Daher ist es möglich, den Chi-Fluss einer Person zu bestimmen, indem man ihren Blutfluss beobachtet. Daraus kann man wiederum die innere Verfassung durch äußere Beobachtung ableiten.

Die Taoisten entdeckten, dass der Puls wie der Ton des Blutes ist, das aus einem Organ kommt. Jedes Organ hat einen anderen Ton oder Nachhall. Wenn irgendetwas den Ton des Blutes stört, resultiert dies in einer Verzögerung oder Verzerrung des Pulses. Bei gesunden Personen kommt eine solche Störung fast nie vor. Einige dieser Störungen können nicht behoben werden, aber viele können durch direkte Arbeit an den Organen aufgelöst werden und zeigen als Ergebnis sofort einen neuen, veränderten Puls.

Das Lungen-Chi und der Puls

Weil Herz und Lunge in einem engen Rhythmus zusammenarbeiten, indem sie Blut und Chi kreisen lassen, sind die Lunge und der Lungenmeridian extrem wichtig für ein gesundes Funktionieren des Pulses. Mit jedem Atemzug durchdringt und verlässt das Chi den Jing Mai und drückt somit das Blut durch die Gefäße. Auf dem Lungenmeridian, der durch die Atemwege verläuft und sich direkt mit der Lunge verbindet, liegt auch der Lungenpunkt 9, der als Punkt der »hundert Gefäße« bezeichnet wird – hier treffen alle Blutgefäße aufeinander, daher ist dies ein wichtiger Punkt, um den Puls zu erfassen.

DIE KUNST DES PULSLESENS

Die chinesische Medizin entwickelte mehrere unterschiedliche Arten, am Körper den Puls zu lesen. Obschon die Handgelenkpulse in diesen diagnostischen Systemen am bekanntesten sind, existieren auch andere. Im *Nei Jing* zum Beispiel werden die Arterien seitlich am Hals (Magenmeridian Punkt 9) *Ren Ying* und die Arterien an den drei Handgelenkpositionen *Chi Kou* genannt. Diese Pulse miteinander zu vergleichen, ist eine alte Technik, um Krankheiten des gesamten Körpers zu diagnostizieren.

Das Lesen des Pulses am Handgelenk entwickelte sich zu einer komplexen Kunst. Ein erfahrener Therapeut kann 28 verschiedene Pulse erfühlen, die ihm den Zustand des Körpers genau anzeigen. Es braucht ein ganzes Leben, um diese Kunst zu meistern. Dessen ungeachtet kann auch ein Neuling mithilfe der Pulse schon wertvolle Informationen über die Organe lernen. Bei der Lebenspuls-Massage braucht man nur einige einfache Pulslese-Techniken, und es gibt noch viele andere Wege, den Zustand von Pulsen und Organen zu bestimmen.

Das Ziel des Pulslesens ist es, herauszufinden, was sich im Spirituellen, Emotionalen und Physischen eines Menschen abspielt. Erspüren Sie den Geist eines Pulses. Schauen Sie, ob ein Proband wachsam ist. Sehen Sie sich zuerst das »große Bild«, nicht die kleinen Details an. Wenn Sie das große Bild erfassen, ergeben sich die kleinen Details von selbst. Suchen Sie nach Klarheit; falls der Puls verworren ist, ist die Energie nicht positiv. Suchen Sie nach Beständigkeit; finden Sie heraus, wie rein, vermischt oder einheitlich die Pulse sind. Man kann seinen Puls im Laufe der Zeit verändern. Indem man seine Einstellung ändert, ändert man den Puls.

Die Lage der Pulse und diagnostische Techniken

Der Handgelenkpuls befindet sich auf dem Lungenmeridian, der am Schulterbereich unter dem Schlüsselbein anfängt und am Arm hinunter über den Bizeps verläuft, dann durch die Ellbogenfalte geht und an der oberen Seite des Handgelenks entlang verläuft, bis er an der Spitze des Daumens endet. (Abb. A.2.) Sie können sogar gleich die Befindlichkeit des gesamten Körpers erfassen, wenn Sie den Puls am Handgelenk auf dem Lungenmeridian ertasten.

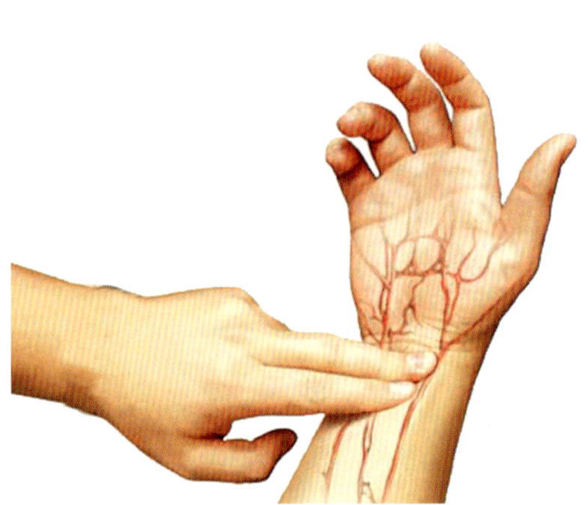

Abb. A.2. Den Puls auf dem Lungenmeridian spüren

Drei Pulspositionen: Cun, Guan, Chi

Um den Puls diagnostizieren zu können, muss der Proband den Arm ausgestreckt und entspannt mit den Handflächen nach oben halten. Wenn Sie den eigenen Puls messen wollen, halten Sie eine Handfläche nach oben und benutzen die Finger der anderen Hand, um die Radialarterie zu erfassen, die über den oberen Teil des Handgelenks verläuft. Ertasten Sie den hervorstehenden Knochen, der sich ungefähr 3 Zentimeter unterhalb des äußeren Handgelenks befindet. Drücken Sie mit Ihrem Mittelfinger auf diesen Punkt. Das ist das Zentrum des Pulsbereichs, die Guan-Position. Vor der Guan-Position unter dem Zeigefinger ist die Cun-Position, die Yang ist. Hinter der Guan-Position unter dem Ringfinger befindet sich die Chi-Position, die Yin ist. (Abb. A.3.)

Der Arzt findet den Puls, indem er zuerst die Guan-Position mit dem Mittelfinger ausmacht. Sein Zeigefinger und der Ringfinger berühren dann automatisch die Cun- und die Chi-Position. Es gibt allerdings eine kleine Minderheit von Menschen, deren Pulse nicht in dieser Position gefunden werden können. Bei ihnen liegen die Punkte an der äußeren Kante des Handgelenks und werden gegenüberliegende Guan-Pulse (Fan Guan Mai) genannt. Manche Menschen haben diese Pulse an einem Handgelenk, andere an beiden. Das liegt nicht an einer Krankheit, sondern rührt von einer normalen anatomischen Variante her.

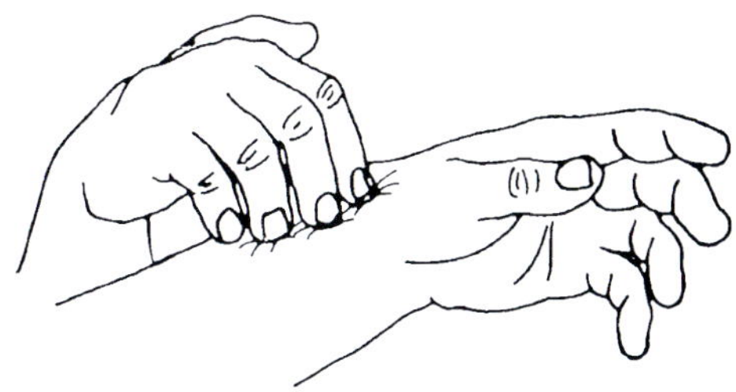

Abb. A.3. Die drei Pulspositionen ertasten

Die Positionen der Zang Fu-Organe

Der Gesundheitszustand der Zang Fu-Organe (Organe mit Bezug zu den Fünf Elementen) spiegelt sich am Puls des Handgelenks wider, wo jedes Organ an einer bestimmten Position liegt. Jedoch werden in verschiedenen Pulssystemen die Pulspositionen auf leicht unterschiedliche Weise interpretiert.

Ein bekanntes System arbeitet wie folgt:

- Die Cun-Position am linken Handgelenk ist dem Herzen zugeordnet.
- Die Guan-Position am linken Handgelenk gehört zu Leber und Gallenblase.
- Die Chi-Position am linken Handgelenk gehört zu Nieren, Dünndarm und Blase.
- Die Cun-Position am rechten Arm gehört zur Lunge.
- Die Guan-Position am rechten Handgelenk gehört zu Milz und Magen.
- Die Chi-Position am rechten Handgelenk gehört zum Tor des Lebens (Ming Men).

In dem Pulsklassiker *Mai Jing* wird die Chi-Position an beiden Handgelenken Shen Men genannt und benutzt diese prinzipiell, um die Veränderungen der Yin-Yang-Ausgeglichenheit in den Nieren zu diagnostizieren. Wenn das Yin und das Yang in den Nieren stark ist, ist der ganze Körper stark. Wenn aber Yin und Yang dort schwach sind, hat der Körper einen Mangel. Ist an der Chi-Position überhaupt kein Puls spürbar, dann bedeutet das, dass das Nieren-Yin und -Yang sehr schwach ist und bereits eine ernsthafte Erkrankung vorliegt.

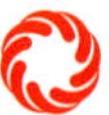

Den Puls spüren

1. Zuerst spürt man das, was der Bereich des Pulses genannt wird. Der Puls selbst kann sich in alle Richtungen ausdehnen oder der Bereich selbst kann sich anfühlen wie ein Nadelkopf.
2. Es kann auch sein, dass man den Puls erst dann spürt, wenn man etwas stärker drückt. Es kann sogar sein, dass man ihn noch nicht einmal berühren muss, da er bereits sichtbar ist.
3. Auch kann die Qualität des Pulses ertastet werden. Man kann einen drängenden oder kämpfenden Puls spüren, der sich so anfühlt, als ob er gegen die Finger prallt. Sein Gegenteil ist ein schwacher Puls, bei dem es den Anschein hat, als ob dieser sich wie ein Wattebausch zurückzieht, sobald man ihn berührt.

Verzeichnis einiger allgemeiner Pulsqualitäten

Gesunder Puls: Ein gesunder Puls fühlt sich gemäßigt an. Er ist weder zu schnell noch zu langsam, nicht zu groß oder zu klein, auch nicht zu stark oder zu schwach, zu tief oder zu oberflächlich und nicht zu grob oder hart. Ein gesunder Puls ist sanft, gleichmäßig, klar, weich, ruhig, ausgeglichen und zart, aber nicht zu sehr. Er schlägt viermal während eines Atemzugs. Stellen Sie sich diesen Puls vor, wenn Sie den einer anderen Person ertasten möchten.

Leerer Puls: Wenn Sie diesen Puls ertasten, fühlt es sich an, als ob Sie auf einen Wattebausch drücken. Es gibt nur ganz geringen Widerstand. Bei Menschen mit diesem Puls ist auch der Körper schwach und ohne Widerstand.

Schneller, aufgeputschter Puls: Ein schneller aufgeputschter Puls ist sehr Yang und schlägt mehr als fünfmal während einer Atemphase. Dieser Puls ist so kraftvoll, dass man meint, er versucht den Finger wegzudrücken. Man kann das Klopfen förmlich sehen. Das Herz könnte schneller schlagen, was auf ein Übermaß an Energie im Herz schließen lässt. Das kann wiederum auf zu wenig Energie anderswo deuten. Ein gesteigerter Puls kann auf eine Entzündung hinweisen.

Voller Puls: Dieser Puls ist voll und lang, hart und kraftvoll. Er fühlt sich an wie die gespannten Seiten eines Musikinstruments. Dies wird für gewöhnlich mit Leberproblemen in Verbindung gebracht.

Schlüpfriger Puls: Ein schlüpfriger Puls fühlt sich weich und rund an, wie glatte Perlen, die herumrollen. Das ist ein Zeichen für Probleme bei den Absonderungen der Schleimhäute oder ein stagnierendes Chi in den Organen, vielleicht in Verbindung mit Verdauungsstörungen.

Abgehackter oder grober Puls: Dieser Puls fühlt sich grob und unausgeglichen an. Das bedeutet, dass dem Blut aufgrund einer verminderten Organfunktion Chi fehlt.

Den Körpertyp beachten

Der Körpertyp spielt ebenfalls eine Rolle beim Lesen des Pulses: Bei einer größeren Person ist ein breiterer Puls und bei einer dünnen auch ein entsprechend dünner Puls zu erwarten.

Schaut man auf den Rumpf und ist dieser dünn, dann ist auch ein dünner Puls angemessen. Es muss eine Übereinstimmung zwischen Puls und Körpertyp bestehen. Das heißt, Geschwindigkeit, Tiefe, Stärke, Form und Länge eines Pulses müssen mit der Körperstruktur übereinstimmen.

Wenn also ein Mensch groß, der Puls aber klein ist, dann weist dies auf eine ernstzunehmende Unausgeglichenheit hin.

Der Begriff, der zumeist für Pulsdiagnose verwendet wird, heißt *Kan Mai* und bedeutet so viel wie »die Gefäße anschauen«. Was hier gemeint ist, ist aber das Fühlen der Bewegung in den Adern mit den Fingerspitzen. Vermutlich wurde der Ausdruck Kan Mai aus der frühen Zeit der Betrachtung der Adern wörtlich übernommen. So ist es zumindest beim *Su Wen*, bei dem Farbe als Indikator für die Art einer Krankheit eine Rolle spielt. Ein spezielles Netzwerk von Gefäßen dicht unter der Oberfläche des Körpers kann dazu beobachtet werden.

Wenn ihre Farbe weitgehend grün-bläulich ist,
dann existieren Schmerzen.
Wenn ihre Farbe weitgehend schwarz ist, dann besteht
eine Blockade.
Wenn sie gelb oder rot sind, dann ist Hitze vorhanden.
Wenn sie weitgehend weiß sind, dann besteht Kälte.
Wenn alle Farben erkennbar sind, dann sind sowohl Hitze
als auch Kälte vorhanden.

Pulspositionen und der Dreifache Erwärmer

Die Cun-, Guan- und Chi-Positionen des Pulses spiegeln auch die drei Aufteilungen des Dreifachen Erwärmers wider: Der Zeigefinger oder die Cun-Position entspricht dem oberen Erwärmer, der Mittelfinger oder Guan-Position spiegelt die Verfassung des mittleren Erwärmers wider und die Chi-Position lässt Schlüsse auf den unteren Erwärmer zu.

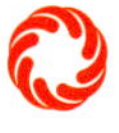

Die Organpulse des Dreifachen Erwärmers am eigenen Puls ertasten

1. Lassen Sie den Handrücken Ihrer linken Hand in der rechten Hand liegen und greifen Sie mit Ihrem Zeige-, Mittel- und Ringfinger um das linke Handgelenk unterhalb des Daumens herum.
2. Drücken Sie sanft mit Ihren drei Fingern, mit jedem nacheinander, bis Sie das stärkste Schlagen an jeder Position gefunden haben.

3. Während alle drei Finger drücken, verbinden Sie Ihren Zeigefinger mental mit Ihrem Brustkorb.
4. Verbinden Sie den Mittelfinger, der auf der Sehnenscheide liegt, mit dem Puls Ihrer Verdauungsorgane, der Milz, dem Magen, der Leber und Gallenblase und der Bauchspeicheldrüse.
5. Verbinden Sie den Ringfinger, der am weitesten von der Handgelenkfalte entfernt ist, mit dem urogenitalen Pulsbereich, dem Ort des ursprünglichen Chi zwischen den Nieren.

DEN PULS BEI EINER ANDEREN PERSON MESSEN

Wenn Sie den Puls einer Person ablesen möchten, arbeiten Sie am besten von der Seite her. Sie sollten nicht mit dem Arm quer über dem Körper des Patienten arbeiten. Es ist am einfachsten, die eigene linke Hand auf das rechte Handgelenk der betreffenden Person zu legen. Legen Sie die Fingerspitzen, nicht die Fingerbeeren, in einem Winkel von 90° auf das Handgelenk des Probanden und richten die Finger aus.

Seien Sie beim Erstasten des Pulses empfindsam und aufmerksam. Denken Sie nicht, Sie würden etwas anfassen, sondern lassen Sie das Gefühl zu, als ob etwas Sie berühren möchte, um Ihnen etwas über sich mitzuteilen. Entspannen Sie wie in einer Meditation. Ein gesunder Puls fühlt sich fest, aber nicht zu stark oder aggressiv an, auch nicht, als ob er sich versteckt, schwach oder verletzlich ist. Suchen Sie nach einem gemäßigten Widerstand und einer gemäßigten Stärke.

Bestimmen Sie den Puls in den drei Positionen (Cun-, Guan- und Chi-Position). Ist der Puls schwach in einer der drei Positionen? Oder ist er in allen schwach? Vielleicht entwickelt der Puls sich auch schwach oder stark und zeigt damit den energetischen Zustand der Person in Bezug auf eine Krankheit an. Die Person könnte auch einen heftigen Puls haben, der sich gespannt anfühlt. Er mag sich aber auch an manchen Stellen gespannt und an anderen schwach anfühlen. Das sind Merkmale, nach denen man sucht. Beobachten Sie, ob sich der Puls entspannt und ob manche der schwachen Stellen sich auffüllen und der Pulsschlag gleichmäßig wird.

Die Pulseigenschaften unterscheiden

Die wichtigsten Unterscheidungen, mit denen man anfangen sollte, sind: Überschuss oder Mangel, voll und stark oder schwach, dünn und leer. Wenn man das Blut im Blutgefäß fühlt und es dünn ist, deutet das auf einen Mangel an Blut hin. Ein schwacher, dünner Puls ist ein Zeichen von Schwäche, während ein voller Puls, der schlüpfrig ist, anzeigt, dass das Blut voller Energie ist.

Andere Eigenschaften, auf die man schauen kann, sind: drahtig, oberflächlich und tief. Ein drahtiger Puls fühlt sich an, als ob man auf eine Saite aus Stahl oder Fieberglas eines Instrumentes drückt. Das Gefühl von einem Stahlseil, das deutlich gegen die Finger schlägt, würde man als drahtigen Puls beschreiben, während man einen Puls, der etwas sanfter schlägt, Fadenpuls nennen würde. Diese beiden spiegeln vorrangig Emotionen wider und werden mit Unausgeglichenheit von Leber und Galle assoziiert.

Idealerweise sollte ein Gleichgewicht zwischen vollständig oberflächlichen und tiefen Eigenschaften bestehen. Wenn man sehr stark drücken muss, um überhaupt etwas zu spüren, könnte man sagen, dass der Puls tief ist und dass an der Oberfläche des Körpers nicht genug Energie ist, um diesen zu verteidigen. Das kann dazu führen, dass der Patient anfällig für Erkältungen ist. Wenn man aber einen ziemlich starken Puls spürt, kaum dass man das Handgelenk berührt, aber sehr wenig Energie da ist, wenn man tiefer drückt, weist das auf einen oberflächlichen oder überflutenden Puls hin. Bei solch einem Puls sollte man die Nieren-, die Milz- oder Yin-Energie stärken. Wenn die Yin-Organe im Mangel sind, unterstützen sie die Yang-Organe nicht mehr, die dann die Yang-Energie nicht mehr halten können. Dadurch steigt die Vitalenergie auf, aus dem Körper heraus, und verursacht einen oberflächlichen Puls.

Wenn man ein Problem in der Lunge oder im Dickdarm hat, kann man auch einen oberflächlichen Puls haben, der zeigt, dass die Hautoberfläche des Körpers mit kranker Energie kämpft und sich mit dem Rest des Köpers in Konflikt befindet. Man kann diesen Konflikt spüren, wenn er als ein überfließender Puls an der Oberfläche des Körpers ist. Die Person könnte eine Erkältung haben, weil Lunge und Dickdarm in direkter Beziehung zur Haut stehen.

Die Pulse der Organe ertasten

Man kann den Zustand eines jeden Organs individuell am oberen Rand des Handgelenks erspüren. (Abb. A.4. und A.5.) Wenn Sie so vorgehen möchten, können Sie die unterschiedlichen Eigenschaften des Pulses zu jeder der weiter vorne aufgelisteten Positionen nachlesen.

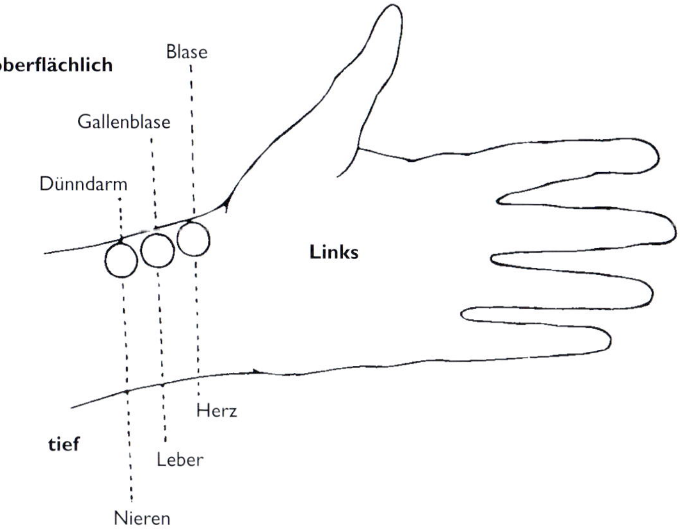

Abb. A.4. Pulse am linken Handgelenk

Pulse am linken Handgelenk

Wenn man den Puls am linken Handgelenk aufspürt und der Zeigefinger dabei nahe der Handgelenkfalte liegt, kommt die Verfassung zweier Organe zum Vorschein. Der Dünndarm zeigt sich an der Oberfläche. Drückt man etwas mehr in die Tiefe, kann der Zustand des Herzens abgelesen werden. Der Mittelfinger erfasst an der Oberfläche den Zustand der Gallenblase und etwas darunter den Zustand der Leber. Der

Ringfinger, der am weitesten von der Handgelenkfalte entfernt ist, kann an der Oberfläche die Verfassung der Blase und in der Tiefe die der Nieren erkennen lassen.

Pulse am rechten Handgelenk

Wenn man den Puls am rechten Handgelenk aufspürt und der Zeigefinger dabei nahe der Handgelenkfalte liegt, ist der Dickdarmpuls an der Oberfläche und der Lungenpuls in der Tiefe zu spüren. Der Mittelfinger erfasst an der Oberfläche den Magenpuls und in der Tiefe den der Milz. Der Ringfinger kann die Verfassung des Dreifachen Erwärmers an der Oberfläche spüren und in der Tiefe den Zustand des Herzbeutels.

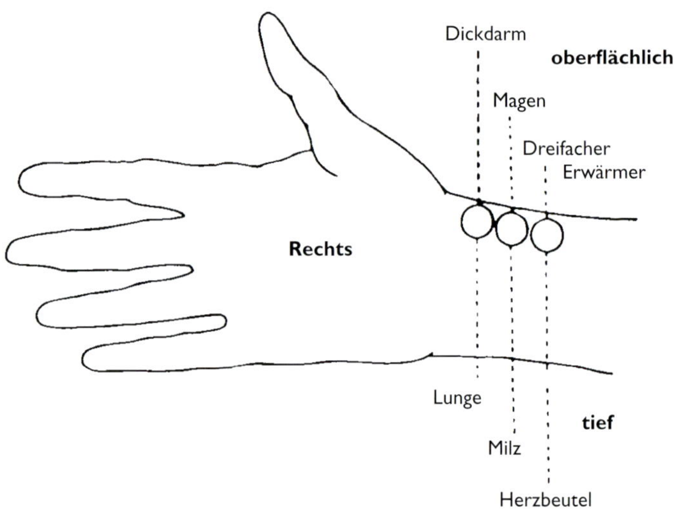

Abb. A.5. Pulse am rechten Handgelenk

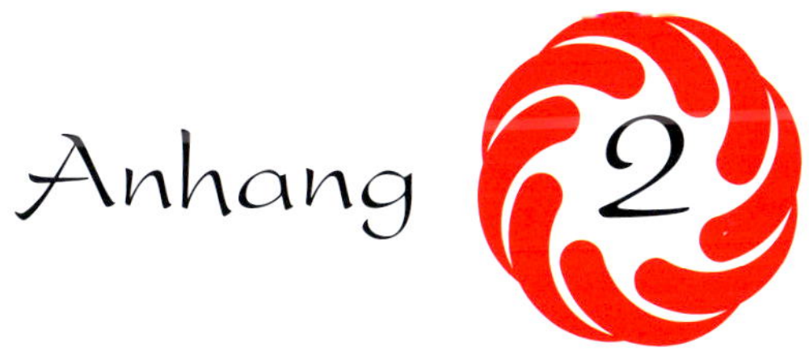

Anhang 2

Behandlung gesundheitlicher Unausgewogenheit mit der Lebenspuls-Massage

Wenn man daran arbeitet, den Blut- und Energiefluss auf unterschiedlichen Körperebenen zu verbessern, so kann die Lebenspuls-Massage dabei helfen, Krankheiten, die sich aus einer Ansammlung von Spannung und Giften, Verstopfungen, blockierten Gefäßen, Stagnation und aus zu hohem oder zu niedrigem Blutdruck entwickelt haben, zu heilen. Sie kann auch Entzündungen in den Gefäßen, Nerven, Gelenken und Organen reduzieren, die von Unfällen, Verstauchungen oder Brüchen stammen. Ebenso kann sie bei Blutproblemen und Gefäßerweiterungen sowie bei Migränekopfschmerz und Herzproblemen helfen. In Ergänzung zu den Abläufen der Lebenspuls-Massage, wie in den Kapiteln 5 bis 8 beschrieben, kann der Anwender sich auch auf spezielle Unausgeglichenheiten fokussieren.

Im Folgenden wird eine Liste von gängigen Unausgeglichenheiten aufgeführt, und es werden Ratschläge gegeben, wie sie mit der Lebenspuls-Massage behandelt werden können.

SYMPTOME DER BAUCHORGANE

- Abflussprobleme in Lunge und Zwerchfell, Asthma/Bronchitis: Synchronisieren Sie die Pulspunkte der Lunge (Arterien der Achsel, der inneren Brust und der Aorta und das Herz), die in Verbindung zum Mikrozirkulationspuls der Lunge gesehen werden.
- Abflussprobleme der Leber:
Arbeiten Sie an den Leber- und Milzpulsen (Bauchspeicheldrüsenpulse) für Vitalität und Immunkraft.
- Schwierigkeiten mit der Niere:
Aktivieren Sie die Mikrozirkulation der Adrenalindrüsen (Nebennierendrüsen), um die Vitalität wieder in Gang zu bringen und Stress zu reduzieren.
- Verdauungsstörungen, Entleerung der Därme:
Aktivieren Sie das Fluten, pumpen und verstärken Sie die Mikrozirkulation.
- Magenschleimhautentzündung, Geschwüre und dergleichen:
Gleichen Sie die Pulse von Magen, Milz und Bauchspeicheldrüse aus.

RÜCKENBESCHWERDEN

- Schmerzen im unteren Rücken und Ischiasschmerz:
Arbeiten Sie an den Pulsen des Lenden-Kreuz-Geflechts und an den Beinpulsen.
- Bandscheibenvorfall:
Gleichen Sie die Wirbelpulse aus.
- Schwere Beine, Schwierigkeiten, Blut zurückzuleiten:
Aktivieren Sie Nieren-, Adrenalindrüsen- und Beinpulse.
- Krämpfe, unzureichende Blutversorgung in Sehnen und Nerven:

Aktivieren Sie die Mikrozirkulation an den betroffenen Stellen und synchronisieren Sie die lokalen Pulspunkte mit dem Hauptpuls.

BLUTDRUCKPROBLEME

- Hoher oder niedriger Blutdruck kann wieder ausgeglichen werden, indem Blockaden zwischen Herz- und Nierenarterien gelöst werden, durch Fluten und Ausgleichen der Pulse von Brust, Aorta und Oberschenkel.

GYNÄKOLOGISCHE PROBLEME

- Aktivieren Sie die Mikrozirkulation des Perineums mit den Pulsen der Genitalien, der Oberschenkel und des Kreuzbeins, sowie mit den inneren Beckenarterien und den Beckenarterien.
- Fluten Sie die Oberschenkelpulse (Leistenarterien).

SCHÄDELPROBLEME

- Migräne, Schmerzen am Kopf:
  Gleichen Sie die Pulse von Schlüsselbein, Halsschlagader, Gesicht und Halswirbel aus.

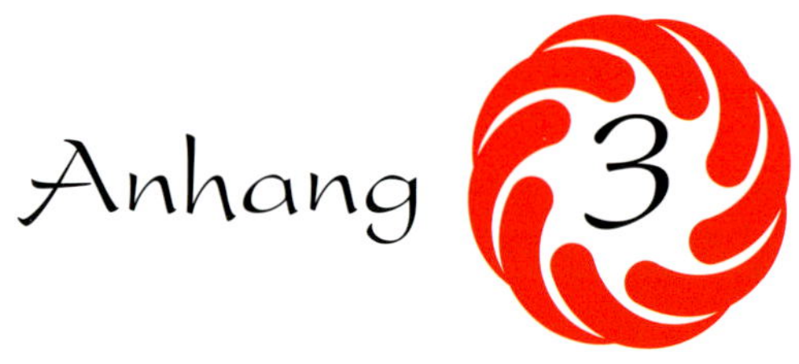

Anhang 3

Verzeichnis der Hauptarterien

KOPF UND NACKEN

Hintere Ohrschlagader: Arterie, die Blut zum Ohr bringt

Hinterkopfarterie: Arterie, die Blut in den Kopf bringt

Äußere Halsschlagader: Halsarterie, die Blut ins Gesicht leitet

Innere Halsschlagader: Halsarterie, die Blut ins Gehirn führt

Halsschlagader (links): Arterie, die Blut in die linke Seite des Halses bringt

Rechte Wirbelsäulenarterie: Die Arterie liegt auf der rechten Seite und führt Blut zur Wirbelsäule.

Halsschlagader (rechts): Arterie, die Blut in die rechte Seite des Halses bringt

Obere Schilddrüsenarterie: Arterie, die Blut zur Schilddrüse bringt

Zungenarterie: Arterie, die Blut zur Zunge führt

Gesichtsarterie: Arterie, die Blut ins Gesicht leitet

Oberkieferarterie: Arterie, die Blut in den Oberkiefer leitet

Oberflächliche Schläfenarterie: Arterie, die Blut an die Oberfläche der Haut der Schläfen bringt

BRUSTKORB UND ARME

Armarterie: Hauptarterie des Arms

Oberarmarterie: Arterie, die Blut in den Arm bringt

Tiefe Oberarmarterie: Arterie, die Blut in den inneren Teil des Armes führt

Achselarterie: Arterie, die Blut in die Achselhöhle bringt

Linke Schlüsselbeinarterie: Arterie, die Blut unterhalb des linken Schlüsselbeins, zum Arm, zum Hals und Kopf leitet

Rechte Schlüsselbeinarterie: Arterie, die Blut unterhalb des rechten Schlüsselbeins zum Arm, Hals und Kopf führt

Oberflächliche Handflächenarterie: Die Arterie liegt im Zentrum des Handgewölbes.

Ellenarterie: Die Arterie liegt im Bereich der Elle.

Allgemeine Zwischenknochenarterie: Arterie, die zwischen zwei Knochen des Unterarms liegt

Speichenarterie: Arterie, die im Bereich der Speichen liegt

Brustaorta: Hauptarterie des Brustkorbs

Rechte Herzarterie: Arterie, die das Gewebe der rechten Seite des Herzens versorgt

BAUCH UND BECKEN

Aorta: Hauptarterie im Bauchbereich

Aortenstamm: Arterie, die im Bauch die Verdauungsorgane – Leber, Magen, Milz, Duodenum und Bauchspeicheldrüse – versorgt

Obere Eingeweidearterie: Arterie, die Blut in den oberen Bauchbereich führt

Untere Eingeweidearterie: Arterie, die Blut in den unteren Bauchbereich leitet

Nierenarterie: Arterie, die Blut in die Nieren bringt

Geschlechtsdrüsen- oder Genitalarterie: Arterie, die Blut zu den Geschlechtsorganen führt

Gemeinsame Hüftarterien: Hauptarterien der Beine

Innere Hüftarterien: Innerer Ast der Hüftarterien

Äußere Hüftarterien: Äußerer Ast der Hüftarterien

BEINE UND FÜSSE

Oberschenkelarterie: Arterie, die Blut in den Oberschenkel bringt

Tiefe Oberschenkelarterie: Arterie, die Blut in den inneren Oberschenkel leitet

Wadenbeinarterie: Arterie, die Blut in das untere Bein führt

Vordere Schienbeinarterie: Arterie, die Blut in den vorderen, unteren Teil des Beins bringt

Hintere Schienbeinarterie: Arterie, die Blut in den hinteren, unteren Teil des Beins leitet

Kniekehlenarterie: Arterie, die Blut in den hinteren Teil des Knies bis hinunter zum hinteren Fuß bringt

Innenfußarterie: Arterie, die Blut in den inneren Teil des Fußes führt

Fußsohlenbogenarterie: Arterie, die Blut in den Fußrücken bringt

Seitliche Fußsohlenbogenarterie: Arterie, die Blut zur seitlichen Fußsohle leitet

Mittlere Fußsohlenbogenarterie: Arterie, die Blut zum mittleren Teil der Fußsohle führt

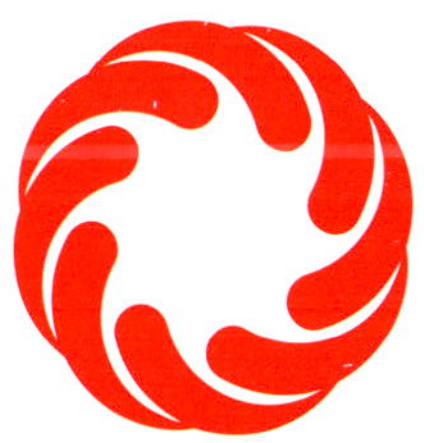

Danksagung

Das Universal-Tao-Publikationsteam, das mit der Vorbereitung und der Produktion des Lebenspuls-Massage-Buches beschäftigt war, möchte seine Dankbarkeit auf Generationen taoistischer Meister ausdehnen, die ihr Spezialwissen in mündlicher Übertragung über Tausende von Jahren überliefert haben. Wir möchten auch den Tausenden unbekannten Frauen und Männern aus früheren chinesischen und thailändischen Heilkünsten danken, die viele der Techniken und Konzepte entwickelt haben, die in diesem Buch vorgestellt werden.

Wir danken außerdem dem Chi Nei Tsang-Lehrer Dr. Mui Yimwattana und dem taoistischen Meister Yi Eng, die beide so geduldig ihre Schüler unterrichteten. Ohne uns an unsere Eltern und Lehrer zu erinnern, wären die andauernden Anstrengungen, das *Universal Healing Tao*-System zu präsentieren, ohne Freude oder Befriedigung. Unsere ewige Dankbarkeit und Liebe gilt ihren Geschenken. Wir bewundern die große Aufgabe, der sie sich verpflichtet haben.

Dank auch an den Lehrer Mr. Wasan Chaichakan des Krankenhauses für alte Medizin für seine Erklärungen des traditionellen Nuad Thai. Wir danken Florian Journot für die Ergänzungen aufgrund seiner Recherchen und die anatomischen Illustrationen. Wir danken den vielen tatkräftigen Helfern, die für die endgültige Form dieses Buches erforderlich waren, darunter den Mitarbeitern des Amra Verlages unter der Leitung von Michael Nagula, bei dem die deutschsprachigen Ausgaben von Mantak Chias Werken ein neues Zuhause gefunden haben.

Wir möchten überdies folgenden Menschen für die Produktion der ersten englischsprachigen Ausgabe dieses Buches danken: Colin Drown für seine redaktionelle Arbeit und seine schriftlichen Ergänzungen sowie seine Ideen für die Titelseite, Aisha Sieburth für ihre Recherche, Übersetzungen, schriftliche und redaktionelle Arbeit und Dirk Al für seine schriftlichen Beiträge als auch für seine Ideen zu taoistischer kosmischer Regeneration. Wir erkennen ihre Recherchen und ihren umfassenden Beitrag mit großer Dankbarkeit an.

Unser Dank für die vorliegende deutsche Übersetzung aus dem Englischen geht an Josefine Reimig, für die medizinischen Recherchen an Anne-Christine Heuhsen und für die Textbearbeitung an Wolfgang Heuhsen. Unser ganz besonderer Dank gilt dem ursprünglichen thailändischen Produktionsteam dieses Buches: Hirunyathorn Punsan, Sopitnapa Promnon, Udon Jandee und Suthisa Chaisarn.

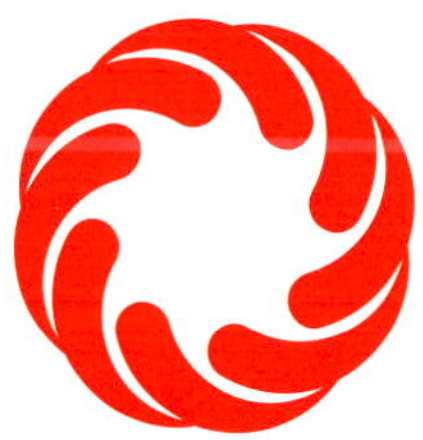

Literaturempfehlungen

Bücher von Mantak Chia

Advanced Chi Nei Tsang: Enhancing Chi Energy in the Vital Organs. Rochester, Vt.: Destiny Books 2009.

Chi Nei Tsang: Chi Massage for the Vital Organs. Rochester, Vt.: Destiny Books 2007.

Karsai Nei Tsang: Therapeutic Massage for the Sexual Organs. Rochester, Vt.: Destiny Books 2011.

The Taoist Soul Body: Harnessing the Power of Kan and Li. Rochester, Vt.: Destiny Books 2007.

Weitere Bücher

Jean Baptiste Marc Bourgery, *Atlas of Human Anatomy and Surgery.* Illustriert von Nicolas Henri Jacob, Neuausgabe in zwei Bänden, Taschen Verlag, Köln 2015 (Original 1831-1854).

Sarah Brewer, *The Human Body: A Visual Guide to Human Anatomy*. Quercus Editions, London 2011.

Carmine D. Clemente, *Anatomy: A Regional Atlas of the Human Body*. 4. Ausgabe, Lippincott Williams & Wilkins, Philadelphia 2010.

Nadine Quéré, *La Pulsologie: Méthode Danis Bois*. Editions Point d'Appui, Ivry-sur-Seine 2004.

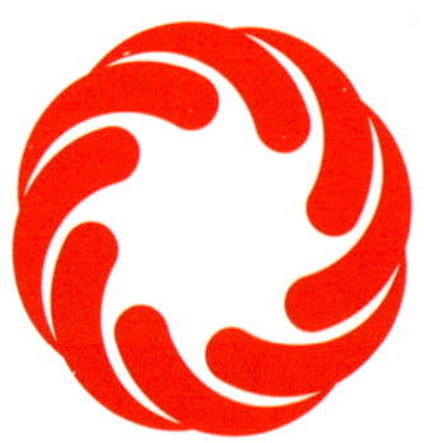

Über die Autoren

MANTAK CHIA

Großmeister Mantak Chia ist der Begründer von *Healing Tao U.S.A.*, des *Universal Tao*-Systems und Geschäftsführer des *Universal Tao Center* und *Tao Garden Health & Spa Resort and Training Center* in Chiang Mai, in der wunderschönen nördlichen Landschaft von Thailand gelegen. Seit seiner Kindheit hat er die taoistische Sichtweise auf das Leben studiert. Die Meisterschaft dieses alten Wissens, unterstützt durch sein Studium anderer Disziplinen, ist in die Entwicklung des *Universal Healing Tao* eingeflossen, das jetzt überall auf der Welt gelehrt wird.

Mantak Chia wurde 1944 als Sohn chinesischer Eltern in Thailand geboren. Als er sechs Jahre alt war, lehrten ihn buddhistische Mönche die Technik des »Sitzens und der Geistesstille«. Noch während seiner Grundschulzeit lernte er traditionelles Thai-Boxen. Es folgte Unterricht in Tai Chi Chuan bei Master Lu, der ihn bald auch in Aikido, Yoga und tiefere Ebenen des Tai Chi einführte. Jahre später, als er in Hong Kong studierte und sich in Leichtathletik hervortat, stellte ein älterer Studienkollege namens Cheng Sue-Sue ihn seinem ersten esoterischen Lehrer und Taoistischen Meister namens Meister Yi Eng (I Yun) vor. Er vermittelte Mantak Chia sechs Kategorien, die dieser zu neun Stufen ausbaute und damit ein vollständig neues System entwickelte.

Zu diesem Zeitpunkt begann Mantak Chia, sich tiefer mit der taoistischen Lebensart zu beschäftigen. Er lernte, wie Energie durch den »Kleinen Kreislauf« im Körper geleitet wird, und befasste sich mit der Praxis der Fusion der Fünf Elemente und damit, wie die weiteren sechs Sonderkanäle geöffnet werden. Als er die innere Alchemie erlernte, wurde er in die Erweckung von Kan und Li und die Wiedervereinigung von Mensch und Himmel eingeführt. Dies war die motivierende Grundlage für ihn, weitere esoterische Praktiken zu erlernen und zu verstehen. Es war Meister Yi Eng, der ihn autorisierte zu unterrichten und zu heilen.

In seinen frühen Zwanzigern studierte Mantak Chia in Singapur bei Meister Meugi, der ihn Kundalini, taoistisches Yoga und die Buddha-Hand lehrte. Er war bald in der Lage, Blockaden im Energiefluss des Körpers zu lösen. Er lernte auch, Lebenskraft über seine Hände zu übertragen, sodass er Meister Meugis Patienten heilen konnte. Von Dr. Mui Yimwattana lernte er Chi Nei Tsang in Thailand und nahm wenig später Unterricht bei Meister Cheng Yao-Lun, der ihm die Shao Lin-Methode der inneren Kraft beibrachte. Er lernte das gut gehütete Geheimnis der Organ-, Drüsen- und Knochenübungen, bekannt als Knochenmark Nei Kung, sowie die Stärkung und Erneuerung der Sehnen. Meister Cheng Yao-Luns System kombinierte Thai-Boxen und Kung Fu. Zu dieser Zeit lernte er außerdem bei Meister Pan Yu, dessen System taoistische buddhistische und Zen-Lehren kombinierte. Meister Pan Yu brachte ihm auch bei, wie man Yin- und Yang-Kraft zwischen Mann und Frau austauscht und einen Eisen-Körper entwickelt.

Um den Mechanismus hinter heilender Energie besser zu verstehen, studierte Meister Chia zwei Jahre lang westliche Anatomie und Medizin. Während des Studiums leitete er die Westetner Company. Er nutzte dabei sein Wissen um den Taoismus und die starken Erdungsübungen aus den neun Stufen, kombiniert mit anderen Disziplinen. Dann begann Meister Chia, das *Universal Healing Tao* zu unterrichten. Er bildete selbst Lehrer aus, um das Wissen zu verbreiten, und gründete schließlich das *Natural Healing Center* in Thailand. Fünf Jahre später beschloss er, nach New York zu ziehen, wo er 1979 das *Healing Tao Center* gründete. Während seiner Zeit in Amerika führte er seine Studien im Wu Tai Chi-System mit Edward Yee in New York fort.

Seitdem hat Meister Chia viele Tausende von Schülern weltweit unterrichtet. Er hat über 6.000 Lehrer und Praktizierende aus aller Welt ausgebildet und zertifiziert. *Universal Healing Tao Center*, *Chi Nei Tsang Institute*, *Cosmic Healing Foren* und *Immortal Tao Health* sowie ganzheitliche Praxen, die mit seinen Methoden und Techniken arbeiten, haben sich an allen möglichen Orten gebildet – in Nordamerika, Europa, Asien, Afrika und Australien.

Im Juni 1990 wurde Meister Chia in San Francisco vom International Congress of Chinese Medicine and Qi Gong (Chi Kung) als Qi Gong-Meister des Jahres ausgezeichnet. 1994 kehrte er nach Thailand zurück, wo er mit dem Aufbau des *Tao Garden Health Spa and Resort* und des *Universal Healing Tao Training Center* in Chiang Mai begann. Sechs Jahre später waren der *Tao Garden* und das Trainingszentrum mit zwei Meditationshallen, zwei Freiluftpavillons für Chi Kung, einer geschlossenen Tai Chi-Halle, einem Schwimmbecken, dem medizinischen Pakua-Zentrum, einer Fitnesshalle und kompletten Erholungseinrichtungen fertig gestellt.

2002 wurden zum ersten Mal die taoistischen Unsterblichkeitsübungen mit der Dunkelraum-Technologie verbunden, wobei die vollständigen Bedingungen für die Praxis höherer taoistischer Techniken zur Verfügung gestellt wurden.

Im September 2003 eröffnete Meister Chia dann den medizinisch ganzheitlichen Wellnessbereich, wobei er westliche und östliche Technologie mit traditioneller Thai-Massage, indischen Ayurveda-Therapien und chinesischem Chi Nei Tsang (energetischer Organmassage) anwendet. Der Wellnessbereich wird von graduierten Medizinern und Ärzten mit ganzheitlicher Ausbildung beaufsichtigt.

Ein komplettes ganzheitliches Mind, Body & Spirit-Training wurde im März 2004 im *Tao Garden* eingeführt. Im Juli 2009 ergänzte Meister Chia es durch das Fünf-Sterne-Acht-Kräfte-Entgiftungs-Spa mit Sauna, therapeutischem Warmwasserbecken, Jacuzzi und inneren Massagetechniken. 2010 feierten die *Healing Tao*-Lehrer Meister Chias dreißigjähriges Unterrichten in Anwesenheit von mehr als 200 Lehrern mit einem Kongress im *Tao Garden*. Im selben Jahr wurde er von der World Medical Qi Gong Society nominiert und ausgezeichnet.

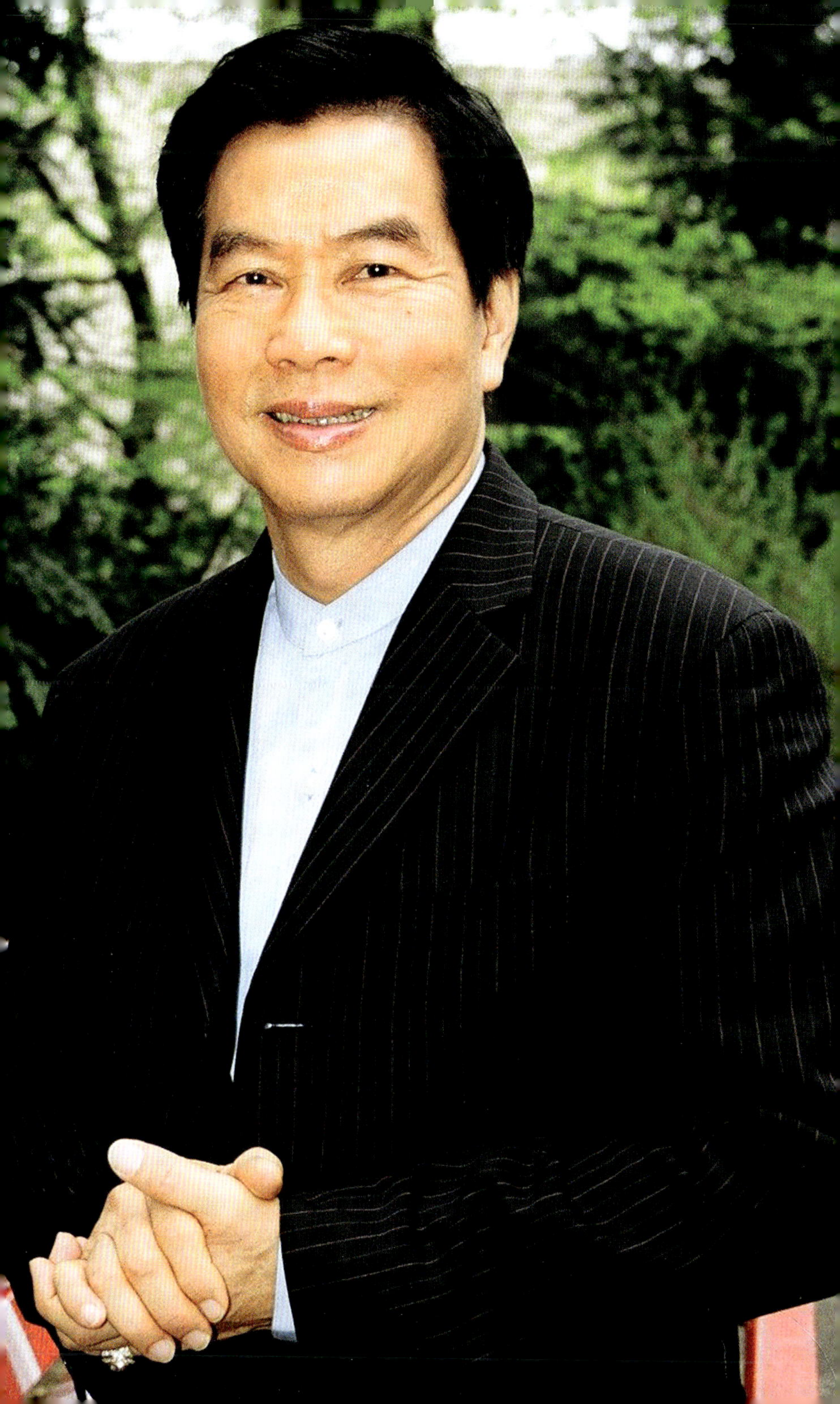

Bei Erscheinen der »Mind Body Spirit«-Liste war Großmeister Mantak Chia unter den 100 einflussreichsten spirituellen Lehrern auf Platz 18 gelistet. Auf dem 14. Weltkongress über Qigong und TCM in Toronto, Kanada, wurde er zum Qigong-Meister des Jahres 2012 gewählt. Er war einer von 21 hochrangigen Großmeistern, Meistern und Forschern aus sechs Ländern, die auf dem Kongress referierten. Dies machte den Kongress 2012 zu einer der weltweit bedeutendsten Veranstaltungen für Qigong und Traditionelle Chinesische Medizin.

Meister Chia ist ein warmherziger, freundlicher und hilfsbereiter Mensch, der sich selbst in erster Linie als Lehrer sieht. Er präsentiert das *Universal Healing Tao*-System in einer geradlinigen und praxisbezogenen Art, während er ständig sein Wissen und seinen Unterricht erweitert.

AISHA SIEBURTH

Aisha Sieburth ist Senior Instructor des *Universal Healing Tao*-Systems, Chiang Mai, Thailand. Sie lebt und arbeitet in Avignon/Frankreich als Leiterin der Schule für taoistische Vitalität und des Soulimet-Vereins, die sie 1998 als Brücke zwischen westlichen und östlichen Zugängen zu althergebrachten Heilkünsten und zeitgemäßen Methoden aufgebaut hat. Sie wurde in Boston/USA geboren und hat einen Bachelor-Abschluss in Kunst und Humanwissenschaften der Universität von Tufts. Kontinuierlich setzt sie ihre Untersuchungen und künstlerischen Aktivitäten fort, um die Verbindung zwischen alten Heilkünsten und modernen Perspektiven herzustellen.

Seit ihrer frühen Kindheit wurde Aisha in Japan, Europa und Indien in traditionelle Meditationsformen, heilende Körperarbeit und klassischen Tanz eingeführt. Sie hat immer den Weg verfolgt, durch Energiearbeit den Geist mit dem Körper zu vereinen. In Dankbarkeit für ihre vielen Lehrer und Mantak Chia reist sie, das *Universal Healing Tao*-System lehrend, durch Asien und ganz Europa. Sie ergänzt dies mit chinesischer und thailändischer Medizin, Kung Fu Wushu, kombiniert mit kinästhetischer Anatomie und ihrer Leidenschaft für Tanz und Darstellung.

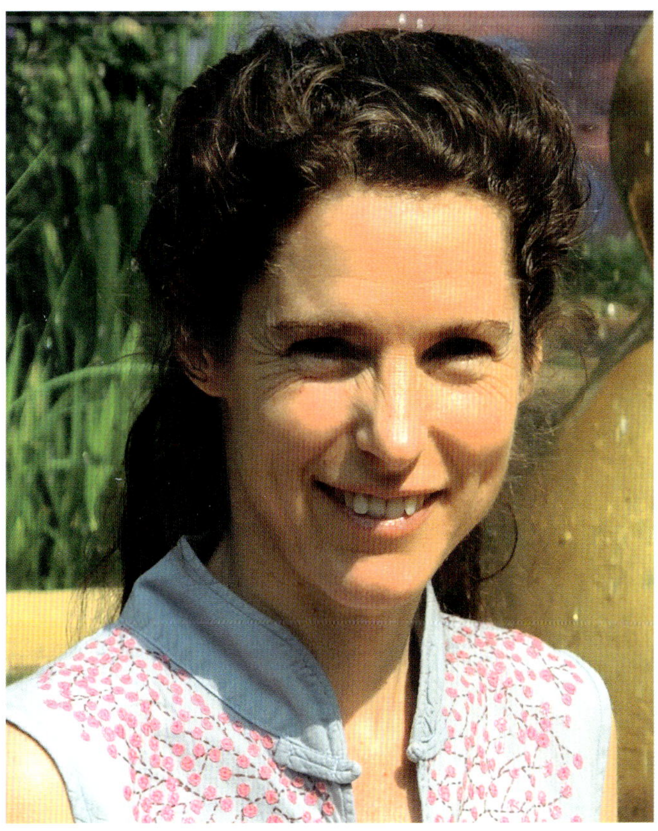

Als Lehrerin und Praktizierende von taoistischer Energiearbeit und Chi Nei Tsang sind ihre Workshops die Frucht ihrer Erfahrungen und bieten eine ganzheitliche Annäherung an Selbstheilung durch energetisches Bewusstsein, Meditation und Bewegung, inspiriert durch Übungen der taoistischen inneren Alchemie und der inneren Kampfkünste sowie des Chi Nei Tsang.

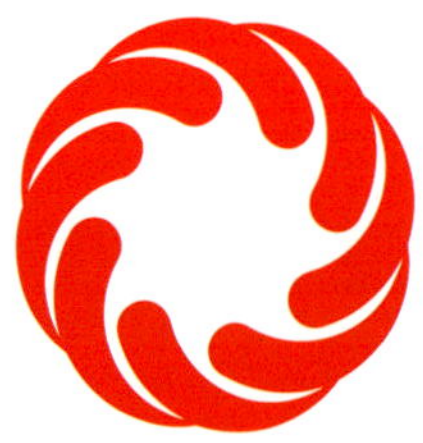

Das System des Universal Healing Tao und seine Ausbildungsstätten

Das System des Universal Healing Tao

Das höchste Ziel der taoistischen Praxis besteht darin, physische Grenzen durch die Entwicklung von Geist und Seele in der menschlichen Existenz zu überschreiten. Dies ist auch das Leitmotiv von *Universal Healing Tao*, eines praxisbezogenen Systems der Selbstentwicklung, das Individuen dazu befähigt, ihre eigene harmonische Entwicklung von Körper, Geist und Seele zu vervollständigen. Durch eine Reihe alter chinesischer meditativer Energieübungen lernt der Praktizierende, seine physische Energie zu verbessern, Spannungen zu lösen, die Gesundheit zu fördern, Selbstverteidigung und die Fähigkeit, sich selbst und andere zu heilen. Während sie sich eine solide gesundheitliche Basis erschaffen, entwickelt sich bei den Praktizierenden auch ihr spirituelles Potenzial, indem sie sich mit den natürlichen Energien von Sonne, Mond, Erde, Sternen und den Kräften aus der Umgebung verbinden.

Die Praktiken des *Universal Healing Tao* haben sich aus alten Techniken entwickelt, die in den Abläufen der Natur verwurzelt sind. Sie wurden in einem stimmigen zugänglichen System zum Wohlbefinden gesammelt und integriert, das unmittelbar mit der Lebenskraft, dem Chi, wirkt, das durch das Meridiansystem des Körpers fließt.

Groß-Meister Chia hat Jahrzehnte damit verbracht, Techniken zum Unterrichten dieser traditionellen Praktiken zu entwickeln und zu perfektionieren, um damit weltweit Schüler in fortlaufenden Kursen, Workshops und Einzelunterweisungen zu unterrichten. Auch Bücher und Videos und Hörmaterial hat er erstellt.

Weitere Informationen erhalten Sie unter:
www.universal-tao.com

Das Universal Healing Tao Trainings Center

Das *Tao Garden Resort and Training Center* im Norden Thailands ist das Zuhause von Großmeister Mantak Chia und dient als weltweites Zentrum für *Universal Healing Tao*-Aktivitäten. Dieses Zentrum umfasst Wellness, ganzheitliche Gesundheit und Ausbildung. Es liegt auf einem 80 Hektar großen Gelände, umgeben von den Ausläufern des Himalaya und nahe der Stadt Chiang Mai mit historischer Stadtmaucr. Scine heitere Szenerie ergibt sich aus Blumen- und Kräutergärten, ideal für Meditation, offenen Pavillons für die Qui Gong-Praxis und einem Gesundheits- und Fitness-Spa. Im Zentrum werden ganzjährlich Kurse angeboten, zusätzlich dazu gibt es spezielle Sommer- und Winterretreats. Das Zentrum bietet Platz für 200 Menschen, und besondere Arrangements für Gruppen können getroffen werden.

Kurse, Bücher, Produkte und anderes mehr:

Universal Healing Tao Center
274 Moo 7, Luang Nua
Doi Saket, Chiang Mai
50220 Thailand
Telefon: 0066-53-921 200
Fax: 0066-53-495-852
E-Mail: universaltao@universal-tao.com
Internetseite: www.universal-tao.com
www.universal-tao.com, www.tao-garden.com

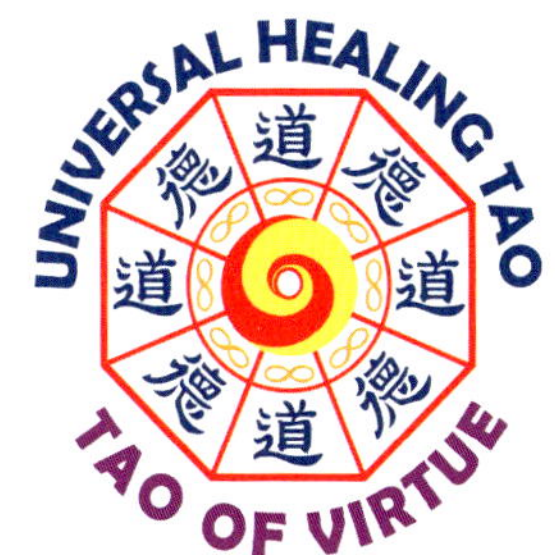

Informationen zu den Retreats und zum Kurbereich:

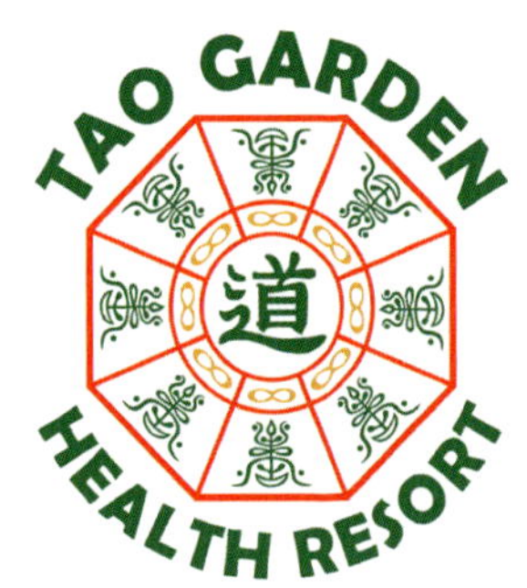

Tao Garden Health Spa & Resort
274 Moo 7, Luang Nua
Doi Saket, Chiang Mai
50220 Thailand
Telefon: 0066-53-921-200
Fax: 0066-53-495-852
E-Mail: info@tao-garden.com,
taogarden@hotmail.com
Internetseite: www.tao-garden.com

Kontakt in Deutschland:

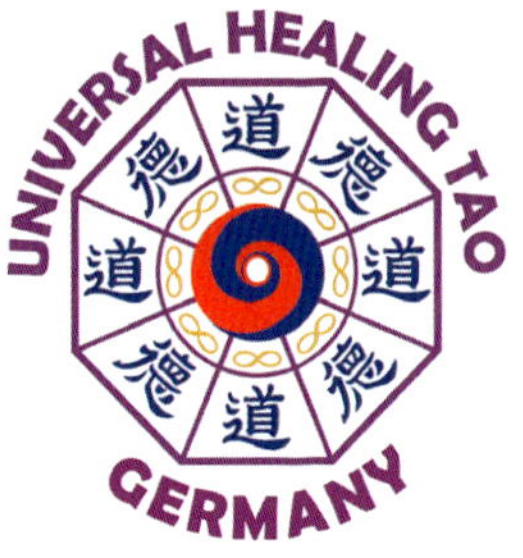

UHT Country Coordinator Germany
Wolfgang Heuhsen
Lorenzstraße 64
12209 Berlin, Germany
Telefon: 0049-30-772 32 00
Fax: 0049-30-773 912 08
E-Mail: info@tao-berlin.de
Internetseite: www.tao-berlin.de

und

UHT Chi Nei Tsang Senior Teacher
Josefine Reimig
Tempelhofer Damm 183
12099 Berlin, Germany
Telefon: 0049-30-75 70 76 88
Fax: 0049-30-75 70 73 69
E-Mail: josefine.reimig@t-online.de

Good Chi – Good Heart –
Good Intention

Gutes Chi – Gutes Herz –
Gute Absichten

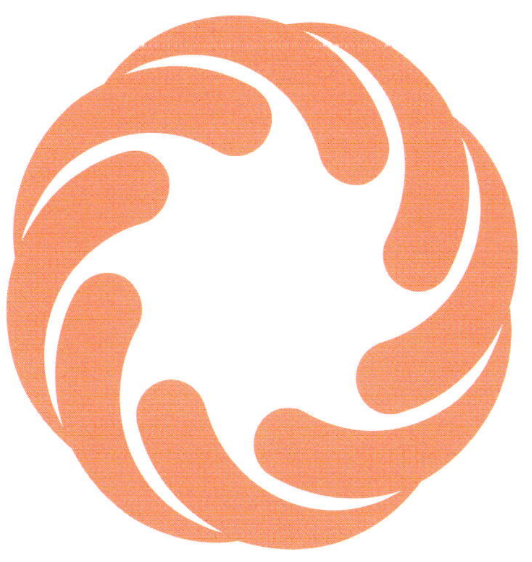

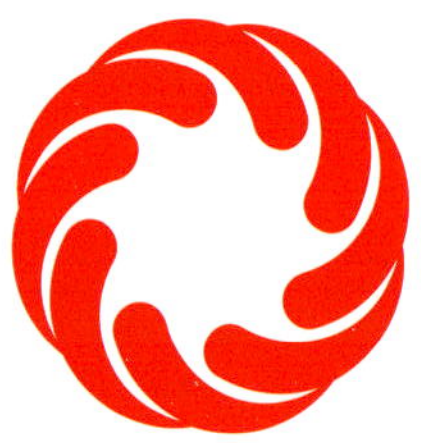

Register

I

J

K

L

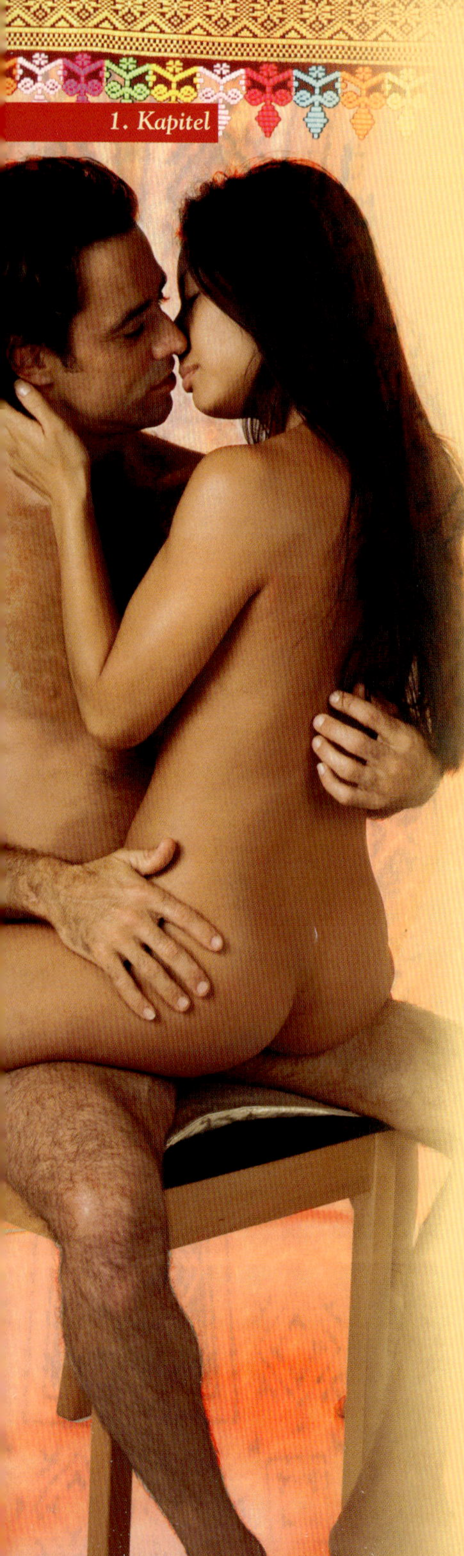

1. Kapitel

Dein Körper ist heilig

»Meine Taube, in den Felsenklüften
das Geheimnis tiefer Abgründe
Komm, lass mich dich betrachten
komm, lass mich dir lauschen
Deine Stimme so klar wie Wasser
dein schöner Leib.«

Aus dem *Hohelied Salomons*
(frei übersetzt nach Marcia Falk)

Dein Körper ist ein Wunder. Millionen Zellen arbeiten in jedem Augenblick zusammen wie die Musiker eines gigantischen Orchesters, in vielstimmiger, harmonischer Kommunikation. Unser Körper macht uns sämtliche Freuden und Genüsse, die das Leben bringen kann, erfahrbar – all die sinnlichen Eindrücke wie Schmecken, Riechen, Sehen, Fühlen, Orgasmus, Ekstase.

Nur vom »Körper« zu sprechen ist im Grunde ungenau, weil Körper und Psyche ein eng vernetztes, integriertes System darstellen. Alles, was du denkst und fühlst, hat Einfluss auf deinen Körper, und wie du deine physische Energie erlebst, beeinflusst deine Psyche. Oft meinen wir, der Körper sei einfach eine Art von Maschine, doch in Wahrheit ist er unser erweitertes Gehirn und besitzt seine eigene, hoch entwickelte Intelligenz. Egal, ob du wach bist oder schläfst, funktioniert der Körper optimal, ohne dass du dessen gewahr zu sein brauchst.

Weil der Körper so reibungslos funktioniert, schenkst du ihm vermutlich wenig Beachtung, solange du keine Schmerzen oder Krankheiten hast. Dein Glück und deine Freude am Leben sind aber stark von deinem körperlichen Wohlbefinden abhängig. Gesundheit und Glücklichsein gehören zusammen – es lässt sich schwerlich viel Freude und Liebe erfahren, wenn du krank oder von Schmerz geplagt bist oder dich nicht gerade in Top-Form fühlst.

Eine Wissenschaftlerin namens Candace Pert machte bahnbrechende Entdeckungen über die Verbindung zwischen Körper und Psyche. Sie sagt: »Ich glaube, dass wir Glück empfinden, wenn die Biochemie unserer Gefühle, also Substanzen wie die Neuropeptide und deren Rezeptoren, offen und frei durch das gesamte psychosomatische Netzwerk strömen, so dass sie alle unsere Systeme, Organe und Zellen in einer ungehinderten rhythmischen Bewegung einbeziehen und koordinieren ... Ich glaube, dass Glücklichsein unser natürlicher Zustand ist. Die Seligkeit ist in uns fest verdrahtet.«

Deine Gedanken, Gefühle und Emotionen, was du isst und trinkst, deine ganze Lebensumwelt – all das wirkt sich auf die Körperfunktionen aus. Alle diese Elemente nehmen am Kommunikationsfluss teil, und die einströmenden Informationen werden an jede einzelne Körperzelle weitergeleitet. Als bewusste Menschen haben wir einen freien Willen. Wir sind nur zu einem Teil instinktgesteuert. Die Körper-Geist-Seele wird größtenteils von unserer physischen und psychologischen Umwelt programmiert. Das bedeutet eine enorme Freiheit und lässt uns anpassungsfähig sein für alle möglichen Bedingungen. Es bedeutet aber auch eine große Verantwortung. Durch die Wahl der Umwelteinflüsse programmieren wir gleichzeitig unsere physischen und mentalen Funktionen.

Dies ist die Grundlage von Feng Shui, das positive Veränderungen in vielen Lebensbereichen durch die Harmonisierung der Architektur und Inneneinrichtung bewirkt. Auch über die Ernährung lassen sich Gesundheit, emotionale Stabilität und Wohlbefinden fördern und stärken, etwa durch Ayurveda, Makrobiotik oder Instinkttherapie. Das Bedürfnis nach liebevoller Berührung ist etwas, aus dem wir nie herauswachsen. So ist auch Berührung ebenso wie deren Fehlen ein wesentlicher Umweltfaktor.

Ein weiterer sehr wichtiger Aspekt ist die mentale Stimulation. Der Verstand ist ein »Biocomputer«, leicht programmierbar durch alle Eindrücke, denen er ausgesetzt ist. Wenn du beispielsweise im Fernsehen viel Gewalt siehst, installierst du im Gehirn eine Neigung zu Gewalt. Führst du aber deinem Gehirn erlesene Musik und ästhetische Eindrücke zu, erhöhst du damit deine mentalen Fähigkeiten. Dein Verstand reagiert darauf mit gesteigerter Sensibilität, Kreativität und Liebe.

Je mehr du dir ein nährendes, liebevolles inneres und äußeres Ambiente schaffst, desto mehr unterstützt du das Aufblühen dessen, was du sein kannst: strahlend, ekstatisch und weise.

> »Selbstliebe wirkt viel stärker als Willenskraft – das sollten mehr Frauen ausprobieren. Ich habe aufgehört, Torten und Fritten und Burger zu essen, weil ich meine, dass mein Körper etwas Besseres verdient. Der Gedanke, mir eine Cremetorte in mein System reinzuschieben, erscheint mir jetzt abartig. Warum sollte ich mich mit all diesem Fett vollstopfen wollen?«
> *Jennifer Lopez, Sängerin und Schauspielerin*

Selbstliebe

Dein volles Potenzial aktivierst du, sobald du anfängst, dich selbst zu lieben. Selbstliebe beginnt beim Körper und ist die Basis für jede andere Art von Liebe. Wie willst du andere lieben und von ihnen geliebt werden, wenn du dich selbst nicht lieben kannst? Ein Mensch, der seinen eigenen Körper hasst, strahlt diese Energie über seine Aura aus und wirkt dadurch abstoßend auf andere. Wer seinen Körper liebt, strahlt eine solche Freude aus, dass er andere magnetisch anzieht.

Viele Menschen beklagen, dass sie die wahre Liebe in ihren Beziehungen nicht erlebt haben. Im Grunde hegen sie keine Liebe und Fürsorge für den eigenen Körper, sondern behandeln ihn eher wie eine Müllhalde für unterdrückte Emotionen, minderwertiges Essen sowie negative und gewalttätige mentale Reize. Indem du Ehrfurcht entwickelst für deine Körper-Psyche, bewusster und sensibler damit umgehen lernst, gelangst du auf natürliche Weise zu nährenden Beziehungen und einer befriedigenden Sexualität. Sexuelle Erfüllung ist nichts anderes als überfließende Freude aus der Fülle deiner Lebensenergie. Wenn du dein ganzes Wesen nährst und liebst, wird dein sexueller Ausdruck dies widerspiegeln.

Sehr wenige Menschen werden in der Zeit ihres Heranwachsens ermutigt, ihren Körper wertzuschätzen und gut für ihn zu sorgen. Deinen Körper zu lieben ist etwas, das du entdecken musst, wenn du dich weiterentwickeln willst. Alles, was du isst und trinkst, die Art, wie du dich selbst im Spiegel betrachtest und wie du deinen Körper berührst, die Art, wie du über dich denkst und redest, die Fürsorge, die du deinem Körper angedeihen lässt – dafür bist ganz allein du selbst zuständig. Niemand anderer kann es für dich tun. Wenn du dich selber liebst und achtest und es vermeidest, deine äußere Erscheinung zu kritisieren, erzeugst du eine solche Aura von Liebe und Zuwendung um dich herum, dass nicht nur du selbst, sondern auch andere etwas daraus gewinnen und mit mehr Liebe darauf antworten werden.

Modeumfragen haben gezeigt, dass für unseren Eindruck auf andere nicht die Kleidung maßgeblich ist, sondern das Gefühl, das wir von uns selber haben – das hinterlässt bei den Menschen, die dir begegnen, einen bleibenden Eindruck. Deine Kleidung ist nur ein Spiegel dafür, wie du dich innerlich fühlst. Auf diese Weise erzeugst du deine eigene Realität. Was du innerlich denkst und lebst und was du nach außen ausstrahlst, erzeugt eine Resonanz um dich herum und kommt zu dir zurück, widergespiegelt von anderen und letztlich von der ganzen Existenz.

Deinen Körper zu lieben ist etwas, das du entdecken musst, wenn du dich weiterentwickeln willst.

Ein wunderbarer Lehrsatz des Tantra ist: »Der Körper ist der heilige Tempel, die Wohnstätte des Göttlichen.« Mit Hilfe des Körpers können wir uns weiterentwickeln, um unser Bewusstsein zu erweitern und höhere Ebenen von Glück zu erreichen. Tantra hat zahlreiche Verfahren und Meditationen auf der Basis verschiedener Körpererfahrungen wie Atmen, Tanzen, Singen, Berühren, Teetrinken, Liebemachen, Orgasmus und dergleichen entwickelt. Jede körperliche Erfahrung kann als Sprungbrett in einen erweiterten Seinszustand dienen, in dem Körper, Geist und Seele als harmonische Einheit funktionieren. Basis dafür ist die liebevolle Wertschätzung und Sorge für unseren Körper.

Das höchste Potenzial des Körpers besteht darin, einen Raum zu schaffen, in dem Liebe, Glück und der höchste Gipfel des menschlichen Bewusstseins – das orgasmische Einssein mit der ganzen Existenz, im Tantra Mahamudra genannt – verwirklicht sind.